T0243774

Hígado delgado

KRISTIN KIRKPATRICK

con IBRAHIM HANOUNEH

Hígado delgado

*Un programa comprobado para prevenir
y revertir la nueva epidemia silenciosa:
la enfermedad del hígado graso*

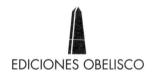

EDICIONES OBELISCO

Si este libro le ha interesado y desea que le mantengamos informado de nuestras publicaciones, escríbanos indicándonos qué temas son de su interés (Astrología, Autoayuda, Ciencias Ocultas, Artes Marciales, Naturismo, Espiritualidad, Tradición…) y gustosamente le complaceremos.

Puede consultar nuestro catálogo en www.edicionesobelisco.com

Colección Salud y vida natural
Hígado delgado
Kristin Kirkpatrick con Ibrahim Hanouneh

1.ª edición: marzo de 2024

Título original: *Skinny Liver*

Traducción: *Manuel Manzano*
Maquetación: *Marga Benavides*
Corrección: *Sara Moreno*
Diseño de cubierta: *Enrique Iborra*

© 2018, KAK Consulting LLC
(Reservados todos los derechos)
Edición publicada por acuerdo con Da Capo Lifelong Books, sello editorial de Perseus Books LLC., perteneciente a Hachette Book Group Inc., N.Y., USA.
© 2024, Ediciones Obelisco, S. L.
(Reservados los derechos para la presente edición)

Edita: Ediciones Obelisco, S. L.
Collita, 23-25 Pol. Ind. Molí de la Bastida
08191 Rubí - Barcelona - España
Tel. 93 309 85 25
E-mail: info@edicionesobelisco.com

ISBN: 978-84-1172-106-6
DL B 3760-2024

Impreso en España en los talleres gráficos de Romanyà/Valls, S. A.
Verdaguer, 1 - 08786 Capellades (Barcelona)

Printed in Spain

*Para Jake y Boden: cada palabra que escribo,
cada bocanada de aire que respiro y cada acción
que llevo a cabo son por vosotros.*

PRÓLOGO

MICHAEL F. ROIZEN, MD
Profesor y director de Bienestar, en la Cleveland Clinic

Este libro ha cambiado mi forma de pensar. Ha hecho que me dé cuenta de lo importante y fácil que es mantener mi hígado más joven para que él pueda mantenerme más joven a mí.

Y ha cambiado la forma en que aconsejo a los pacientes. Antes de 1990, la mayoría de los médicos que no se especializaban en enfermedades hepáticas asumían que el hígado era bastante resistente: si se estresaba por un exceso de alcohol durante una noche, se recuperaba, suponiendo que ya no se abusara más del alcohol o no hubiera sido atacado por un virus. La opinión popular era que las enfermedades hepáticas sólo afectaban a las personas que abusaban del alcohol o que las enfermedades eran en gran medida prevenibles. Y después de todo, tu hígado se regeneraría. Si me permites una breve desviación desde la medicina anterior a 1990 hacia la mitología, quiero contar rápidamente la historia de Prometeo.

Prometeo dio el fuego a los humanos. Su castigo de los dioses por cometer tal crimen: el pobre fue encadenado a una roca, donde un buitre le arrancaría el hígado. Sorprendentemente, su hígado se regeneraría de la noche a la mañana. No estamos seguros de cómo los griegos conocían el poder del hígado, aunque puede deberse a que en la batalla habían sobrevivido a heridas en ese órgano. Si bien los griegos tenían razón, estamos bastante seguros de que no tenían tanto conocimiento sobre el hígado como el mundo científico en 1990 y como se tiene hoy. La buena noticia es que este mito era en gran medida cierto.

Pero los médicos también han necesitado aprender un par de cosas en los últimos treinta años.

Hasta aproximadamente 1990, sólo el 1 % de la población sufría pérdida de energía y vitalidad debido a lo que le hacía al propio hígado con la comida y otros desafíos relacionados con el estilo de vida y las toxinas. Pero eso ha cambiado: ahora el 30 % de los estadounidenses padecen la enfermedad del hígado graso y, con ella, falta de energía y una serie de problemas añadidos. ¿Recuerdas a Morgan Spurlock? En su película *Super Size Me* documentó un mes sin comer nada más que comida rápida. ¿Las consecuencias? Su peso y su colesterol LDL aumentaron, se sentía aletargado y deprimido y, según dijo uno de sus médicos, su hígado se convirtió en paté. Ahora bien, puede que ésa no sea la definición estándar de enfermedad del hígado graso no alcohólico (EHGNA), pero seguro que ofrece una imagen vívida y precisa de una condición que afecta a un tercio de todos los estadounidenses.

En la primera parte de este libro, Kristin Kirkpatrick e Ibrahim Hanouneh resumen el panorama completo de las enfermedades hepáticas y, especialmente, de la enfermedad del hígado graso. La EHGNA es la infusión de grasa en las células del hígado, causada por la resistencia a la insulina, la obesidad, la diabetes, los triglicéridos elevados y la mala nutrición. Según explican, a medida que aumentas de peso, tu cuerpo se vuelve resistente a la insulina. Cuando eso sucede, no se puede utilizar la insulina de manera eficiente para transportar el azúcar a las células para obtener energía. En cambio, el azúcar se almacena en el hígado en forma de grasa y pronto se genera EHGNA. Y luego se corre el riesgo de sufrir algunas afecciones importantes, como cirrosis o cáncer de hígado.

Hacer los cambios en el estilo de vida que aparecen en el plan de la parte dos, como las sugerencias para evitar la comida rápida (¡recuerda a Morgan!), y aprender a preparar alimentos que «aman a tu hígado» de forma económica y rápida te ayudarán a volverte menos resistente a la insulina y a adelgazar ese hígado graso (y sí, aprenderás por qué comer hígado puede ser una de las peores decisiones que puedes tomar para la salud de tu hígado). Puedes continuar haciendo que tu hígado esté más sano (y perder cintura y peso) siguiendo el sencillo

«Plan para un hígado delgado» de la parte tres. Aprenderás los conceptos básicos para mantener tu hígado delgado y brindarte más energía todos los días.

Kristin Kirkpatrick e Ibrahim Hanouneh me han enseñado cómo valorar mi hígado, por qué es tan importante y qué hacer para mantenerlo joven. Es una gran noticia para todos, ya que mantener joven al hígado hace que el cerebro, el corazón, los ojos e incluso los órganos sexuales funcionen mejor. Este libro te brinda el plan para una vida llena de energía. Yo comparto este plan con mis propios pacientes. Al final, si comprendes sus principios y también sigues el plan, estarás en el buen camino para adelgazar tu hígado y hacer que tu vida sea más larga y llena de mucha más energía y diversión.

INTRODUCCIÓN

Un hígado sano promueve una vida sana

> *La indiferencia y el abandono a menudo causan mucho más daño que la absoluta aversión.*
> —J. K. ROWLING

Si te pidiera que te detuvieras un momento para pensar en los órganos que son vitales para tu supervivencia, probablemente te vendrían a la mente el corazón, los pulmones y el cerebro. Así es, porque sin estos órganos simplemente no estarías vivo. Pero falta un actor clave en esa lista esencial: el hígado, cuya importancia a menudo se pasa por alto, a pesar de que se encuentra entre los órganos de nuestro cuerpo que más trabajan. Muchos de nosotros no tenemos ni idea de dónde está el hígado y mucho menos de qué hace. En cierto modo, el hígado es como el difunto comediante Rodney Dangerfield, quien frecuentemente se quejaba: «¡No recibo ningún respeto!». El hígado generalmente no recibe el respeto o la atención que merece hasta que algo sale mal.

Sin embargo, el hígado también es como el grande y poderoso mago de Oz, en el sentido de que hace que suceda la magia detrás de la cortina. Si imaginaras lo que sucede en tu cuerpo como en una película de Hollywood, tu corazón y tu cerebro estarían entre los actores principales, pero el hígado sería el director. Es un ejecutante silencioso detrás de escena, pero muy poderoso, que orquesta una variedad de

13

funciones corporales fundamentales. Ubicado en el lado derecho de la parte superior del abdomen, justo debajo del diafragma, el hígado es uno de los órganos más grandes del cuerpo (un hígado adulto pesa alrededor de 1,3 kilos). Realiza más de trescientas tareas, incluido el desempeño de un papel importante en procesos metabólicos tan cruciales como convertir los nutrientes de nuestra dieta en sustancias que nuestro cuerpo puede utilizar y almacenar para obtener energía y eliminar sustancias nocivas de nuestra sangre.

Si bien el hígado es duro y resistente, el castigo de nuestro estilo de vida moderno puede causar estragos en este precioso órgano, ¡y es posible que ni siquiera nos demos cuenta de lo que está sucediendo! Los síntomas de la enfermedad hepática pueden ser sutiles o inexistentes hasta que la afección alcanza una etapa grave, momento en el cual puede ser demasiado tarde para revertirla. Como la disfunción hepática leve a menudo se descubre incidentalmente a través de niveles elevados de enzimas hepáticas en un análisis de sangre, y debido a que no causa síntomas alarmantes como lo hace la enfermedad cardíaca, la mayoría de nosotros no pensamos dos veces en el bienestar de nuestro hígado o en darle a nuestro hígado el cuidado que se merece. Muchas personas piensan que la enfermedad hepática está relacionada con el consumo excesivo de alcohol, pero eso es sólo una parte de la historia.

La realidad es que está en marcha una crisis de salud silenciosa que afecta al 30 % de la población en Estados Unidos. Quizá no hayas oído hablar de ello, pero podrías estar entre las víctimas potenciales. La crisis se relaciona con una afección llamada enfermedad del hígado graso no alcohólico (EHGNA), que implica una acumulación de depósitos de grasa (particularmente triglicéridos) en el tejido hepático. En gran medida relacionada con nuestra epidemia de obesidad a nivel nacional, es una enfermedad que está aumentando de manera alarmante; su prevalencia se ha más que duplicado desde 1988. Sin embargo, debido a que la EHGNA no produce síntomas en las primeras etapas, a menudo pasa desapercibida hasta que progresa a esteatohepatitis no alcohólica (EHNA), una afección más grave que provoca inflamación y, potencialmente, daño hepático irreparable.

En las últimas décadas hemos desarrollado un estilo de vida colectivo que promueve el desarrollo de la obesidad, esto ha creado lo que a menudo se conoce como un ambiente obesogénico. Este cambio en los hábitos de dieta y ejercicio, en particular, ha dado lugar a la incidencia de estas devastadoras enfermedades hepáticas. El aumento exponencial de la EHGNA ha sido paralelo al aumento de la obesidad en Estados Unidos, y esto no es una coincidencia. Ambos aumentos se deben principalmente a un estilo de vida poco saludable: se consumen demasiadas calorías de los alimentos (y a menudo de los alimentos equivocados) y se gastan muy pocas calorías mediante el ejercicio. El resultado: demasiada grasa en nuestro cuerpo, demasiada grasa en nuestro hígado y una grave amenaza para nuestra salud y longevidad.

De hecho, es un panorama terrible y muchas personas desconocen por completo este peligro inminente.

Quiénes somos y qué hacemos

Una breve pausa para que podamos presentarnos:

Kristin Kirkpatrick: En mi trabajo como directora del Servicio de nutrición para el Bienestar del Cleveland Clinic Wellness Institute, superviso los programas de nutrición, que se centran en ayudar a las personas a perder peso y tratar y revertir diversas enfermedades. Muchos de los pacientes que vienen a verme tienen sobrepeso y quieren adelgazar o bajar sus niveles de colesterol o azúcar en sangre. A menudo no se dan cuenta de que hay otra amenaza oculta acechando dentro de su cuerpo. Durante nuestras reuniones, normalmente tengo los informes de laboratorio de sus análisis de sangre: los médicos a menudo me derivan pacientes porque tienen enzimas hepáticas elevadas (además de anomalías en el colesterol o el azúcar en la sangre), para que pueda encaminarlos hacia la pérdida de peso y una salud mejor. Estas enzimas hepáticas elevadas sugieren el desarrollo de EHGNA, lo que indica que sus hábitos de estilo de vida (como una dieta deficiente o hábitos sedentarios), su peso corporal o una condición de salud subyacente (como niveles elevados de azúcar en sangre o presión arterial alta) podrían poner en grave peligro su salud. Aunque nunca tengo pacientes que acuden a mí para decirme que necesitan mejorar la salud de su hígado, ahí es donde a menudo debemos centrarnos.

Ibrahim Hanouneh, MD, un reconocido experto en trastornos hepáticos, y yo nos conocimos en la Clínica Cleveland, donde es médico asociado en el Departamento de Gastroenterología y Hepatología. Allí atiende a muchos pacientes con diversas enfermedades hepáticas. Mientras que muchos pacientes acuden a mí con el objetivo de comer de manera saludable y perder peso, algunos de ellos que tienen EHGNA también trabajan en conjunto con un médico como el doctor Hanouneh, que puede abordar y atender sus necesidades médicas. Le pedí al doctor Hanouneh que fuera el experto médico de este libro porque posee mucho conocimiento sobre estos trastornos, lo que hay detrás de su alarmante aumento y lo que se debe hacer para revertir esta tendencia. Contar con el consejo y la experiencia tanto de un médico como de un dietista a menudo conduce a un mayor éxito en la prevención y el tratamiento de problemas hepáticos; ¡a veces dos cabezas piensan mejor que una! En los capítulos que siguen, leerás historias de pacientes de nuestras dos consultas, para que puedas obtener conocimientos más amplios sobre estos trastornos hepáticos, incluidas sus causas y consecuencias, y ver cómo otras personas han alterado su dieta y sus hábitos de vida para poder proteger su hígado. He visto el éxito en muchos de mis pacientes; el camino hacia el cambio no siempre es fácil, ¡pero siempre vale la pena!

Si bien las dietas «détox» y otros planes son muy populares hoy en día, este órgano esencial está en la raíz de estos esfuerzos de purificación. Hoy día con tanta gente inconsciente de las amenazas a este órgano, que desintoxica el cuerpo de manera natural, sabíamos que teníamos que escribir este libro para crear conciencia sobre este riesgo emergente para los cuerpos, las mentes, las vidas y la longevidad, y brindarles las herramientas que se necesitan para salvaguardar la salud del hígado y ayudarlo a funcionar de manera óptima. Dada la importancia que tiene tu hígado para tu salud, bienestar y supervivencia, es fundamental que prestes atención a estas crecientes amenazas ahora mismo, antes de que tu hígado se rebele. Tú tienes el poder, los medios y la oportunidad de proteger tu hígado, comenzando ahora.

Cómo usar este libro

En la parte uno, descubrirás lo que hace un hígado sano y cómo tu estilo de vida podría afectar a tu salud hepática, así como el alcance de estos problemas hepáticos recientemente reconocidos y los factores que contribuyen a la EHGNA y la EHNA. También aprenderás a tomar precauciones inteligentes para protegerte de otros trastornos hepáticos, como la hepatitis, el daño hepático inducido por medicamentos y la enfermedad hepática relacionada con el alcohol. La parte dos aborda ampliamente los principios prescriptivos para mantener una buena salud del hígado (incluyendo mejorar los hábitos dietéticos y de ejercicio, controlar el peso de manera más efectiva, dormir lo suficiente y controlar el estrés, y evitar exposiciones tóxicas) y prevenir o revertir los problemas hepáticos a través de la modificación del estilo de vida. Y en la parte tres, encontrarás un plan de acción que te permitirá poner en práctica estos principios para un hígado saludable con un cambio de estilo de vida. Piensa en esto como en una nueva oportunidad para darle a tu hígado y a tu cuerpo una segunda posibilidad para mejorar tu salud.

Considera lo siguiente: si un agente fiable te ofreciera una póliza de seguro gratuita, integral, sin trucos ni lagunas jurídicas que probablemente protegería tu salud hoy, mañana y en el futuro previsible, ¿la aceptarías? Si un amigo te regalara sin condiciones un billete de avión sin escalas a un lugar feliz y saludable que siempre has querido visitar, ¿lo aceptarías? Sería una tontería no decir «¡Sí!» a ambas proposiciones, ¿verdad? Con este libro, queremos darte el regalo de la buena salud: una comprensión completa de las razones por las que tu hígado es tan importante, información vital que tú (y muchas otras personas) desconoces y pasos concretos para ayudarte a estar lo más sano que puedas estar. Por el camino, probablemente perderás peso (si tienes kilos de más que perder), tendrás más energía y lograrás avances importantes en la prevención de otras enfermedades potencialmente mortales, como la diabetes tipo 2, las enfermedades cardíacas y más. ¡Es una oportunidad que debes aprovechar!

PARTE UNO

Saluda a tu hígado

CAPÍTULO 1

El órgano trabajador
y multitarea de tu cuerpo

No hace mucho, Marie, de 45 años y madre de dos hijos, acudió a su médico de atención primaria para un chequeo anual. Informó que gozaba de buena salud y no tomaba ningún medicamento con regularidad, pero un análisis de sangre reveló que sus enzimas hepáticas y sus niveles de triglicéridos estaban elevados, y su nivel de colesterol HDL (el «bueno») estaba bajo. Cuando se examinó más a fondo su historial de salud, quedó claro que Marie había aumentado 7 kilos en los seis meses anteriores y su índice de masa corporal (IMC) ahora estaba en la categoría de obesidad (por encima de 30). Eso no fue del todo sorprendente porque Marie había sido despedida de su trabajo de consultoría, se sentía ligeramente deprimida y había adquirido el hábito de comer mal y ser sedentaria durante los meses anteriores.

Después de que una ecografía reveló la presencia de depósitos de grasa en su hígado, Marie se sorprendió al saber que tenía una enfermedad hepática. Su primera pregunta fue: «¿Es malo el hígado graso?». (Sí, lo es). Y su segunda pregunta fue: «¿Es reversible?». (Sí, lo es). Eso era todo lo que Marie necesitaba escuchar para sentirse motivada a comenzar un programa de dieta y ejercicio que reduciría la grasa en su hígado y mejoraría sus niveles de enzimas hepáticas.

Es irónico: algunas personas hacen todo lo posible para «desintoxicar» su cuerpo con limpiezas, ayunos de zumos, batidos superenergizantes, dietas de alimentos crudos, tés especiales y otras intervenciones no probadas. Consumen hierbas y suplementos en un esfuerzo por purificar su cuerpo desde adentro hacia afuera. Intentan sudar toxinas en saunas, baños de vapor, cabañas de sudor y similares. Cuando lo hacen, sienten que son proactivos a la hora de eliminar las impurezas de su cuerpo. Bueno, aquí hay una noticia de última hora: esas medidas tienen beneficios dudosos porque el hígado desintoxica el cuerpo de forma natural y automática, tal como lo hace un horno autolimpiante. La clave es mantenerlo en buen estado de funcionamiento.

El órgano de desintoxicación

A pesar del interés de las personas por eliminar las toxinas del organismo, muchos de nosotros generalmente no hacemos nada por nuestro hígado en términos de cuidado diario. Se trata de un grave error, teniendo en cuenta todo lo que nuestro hígado hace por nosotros. Diariamente, los dos lóbulos de este órgano brillante, liso y con forma de silla de montar, que están separados por una banda de tejido conectivo que ancla el hígado a la cavidad abdominal, realizan una variedad de funciones como parte de su actividad de 24 horas al día, 7 días a la semana. Para empezar, el hígado sirve como una planta química altamente compleja, una estación de inspección, un sistema de eliminación de residuos y un sistema de filtración, todo en uno. El hígado filtra 1,4 litros de sangre por minuto. Convierte el amoníaco, un producto de desecho tóxico que se forma al procesar proteínas de la dieta y compuestos que contienen nitrógeno en el cuerpo, en urea para que pueda ser excretada por los riñones. El hígado metaboliza las drogas y el alcohol y elimina los subproductos que resultan de la descomposición de estas sustancias. Elimina bacterias dañinas y desechos del torrente sanguíneo y descompone las células sanguíneas desgastadas o dañadas.

Básicamente, el hígado (junto con los pulmones, el tracto gastrointestinal y los riñones) desintoxica el organismo cada minuto de cada día, tanto si estás despierto como dormido. Nadie es inmune a la presencia de toxinas internas (también conocidas como endógenas), como los productos de desecho metabólicos que se generan dentro del cuerpo, o de toxinas externas (también conocidas como exógenas), como contaminantes, pesticidas, aditivos alimentarios, drogas y alcohol. Pero tener un hígado fuerte y sano, bien cuidado y que funcione

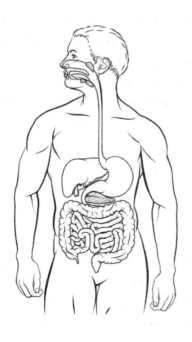

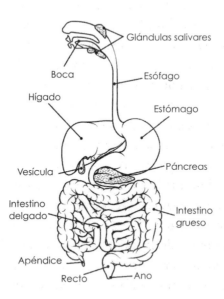

Glándulas salivares

Boca

Esófago

Hígado

Estómago

Vesícula

Páncreas

Intestino
delgado

Intestino
grueso

Apéndice

Recto

Ano

Sistema digestivo humano *in situ* y como vista detallada.
© Christos Georghiou/ Shutterstock

como debería, hace que el proceso de desintoxicación inherente se desarrolle sin problemas y de manera eficiente. Sin embargo, si la salud del hígado empeora, su capacidad para desintoxicar el cuerpo también empeora, y ninguna limpieza, ayuno de zumos o dieta de desintoxicación puede compensar lo que se ha perdido con ese órgano defectuoso.

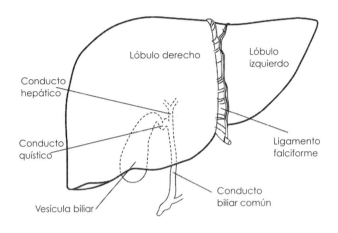

Vista frontal del hígado humano

El papel de tu hígado en el metabolismo

Además, el hígado participa en todos los procesos metabólicos centrales del organismo, incluido el metabolismo de los carbohidratos, las proteínas y las grasas y la conversión de estos macronutrientes en formas de energía que el cuerpo puede utilizar fácilmente. Cuando se trata de metabolizar los carbohidratos, el hígado ayuda a garantizar que el nivel de azúcar (o glucosa) en la sangre se mantenga bastante estable: si el nivel de azúcar en la sangre aumenta (después de una comida, por ejemplo), el hígado elimina el azúcar de la sangre y lo almacena como glucógeno (la principal fuente de combustible almacenado en el cuerpo). Si el nivel de azúcar en sangre baja demasiado, el hígado descompone el glucógeno y libera azúcar (glucosa) en la sangre. En lo que respecta a las proteínas de la dieta, las células del hígado convierten los aminoácidos de los alimentos en formas de energía que el cuerpo puede utilizar. Y el hígado produce bilis, una sustancia de color amarillento, verdoso y marrón que viaja al intestino delgado, donde desempeña un papel en la descomposición y absorción de grasas.

Mientras tanto, el hígado almacena vitaminas liposolubles (A, D, E y K) y vitamina B12, así como minerales (como zinc, hierro, magnesio y cobre) y los libera en la sangre de forma regular. Además, los factores de coagulación de la sangre se forman en el hígado (que son cruciales para prevenir el sangrado excesivo), que ayuda al metabolismo de las hormonas sexuales, incluyendo la testosterona, el estrógeno y la progesterona, para que no termines con niveles anormales de estas hormonas. Como puedes ver, el hígado es un órgano increíblemente trabajador y multitarea que nunca duerme: siempre está de servicio.

Un jugador de equipo indispensable

Cuando se trata de la función de los órganos, a menudo hay una sinergia que se parece un poco a un baile bien coreografiado: si un órgano no funciona correctamente, puede desequilibrar a los demás, provocando que todo el grupo funcione de manera ineficiente. Esto es cierto en el caso del hígado. Por ejemplo, el hígado trabaja con los riñones para regular la presión arterial y también funciona en conjunto con el páncreas y la vesícula biliar para digerir adecuadamente los alimentos. Si el hígado se convierte en el eslabón débil de esta cadena, todo el proceso digestivo se resiente. Éste es sólo un ejemplo del posible efecto dominó que puede tener la disfunción hepática.

Hace unos meses, Robert, un planificador financiero de 63 años, se sentía cansado y con ligeras náuseas, pero lo atribuyó al estrés del trabajo. Una noche vomitó sangre, por lo que acudió a urgencias y fue ingresado en la unidad de cuidados intensivos. Una endoscopia superior reveló que tenía venas varicosas sangrando activamente en el esófago, una afección que suele ocurrir en personas con cirrosis hepática. Aparte de la presión arterial alta que se controlaba bien con medicamentos, Robert, que hacía ejercicio con regularidad, era delgado y bastante saludable y bebedor ocasional, no tenía antecedentes de enfermedad hepática ni antecedentes familiares de trastornos hepáticos crónicos.

El proceso de desintoxicación que ocurre en el hígado es mucho más complejo de lo que la mayoría de la gente cree, pero es esencial para mantener todo el cuerpo funcionando sin problemas, de manera eficiente y efectiva. En el nivel más básico, ayuda pensar que el hígado cumple un propósito similar al de un filtro de alta calidad en el aire acondicionado: al atrapar la suciedad, el polvo y las partículas tóxicas, el filtro permite que el aire limpio circule continuamente por toda la casa, para que puedas mantener un ambiente interior saludable. En el caso del hígado, así es como funciona este proceso:

- En la fase 1, a menudo llamada «fase de conversión», las toxinas que entran en el cuerpo se convierten en sustancias que pueden excretarse a través de la bilis (un líquido digestivo que produce el hígado) o la orina (que es secretada por los riñones). La mayoría de las toxinas entran en el cuerpo como sustancias liposolubles y la función del hígado es transformar estas sustancias en sustancias solubles en agua que puedan excretarse. El problema es que este proceso de transformación puede convertir esas toxinas en compuestos más inestables que, a su vez, forman radicales libres dañinos. Las investigaciones sugieren que una nutrición adecuada, incluido el consumo de muchos antioxidantes, vitaminas B, C y E y carotenoides, es crucial para ayudar al proceso esencial de conversión de toxinas en esta fase a que funcione de manera efectiva y progrese rápidamente hacia la etapa de excreción.

- En la fase 2, conocida como «fase de conjugación», las toxinas se neutralizan y se preparan para su excreción a través de la orina (cortesía de los riñones) o la bilis (gracias al hígado). La fase 2 metaboliza los radicales libres que se formaron en la fase 1 y los prepara para salir del cuerpo. Ambas fases dependen en gran medida de enzimas clave para completar cada parte del proceso de descomposición. Las investigaciones sugieren que ciertos aminoácidos y fitoquímicos (especialmente compuestos de origen vegetal en vegetales crucíferos, como el brócoli, la coliflor y el repollo) en realidad pueden ayudar con la actividad enzimática de la fase 2 que convierte sustancias potencialmente dañinas en inofensivas.

- En la fase 3, la etapa de eliminación, los productos de desecho ahora solubles en agua se transportan fuera de las células y hacia la bilis o la orina para su excreción. Ésta es la fase de eliminación de la operación, cuando el cuerpo realmente dice adiós a esas toxinas. ¡Misión cumplida!

Sin embargo, una ecografía del hígado reveló que tenía cirrosis hepática (lo que fue un completo *shock* para Robert) y pruebas posteriores revelaron al culpable: una infección crónica por hepatitis C, lo que también fue sorprendente porque no se había hecho ningún análisis de sangre ni transfusiones, no había consumido drogas intravenosas y no llevaba tatuajes. Además, estaba casado y tenía una relación monógama y su esposa no tenía hepatitis C. Cómo se infectó con hepatitis C sigue siendo un misterio, pero aparentemente Robert tuvo la infección durante muchos años (y nunca se había hecho pruebas de detección porque no tenía síntomas ni factores de riesgo), lo que provocó daños acumulativos en su hígado. Como muchas personas sanas, Robert no había prestado mucha atención a su hígado a lo largo de los años y no sabía que ahora se sabe que los *baby boomers*, nacidos entre 1945 y 1965, tienen un mayor riesgo de haber contraído hepatitis C y, por lo tanto, deberían ser examinados para detectar la infección viral.

Como ocurre con muchas personas, el primer indicio que tuvo Robert de que padecía un trastorno hepático se manifestó en otro sistema de órganos: el tracto digestivo. Esto se debe a que la salud del hígado puede tener un efecto dominó en el bienestar y la funcionalidad de otros órganos importantes del cuerpo. A continuación, se muestra de pies a cabeza cómo el estado del hígado puede favorecer o socavar la funcionalidad de otros órganos importantes.

Tu cerebro

Cuando se trata de la función cerebral normal, el hígado puede ser, de hecho, el órgano más importante debido a su capacidad para eliminar toxinas de la sangre. Cuando esto no sucede, el cerebro puede sufrir las consecuencias. Por ejemplo, cuando el hígado está dañado y no puede eliminar o neutralizar las toxinas (como el amoníaco) de la sangre, las toxinas pueden acumularse en el torrente sanguíneo y viajar al cerebro, donde dañan el sistema nervioso. Esto puede provocar encefalopatía hepática, una pérdida de la función cerebral; los síntomas pueden ser tan simples como confusión leve, confusión mental o cambios en la capacidad de pensar, o tan graves como falta de respuesta mental, dificultad para hablar y moverse, pérdida del conocimiento y posiblemente incluso coma.

Tus ojos

Pocas personas piensan en el hígado cuando ocurre un problema ocular, pero en algunos casos, ése puede ser el primer lugar al que deben mirar. Varias afecciones oculares pueden deberse a la incapacidad del hígado para realizar su trabajo. Se puede desarrollar una afección llamada ictericia escleral, que implica una coloración amarillenta de la parte blanca del ojo, si el hígado se vuelve incapaz de procesar la bilirrubina (un pigmento amarillo anaranjado que se forma en el hígado por la descomposición de la hemoglobina y se excreta en la bilis). El color amarillento de los ojos también puede ser un signo de ictericia, que se produce debido a una acumulación de bilirrubina y, a veces, es uno de los primeros signos importantes de que las cosas no van bien en el hígado. Además, el hígado ayuda al metabolismo y al almacenamiento de la vitamina A, que es fundamental para una buena visión y salud ocular.

Tu glándula tiroides

Esta pequeña glándula con forma de mariposa en la parte frontal del cuello es como una central de comando para el metabolismo, el crecimiento y el desarrollo del cuerpo humano, así como para la regulación de funciones corporales fundamentales. Las investigaciones han encontrado que las personas que tienen cirrosis hepática tienen una mayor incidencia de agrandamiento de la tiroides y que las personas con hepatitis tienen más probabilidades de tener resultados anormales en las pruebas de función tiroidea. Otros trastornos de la tiroides también pueden ir de la mano con enfermedades hepáticas crónicas; por ejemplo, el hipotiroidismo (función tiroidea baja) es común en personas que tienen una enfermedad hepática autoinmune (razón por la cual quienes tienen una enfermedad hepática autoinmune deben controlar su función tiroidea periódicamente).

Tu corazón

Como el hígado desempeña un papel importante en el almacenamiento y metabolismo del colesterol y los triglicéridos (grasas en la sangre) ayuda a mantener saludables las venas y arterias que entran y salen del corazón. Si no fuera por la capacidad del hígado para descomponer los medicamentos, el alcohol y la cafeína, el ritmo cardíaco podría volverse irregular. Además, las investigaciones han descubierto que las personas con enfermedad del hígado graso no alcohólico (EHGNA) también tienen más probabilidades de sufrir enfermedades cardíacas, probablemente debido al hecho de que un hígado disfuncional aumenta el riesgo de síndrome metabólico (consulta el cuadro).

LA VERDAD SOBRE EL SÍNDROME METABÓLICO

Con un nombre elegante para un concepto simple, el síndrome metabólico es una constelación de factores que aumentan el riesgo de que una persona desarrolle enfermedades cardíacas, accidentes cerebrovasculares y diabetes tipo 2. Estos factores de riesgo incluyen presión arterial alta, niveles elevados de azúcar en sangre en ayunas, un nivel bajo de colesterol HDL (el «bueno»), un nivel alto de triglicéridos y grasa abdominal excesiva (o un contorno de cintura grande). Dada la conexión con las enfermedades cardíacas y los accidentes cerebrovasculares, el síndrome metabólico es bastante preocupante, pero para complicar las cosas, también puede causar EHGNA, y viceversa. De hecho, algunos expertos médicos ahora llaman a la EHGNA la nueva cara del síndrome metabólico. ¡Así de estrechamente entrelazados están!

Tu sangre

Tu sangre depende del hígado para almacenar vitamina K soluble en grasa, que es necesaria para una coagulación sanguínea adecuada. Además, el hígado produce proteínas clave que son necesarias para la coagulación sanguínea normal.

Tus riñones

Cuando se trata de eliminar toxinas del cuerpo y prepararlas para su excreción, los riñones y el hígado realmente se necesitan mutuamente, por lo que no sorprende que cuando el hígado enferma, el riñón también sufra. Las personas que tienen hepatitis C, por ejemplo, tienen un mayor riesgo de desarrollar una enfermedad renal crónica llamada glomerulopatía, que afecta las partes de los riñones donde se filtran los productos de desecho de la sangre, comprometiendo así la capacidad general de funcionamiento de los riñones. Mientras tanto, las personas con enfermedad hepática crónica tienen más probabilidades de tener una disminución del flujo sanguíneo hacia y a través de los riñones.

Tus huesos

El hígado también ayuda al cuerpo a absorber vitaminas y minerales importantes, incluidos el calcio, el fósforo y la vitamina D, para mantener los huesos sanos, fuertes y felices.

Como puedes ver en esta extensa lista de responsabilidades, el hígado desempeña un papel vital e indispensable en la capacidad de funcionamiento del cuerpo.

Desafortunadamente, a través de los hábitos de vida, muchas personas ejercen una enorme presión sobre su hígado sin considerar la posibilidad de que este órgano vital se harte y deje de funcionar.

Síntomas silenciosos, resultados potencialmente devastadores

La mayoría de las veces, somos felizmente inconscientes del daño que le podemos estar causando a nuestro hígado hasta que se vuelve extremo e imposible de ignorar. Muchos peligros diferentes de la vida moderna pueden afectar a la salud y al funcionamiento del hígado. Cuando este órgano indispensable ya no puede eliminar productos de desecho, bacterias o toxinas de la sangre como debería, o cuando su capacidad para metabolizar macronutrientes y convertirlos en formas utilizables de combustible para el cuerpo se ve comprometida, tu salud, energía y bienestar se verán afectados. Es así de simple. Y si se acumulan depósitos de grasa, inflamación y tejido cicatricial en este órgano vital, puedes comenzar a experimentar síntomas graves, como fatiga persistente, debilidad muscular, náuseas, vómitos, dolor abdominal, pérdida de memoria, confusión mental y otros signos preocupantes. Es entonces cuando el hígado envía señales de angustia graves.

Una de las razones por las que los trastornos hepáticos a menudo se pasan por alto es que suelen ser silenciosos en las primeras etapas. Tradicionalmente, la enfermedad hepática se ha relacionado con el abuso de alcohol y el uso de drogas recreativas, lo que ha llevado a un estigma asociado con la enfermedad hepática. Las personas a menudo dudan en consultar a un médico especialista en hígado (un hepatólogo) o incluso en creer que podrían tener una enfermedad hepática porque temen que las etiqueten como personas que consumen sustancias de manera abusiva. Hoy en día eso no es así: en la última década, ha habido un cambio drástico en la tendencia a medida que la enfermedad del hígado graso no alcohólico (EHGNA, por sus siglas en inglés), que está relacionada con la obesidad, la diabetes, la presión arterial alta y las anomalías del colesterol, se ha convertido en la principal causa de enfermedad hepática en Estados Unidos. Sin embargo, el público en gran medida desconoce esta conexión.

Otro punto ciego en la percepción que las personas tienen de la enfermedad hepática: no existe una correlación clara entre el comportamiento de una persona (aparte de beber en exceso) y su función hepática. Por el contrario, los hábitos de vida poco saludables, como comer en exceso y hacer muy poca actividad física, pueden tener efectos evidentes en la cintura y en ciertos aspectos de la salud. Cuando comes demasiado constantemente y haces muy poco ejercicio, no hay ningún misterio acerca de por qué no puedes ponerte tus pantalones vaqueros favoritos. Si comienzas a cargar demasiado peso sobre tu cuerpo, no sería sorprendente que desarrollaras dolores en las articulaciones o problemas de espalda. Si fumas como una chimenea, sabes que corres el riesgo de desarrollar tos crónica. De manera similar, la mayoría de las personas se dan cuenta de que toda una vida de mala alimentación y malos hábitos de ejercicio, fumar y beber en exceso, puede conducir a la obstrucción de las arterias, lo que, a su vez, puede causar dolor en el pecho, un ataque cardíaco o un derrame cerebral (dependiendo de la ubicación del trombo).

La alteración de la función hepática normal no suele inducir tales síntomas de alerta roja; de hecho, es posible que no experimentes ningún síntoma, lo que puede hacer que lleves una vida normal, sin prestarle atención alguna a tu hígado. Entonces, mientras todos estamos ocupados pensando en la salud y el bienestar de nuestro cerebro, nuestros intestinos y nuestro corazón, el hígado es como Cenicienta, la pobre y desatendida hijastra que hace gran parte del trabajo pesado, pero que no consigue el cuidado o la atención que necesita y merece.

La realidad es que un hígado descuidado o enfermo puede traer consecuencias catastróficas. El hígado es tan esencial para tu salud general que podrías sobrevivir sólo uno o dos días si dejara de funcionar por completo. En lugar de exhibir una textura suave y un color robusto, un hígado enfermo se parece a un trozo de carne deforme y podrido, con nódulos llenos de bultos, parches carnosos y tejido cicatricial. ¡No es un cuadro bonito! Mientras tanto, un hígado graso contiene depósitos de grasa que pueden provocar agrandamiento del propio órgano. Si esta afección progresa, puede provocar fibrosis hepática, donde se forma tejido cicatricial y se producen más daños en las células del hígado. A partir de ahí, la afección puede progresar a cirrosis, que se caracteriza por desarrollar tejido cicatricial que endurece el hígado y le impide funcionar correctamente.

Dejando a un lado las apariencias, una vez que la enfermedad hepática cruza cierto umbral, llega a un punto sin retorno. Para la cirrosis hepática grave no existe otra opción de tratamiento que el trasplante de hígado, una perspectiva extremadamente complicada por varias razones. Es una situación que añade tremenda angustia a la desdicha de vivir con cirrosis hepática (ya sea por abuso de alcohol, EHGNA, esteatohepatitis no alcohólica u otro trastorno), que resulta ser la tercera causa principal de muerte entre los adultos entre los cuarenta y cinco y sesenta y cinco años de edad en Estados Unidos. (Para obtener más información sobre los trasplantes de hígado, consulta el recuadro más abajo). Mientras tanto, las personas con enfermedad hepática crónica o cirrosis probablemente sufran de fatiga continua, debilidad, aparición de moretones con facilidad, náuseas o dolor abdominal, función intestinal anormal, dificultad con regulación de la presión sanguínea, problemas con la fuerza de los músculos periféricos (que pueden provocar caídas), problemas de memoria, confusión, y otros síntomas desagradables de la cabeza a los pies. En definitiva, la calidad de vida sufre un grave descenso.

Pero algunas afecciones hepáticas no se pueden revertir, como el cáncer de hígado, la cirrosis, la insuficiencia hepática aguda y los trastornos genéticos del hígado, todas las cuales pueden remediarse sólo con un trasplante completo de hígado o un trasplante parcial de un donante vivo. Con un trasplante de donante vivo, se extrae e implanta parte del hígado de un donante para reemplazar el hígado enfermo del paciente. Después de la cirugía, el hígado del donante se regenera hasta alcanzar su tamaño natural completo, mientras que el nuevo hígado parcial que se insertó en el paciente crece hasta alcanzar un tamaño normal. Es el equivalente humano de la capacidad de un lagarto para que le vuelva a crecer la cola después de perderla o de que sea amputada: ¡simplemente asombroso! Aun así, es mejor tomar todas las precauciones posibles para salvaguardar la salud y la integridad del hígado para no tener que considerar la posibilidad de seguir el camino del trasplante o la regeneración.

El único órgano que puede reconstruirse a sí mismo

La buena noticia es que, si se detectan a tiempo, ciertas enfermedades hepáticas, como la EHGNA, la enfermedad del hígado graso alcohólico (AFLD) y las hepatitis A, B y C, se pueden revertir con las intervenciones adecuadas. El hígado es el único órgano que puede regenerarse a sí mismo: si el 25 % del hígado está sano y no tiene cicatrices, puede regenerarse utilizando sus propias células y reemplazando el tejido que perdió debido a la enfermedad hasta que el órgano vuelva a su tamaño original. Una vez que se completa la proliferación celular, las nuevas células se reestructuran con la formación de nuevos vasos sanguíneos para suministrarles suficiente flujo sanguíneo y nutrientes para asegurar la vitalidad.

LOS TRASPLANTES DE HÍGADO

Se prevé que en la próxima década la EHGNA se convierta en la principal causa de trasplantes de hígado en Estados Unidos y, sin embargo, la demanda superará la oferta de hígados disponibles para trasplantes. Entre 2004 y 2013, el número de adultos en espera de un trasplante de hígado debido a la EHNA se triplicó y, sin embargo, los pacientes con EHNA tienen menos probabilidades de someterse a un trasplante de hígado y menos probabilidades de sobrevivir durante noventa días en la lista de espera que los pacientes con hepatitis C, con enfermedad hepática alcohólica, o una combinación de ambas. De hecho, se trata de una amenaza grave. Muchas personas que tienen EHNA finalmente mueren por complicaciones de hipertensión portal, insuficiencia hepática y cáncer hepatocelular.

Desafortunadamente, algunas afecciones hepáticas no se pueden revertir, como el cáncer de hígado, la cirrosis, la insuficiencia hepática aguda y los trastornos genéticos del hígado. Para la cirrosis hepática grave, la única opción de tratamiento es un trasplante de hígado, una perspectiva extremadamente complicada por varias razones. Por un lado, el estado subyacente de salud ayudará a determinar si se es un buen candidato para un trasplante, por lo que si se tienen otras afecciones potencialmente mortales que no están bien controladas, es posible que ésta ni siquiera sea una opción viable. Además, el costo de un trasplante de hígado, las probabilidades de encontrar una compatibilidad adecuada (que se basan en parte en el tipo de sangre y el tamaño de la persona) y la recuperación de este tipo de cirugía también son desafíos enormes. También implica un compromiso con los medicamentos de por vida que se utilizan después del trasplante para prevenir el rechazo de órganos y, desafortunadamente, estos medicamentos a menudo tienen efectos secundarios muy desagradables.

También existe un mayor riesgo de problemas renales después del trasplante de hígado. Las investigaciones sugieren que alrededor del 27 % de las personas que reciben un trasplante de hígado desarrollan algún tipo de enfermedad renal y el 10 % de estos casos progresan a una enfermedad renal terminal.

Actualmente, más de dieciséis mil personas están en lista de espera para un trasplante de hígado en Estados Unidos. Básicamente, están inmersos en una carrera contra el tiempo, una carrera que enfrenta la progresión de su enfermedad hepática con sus posibilidades de encontrar una pareja adecuada. Para obtener más detalles sobre los trasplantes, consulta el capítulo 12.

El proceso de regeneración puede tardar desde un par de semanas hasta varios años, dependiendo de la magnitud del daño. Sorprendentemente, en la mayoría de los casos la función hepática sólo se ve parcialmente afectada durante la regeneración del hígado. Es una hazaña fisiológica increíble y un proceso de curación fundamental para las personas con enfermedades hepáticas en las que es necesaria la extirpación parcial del hígado debido a un tumor o una lesión química (por alcohol o drogas, por ejemplo). Mientras tanto, otras afecciones hepáticas, como la colangitis biliar primaria, una enfermedad autoinmune caracterizada por una destrucción lenta y progresiva de los pequeños conductos biliares del hígado, y la hemocromatosis, una afección que hace que el cuerpo absorba demasiado hierro de los alimentos que ingiere, pueden controlarse con diversos medicamentos o modificaciones en el estilo de vida.

En los capítulos que siguen, aprenderás más sobre las últimas amenazas a tu hígado, las sutiles señales de peligro a las que debes estar alerta y las mejores formas de proteger la salud de este órgano vital. Si ya tienes un trastorno hepático, no te desesperes: también descubrirás cómo puedes poner en marcha esa rueda esencial de reversión de la enfermedad y mejorar el estado de tu salud actual y futura. Obtendrás las herramientas fundamentales que necesitas para empoderarte y realizar cambios en tu estilo de vida que mejoren el hígado, cambios que te permitirán controlar mejor tu peso, tu salud hepática, tu estado físico y reducir tu riesgo de desarrollar enfermedades potencialmente mortales. Estos cambios ciertamente mejorarán la calidad de tu día a día, ¡y pueden salvarte la vida!

CAPITULO 2

Los últimos asesinos silenciosos: EHGNA y EHNA

Carly, de 56 años, vino a verme por consejo de su médico porque quería adelgazar y volver al peso que tenía en secundaria. Durante nuestra sesión inicial, mencionó que su médico le había dicho que probablemente tenía acumulación de grasa en el hígado porque sus enzimas hepáticas estaban ligeramente elevadas. Además, Carly tenía diabetes tipo 2, colesterol alto y un índice de masa corporal (IMC) de 32, lo que la colocaba en la categoría de obesidad. Cuando comenzamos a discutir la posibilidad de que tuviera la enfermedad del hígado graso no alcohólico (EHGNA), naturalmente estaba asustada, en parte porque nunca había oído hablar de ella y en parte porque estaba (con razón) preocupada de que pudiera causar eventos adversos que pudieran amenazar su salud y longevidad.

Mucha gente asocia los problemas hepáticos con el consumo excesivo de alcohol, y eso es todo; su pensamiento se detiene allí. Por supuesto, no están del todo equivocados, ya que años de consumo excesivo de alcohol pueden provocar una enfermedad hepática alcohólica, incluida la inflamación del hígado y la posible cicatrización (o cirrosis) del hígado. Pero existen amenazas más nuevas y prevalentes para nuestro hígado, particularmente en forma de EHGNA, una acumulación de depósitos de grasa en el tejido hepático, y de esteatohepatitis no alcohólica (EHNA), una afección más grave que implica acumulación de grasa, inflamación y daño en el hígado. Estas enfermedades hepáticas de reciente aparición también se deben en gran medida a factores del estilo de vida, pero normalmente no al consumo excesivo de alcohol; es más probable que sean el resultado de tener sobrepeso u obesidad, tener malos hábitos alimenticios o tener una predisposición genética a la diabetes tipo 2.

Para que conste, estas nuevas amenazas se suman a las sospechosas habituales, como la hepatitis (A, B, C y otras), la enfermedad hepática relacionada con el alcohol y la colangitis biliar primaria (CBP), una enfermedad crónica en la que los conductos biliares de gran tamaño en el hígado se destruyen lentamente, lo que aumenta el riesgo de cirrosis. También van más allá de la aparición constante de trastornos genéticos del hígado, como la hemocromatosis (en la que el cuerpo absorbe y almacena demasiado hierro, lo que causa daño hepático) y la enfermedad de Wilson (en la que el cuerpo retiene un exceso de cobre, que se acumula en el hígado y causa daño). En la mayoría de estos trastornos, los síntomas suelen estar ausentes en las primeras etapas, lo que es parte de la razón por la que pasan desapercibidos durante tanto tiempo.

Como muestra la historia de Carly, la mayoría de las personas no son conscientes de que tener hábitos alimentarios poco saludables o tener sobrepeso puede afectar a su hígado. Es más, la mayoría de la gente nunca ha oído hablar de estas enfermedades hepáticas potencialmente mortales. En su mayor parte, las investigaciones sugieren que los médicos de atención primaria tampoco saben cómo abordar la enfermedad del hígado graso no alcohólico. De hecho, muchos ni siquiera reconocen la EHGNA por lo que es. En un estudio reciente que implicó a 251 pacientes identificados con EHGNA, investigadores del Baylor College of Medicine de Houston encontraron que en sólo el 22 % de los casos se mencionaba la EHGNA como un posible diagnóstico en sus historias clínicas. Los demás simplemente tenían anotaciones de que sus niveles de enzimas hepáticas eran anormales, se les aconsejaba cómo hacer cambios en la dieta y el ejercicio, o se les remitía a un especialista (como un hepatólogo o un gastroenterólogo). La conclusión de los investigadores: «La mayoría de los pacientes bajo cuidado que pueden tener EHGNA no están siendo reconocidos ni evaluados para detectar esta afección». Para agravar el problema, la EHGNA puede ser asintomática incluso cuando comienza a causar problemas a la persona que la padece.

El juego de los nombres y los denominadores comunes

Si bien es normal que el hígado contenga algo de grasa, si la grasa constituye más del 5% al 10% del peso del hígado, se considera que se tiene enfermedad del hígado graso, lo cual a menudo el profesional de la salud detecta de manera incidental cuando las enzimas hepáticas están muy altas, se detecta una anomalía en un análisis de sangre o una acumulación de grasa en el hígado durante una ecografía abdominal o una tomografía computarizada. La EHGNA, que por lo general es asintomática pero ocasionalmente causa fatiga o malestar, se ha convertido en el principal trastorno hepático en Estados Unidos y Europa Occidental y, en algunas personas, puede convertirse en EHNA si no se revierte. Las principales diferencias entre las dos afecciones son que con EHGNA, sólo hay grasa en el hígado, y en el caso de la EHNA, por el contrario, el hígado está plagado de grasa e inflamado.

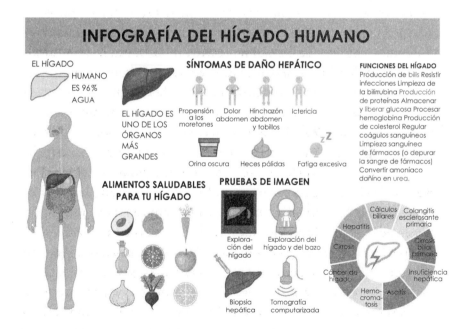

Datos sobre el hígado humano. © marina_ua / Shutterstock

Como ya se ha señalado, se estima que el 30 % de la población estadounidense actualmente padece EHGNA, incluidos más de 6 millones de niños. Mientras tanto, se cree que aproximadamente 6 millones de personas en Estados Unidos tienen EHNA, y se cree que aproximadamente el 10 % de ellos tienen cirrosis relacionada con la EHNA. En las últimas dos décadas, la prevalencia de la EHGNA se ha más que duplicado entre niños, adolescentes y adultos, según varias encuestas nacionales realizadas por funcionarios de salud. Y el aumento de EHGNA es paralelo y directamente proporcional al aumento mundial de la obesidad, especialmente la obesidad abdominal. El hecho de que las tasas de obesidad en Estados Unidos y en todo el mundo se hayan disparado en las últimas décadas ciertamente explica una buena proporción del aumento de los diagnósticos de EHGNA y EHNA. Desde la década de 1970, las tasas de obesidad se han más que duplicado entre adultos y niños, según el Centro Nacional de Estadísticas de Salud. Entre los pacientes con obesidad grave que se someten a cirugía bariátrica, la prevalencia de EHGNA puede ser superior al 90 %.

Algunas personas se han preguntado si el rápido aumento en el diagnóstico de EHGNA se debe en parte a nuestra creciente conciencia sobre el tema: el hecho de que ahora esté en las pantallas de radar de los médicos y la estén investigando. Y puede haber algo de verdad en ello porque los estudios epidemiológicos sugieren que la EHGNA y la EHNA son causas comunes de casos de cirrosis hepática que se describieron como «criptogénicas» (es decir, «de origen desconocido») en el pasado. Hace poco más de veinte años, aprendimos que el exceso de grasa corporal puede causar enfermedades hepáticas y las conexiones entre la obesidad, la diabetes, las anomalías lipídicas y la enfermedad del hígado graso se hicieron cada vez más evidentes.

Como ya habrás deducido, el hígado es un órgano complejo que desempeña muchas funciones diferentes, incluido un papel fundamental en el metabolismo de las grasas, los carbohidratos y las proteínas de la dieta. En cierto modo, las grasas son los macronutrientes más difíciles de manejar para el hígado porque necesita metabolizar, almacenar, procesar y empaquetar la grasa en lipoproteínas que pueden enviarse a las células de todo el cuerpo. Aunque un hígado sano puede soportar una gran cantidad de grasa dietética sin problemas, no ocurre lo mismo con un hígado que ya tiene problemas, que puede sobrecargarse cuando la persona consume demasiada grasa dietética. Si el hígado no puede soportar la sobrecarga de grasa que se consume de la dieta y se acumula en el cuerpo, los triglicéridos (grasas que se transportan en la sangre) pueden acumularse en células hepáticas específicas llamadas hepatocitos, lo que lleva a la EHGNA. Con el tiempo, esta acumulación incontrolada de grasa puede provocar inflamación y cicatrización, que progresa desde la fibrosis (las primeras etapas de la cicatrización) hasta la cirrosis (las últimas etapas de la cicatrización) del hígado. En la cirrosis, las células del hígado son reemplazadas por tejido cicatricial, lo que impide que este órgano vital funcione correctamente.

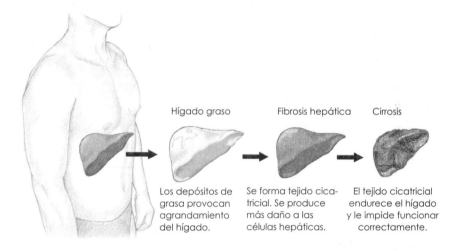

Progresión del daño hepático desde hígado graso a cirrosis.
© Instituto Nacional de Diabetes y Enfermedades Digestivas y Renales, Institutos Nacionales de Salud, EE. UU.

Otros expertos sostienen que el verdadero culpable de la EHGNA es la resistencia a la insulina, una condición en la que la glucosa se acumula en la sangre, aumentando los niveles de insulina y de triglicéridos. Como ya habrás visto, los niveles altos de triglicéridos en la sangre son un factor de riesgo independiente para la EHGNA porque éste es el tipo predominante de grasa que se acumula en el hígado. Es más, los niveles elevados de insulina pueden inhibir la descomposición de la grasa en las células de todo el cuerpo y estimular la síntesis de nuevos ácidos grasos a partir del exceso de azúcar en sangre. Cuando esto sucede, el hígado termina con una sobreabundancia de materiales para producir grasas, pero no tiene a dónde enviarlas una vez producidas, por lo que se acumulan en el hígado, lo que finalmente conduce a la enfermedad del hígado graso.

La próxima generación: La EHGNA y los niños

La presencia de EHGNA en niños es especialmente preocupante porque su hígado aún se está desarrollando. Investigaciones recientes sugieren que la enfermedad aumenta el riesgo de enfermedad cardíaca en niños con sobrepeso u obesidad. En este momento, nadie sabe si la EHGNA es simplemente un marcador de un mayor riesgo de enfermedad cardíaca o si en realidad causa enfermedad cardíaca. Además, a menos que se revierta, los niños vivirán con EHGNA durante más tiempo que los adultos, lo que significa que hay más años en los que puede progresar y causar daños irreparables.

Hoy en día, se atiende a niños con EHGNA desde los dos años de edad, y con cirrosis relacionada con EHNA desde los ocho años.

Echa un vistazo a lo que han demostrado varios estudios:

- En un estudio realizado en 2005 en escuelas con niños obesos en Minnesota, California, Texas y Luisiana, investigadores de la Universidad de California en San Diego encontraron que el 23 % de los jóvenes de 17 a 18 años padecían enfermedad del hígado graso.
- En un estudio de autopsias realizado en 2006, investigadores de la Universidad de California en San Diego examinaron a 742 niños de entre 2 y 19 años que murieron por causas no naturales. Con base en sus hallazgos, concluyeron que aproximadamente el 10 % de todos los niños en ese grupo de edad tienen EHGNA (no es sorprendente que la mayor incidencia de hígado graso se observara en niños obesos: el 38 % de ellos padecía esta afección).
- En un estudio de 2009 con 66 niños con enfermedad del hígado graso no alcohólico, investigadores de la Clínica Mayo encontraron que la EHGNA en niños se asocia con una supervivencia a largo

plazo significativamente reducida, en comparación con la longevidad esperada de la población general de la misma edad y sexo, durante un período de 20 años. El estudio encontró que los niños con EHGNA tienen un riesgo 13,6 veces mayor de morir prematuramente o de necesitar un trasplante de hígado.

¡Estas estadísticas son alarmantes! En general, la EHGNA tiende a ser hereditaria y a menudo aparece en personas con sobrepeso, obesidad o colesterol alto (en particular, triglicéridos altos); síndrome de ovario poliquístico (SOP), un trastorno metabólico y hormonal; diabetes tipo 2; o resistencia a la insulina (también conocida como prediabetes, que es un precursor de la diabetes en toda regla), como sucedió en el caso de Carly. Los hombres y las personas de ascendencia hispana corren un riesgo particularmente alto. Esto puede deberse en parte a que los hispanos tienen al menos el doble de probabilidades que los caucásicos de portar un gen llamado PNPLA3, que hace que el hígado produzca un exceso de triglicéridos y está relacionado con un mayor riesgo de desarrollar EHGNA.

EL RIESGO DE EHGNA EN EL EMBARAZO

En un estudio de 2016 en el que participaron 1115 mujeres que habían dado a luz al menos a un hijo, los investigadores encontraron que aquellas que desarrollaron diabetes gestacional durante el embarazo tenían dos veces y media más probabilidades de desarrollar EHGNA años después. El probable culpable de esta conexión: la resistencia a la insulina que se desarrolló durante el embarazo (las mujeres no padecían diabetes antes del embarazo). Como los investigadores concluyeron que la diabetes gestacional es un marcador de riesgo para el desarrollo de EHGNA, un diagnóstico de diabetes gestacional debería motivar a las mujeres a comenzar a seguir un plan de protección hepática durante y después del embarazo, así como un plan de pérdida de peso después del parto. No se recomienda perder peso durante el embarazo.

Conexiones alarmantes: Condiciones de salud a cuestas

En muchos casos, la enfermedad del hígado graso no ocurre espontáneamente. Como a menudo surge de hábitos de vida poco saludables o de exceso de peso corporal, a menudo se presentan otras condiciones de salud (llamadas comorbilidades en el lenguaje médico). Éstas incluyen:

Diabetes tipo 2
El aumento de la diabetes tipo 2 se ha correlacionado directamente con el aumento de EHGNA en Estados Unidos. Las dos están quizá más entrelazadas que cualquier otro par de enfermedades existentes: casi la mitad de todas las personas con diabetes tipo 2 presentan marcadores de hígado graso. Además, la gran mayoría de las personas con diabetes tipo 2 también son obesas. La EHGNA y la diabetes tipo 2 están estrechamente relacionadas con la resistencia a la insulina. Y hay que tener en cuenta que el hígado desempeña un papel fundamental en el procesamiento, almacenamiento y secreción de glucosa. Después de comer algo que contiene carbohidratos, se secreta insulina y la glucosa se absorbe en el tracto intestinal; luego se dirige al hígado a través de la vena porta para la siguiente fase de procesamiento, y quizá la más importante. En este punto, el hígado almacena glucosa como glucógeno y puede administrarla al cuerpo cuando todas las demás reservas de energía se han agotado (normalmente en ayunas) mediante un proceso llamado glucogénesis.

Cuando hay demasiada grasa en el hígado, al hígado le resulta más difícil hacer su trabajo y, por lo tanto, tiene dificultades para controlar los niveles de glucosa en ayunas. El exceso de glucosa hace que el páncreas segregue aún más insulina para compensar los niveles más altos; esto, a su vez, desencadena el inicio de la resistencia a la insulina y el deterioro de la función de las células beta del páncreas, todo lo cual puede conducir al desarrollo o empeoramiento de la diabetes tipo 2.

Enfermedad cardiovascular
Tener hígado graso es un factor de riesgo bien establecido de aterosclerosis y enfermedad cardiovascular prematura. De hecho, la causa más

común de muerte en pacientes con EHGNA y EHNA es la enfermedad cardiovascular. Algunos expertos predicen que las personas que desarrollan enfermedad del hígado graso tienen más probabilidades de morir de un ataque cardíaco antes de que la cirrosis los mate, y las probabilidades aumentan a medida que avanza la enfermedad del hígado graso. Esta elevada probabilidad de sufrir un ataque cardíaco comienza con la mala gestión de los lípidos en el hígado, lo que conduce a niveles altos de triglicéridos y niveles bajos de colesterol HDL (el «bueno»).

Además, se ha descubierto que las personas con EHGNA tienen más probabilidades de desarrollar síndrome metabólico. Esta relación es una vía de doble sentido, ya que el síndrome metabólico aumenta el riesgo de EHGNA y viceversa. La situación puede ser aún más grave para el creciente número de niños que desarrollan EHGNA, ya que algunos estudios sugieren que tener hígado graso en una etapa temprana de la vida prepara el escenario de manera significativa para el desarrollo de enfermedades cardiovasculares en el futuro. Si esto aún no te asusta, considera lo siguiente: las personas con EHGNA tienen más probabilidades de morir de algún tipo de enfermedad cardiovascular (incluida la aterosclerosis en las arterias carótidas, la disfunción del músculo cardíaco y los problemas vasculares) que aquellos que no tienen EHGNA.

Enfermedad inflamatoria intestinal (EII)

Cuando consumes algo por vía oral, el sistema gastrointestinal comenzará a trabajar en ello. Cuando absorbes algo a través de la piel, el torrente sanguíneo puede absorber la sustancia y transportarla. Lo común entre los dos procesos es que ambos elementos (el que se come y se digiere y el que se absorbe a través de la piel) terminan en el hígado. Una vez escuché a alguien referirse al hígado como el triturador de basura del cuerpo. A primera vista, la referencia puede parecer irrespetuosa, pero en realidad es bastante precisa. Cuando introducimos algo en nuestro cuerpo, ya sea a través de la boca o de la piel, tiene que ser metabolizado en algún lugar para poder utilizarlo, almacenarlo o excretarlo.

Varias enfermedades inflamatorias intestinales (EII) están asociadas con enfermedades hepáticas. La EII se refiere a la inflamación crónica de áreas dentro del tracto digestivo debido a la presencia de una o más enfermedades, siendo las dos más comunes la colitis ulcerosa (que afecta principalmente al colon y al recto) y la enfermedad de Crohn (que puede afectar tanto al intestino delgado como al grueso). (Ten en cuenta que EII no es lo mismo que SII, que es la abreviatura de síndrome del intestino irritable: el SII es un trastorno común que afecta el intestino grueso y causa calambres abdominales, gases, hinchazón y ataques de diarrea o estreñimiento, pero no causa cambios en el tejido intestinal como lo hace la EII). Recuerda: el hígado, los intestinos y el sistema biliar (que incluye la vesícula biliar y el páncreas) necesitan trabajar juntos para hacer funcionar el procesamiento de los alimentos y la excreción de toxinas. Las personas con EII pueden experimentar problemas de malabsorción y desnutrición, lo que puede ser otra razón por la cual las disfunciones en el intestino a menudo pueden derivar en problemas en el hígado. Por ejemplo, las investigaciones han encontrado que las personas con colangitis esclerosante primaria (CEP), una afección relativamente rara que implica cicatrización de los conductos biliares que conectan el hígado y los intestinos, tienen más probabilidades de tener EII. Según un estudio, esto es especialmente cierto en hombres con colitis ulcerosa. En otro estudio, cuando a los pacientes con EII se les realizaron ecografías del hígado, se encontró que el 40 % de ellos tenían grasa en el hígado. Además, algunos medicamentos para la EII pueden ser tóxicos para el hígado. Dado que las fases iniciales de las enfermedades hepáticas a menudo pueden ser silenciosas, lo que significa que no producen síntomas, las personas con EII harían bien en mantenerse al tanto de su función hepática trabajando estrechamente con su médico.

Enfermedad celíaca

La enfermedad celíaca ha sido descrita como una enfermedad multisistémica que afecta no sólo a los intestinos, sino también a los órganos que lo rodean. La conexión entre la enfermedad celíaca, un trastorno autoinmune, y las enfermedades hepáticas no se comprende bien (una teoría es que la permeabilidad intestinal puede desempeñar un papel), pero muchas investigaciones han encontrado una correlación. Entre las personas con enfermedad celíaca, la afección más común que afecta al hígado es la hepatitis celíaca (inflamación del hígado); otras incluyen hepatitis autoinmune, PBC, hepatitis inespecífica, PSC, hemocromatosis y EHGNA.

En algunos casos, la enfermedad celíaca se ha descubierto en personas que frecuentemente obtienen resultados anormales en las pruebas de función hepática. Aunque la incidencia de estos casos es inferior al 10 %, la conexión sugiere que aquellos individuos con enzimas hepáticas elevadas deberían ser examinados para detectar la enfermedad celíaca cuando se hayan descartado otras causas. Afortunadamente, la enfermedad celíaca se puede controlar por completo con una dieta sin gluten y este tratamiento con frecuencia hace que las enzimas hepáticas de una persona vuelvan a la normalidad.

Síndrome de ovarios poliquísticos (SOP)

El síndrome de ovario poliquístico (SOP) afecta a unos 5 millones de mujeres en Estados Unidos. Se asocia con quistes en los ovarios, períodos irregulares o faltantes y niveles más altos de lo normal de hormonas masculinas (andrógenos). Debido a que el SOP y la diabetes tipo 2 suelen ir de la mano, el síndrome de ovario poliquístico presenta un mayor riesgo de acumulación de grasa en el hígado y un mayor riesgo de daño adicional con la progresión a EHNA. La razón: tanto el SOP como la diabetes tipo 2 están estrechamente relacionados con la resistencia a la insulina y la obesidad central, que aumentan el riesgo de enfermedad del hígado graso (tanto EHGNA como EHNA). Más allá de estas conexiones obvias, los niveles excesivos de andrógenos que se encuentran en mujeres con SOP pueden desempeñar un papel en la enfermedad del hígado graso. Dadas estas realidades, es fundamental que las pacientes con SOP se sometan a evaluaciones periódicas del hígado para que puedan controlar de cerca su salud hepática y la posible progresión de una afección hepática.

Apnea del sueño

Los estudios muestran que la gravedad de la apnea del sueño, un trastorno del sueño potencialmente grave en el que una persona durante la noche deja de respirar periódicamente durante varios segundos y luego comienza a respirar nuevamente, puede correlacionarse directamente con la gravedad del daño hepático en personas con EHGNA. Como ya sabes, existe un fuerte vínculo entre la inflamación sistémica y las enfermedades hepáticas, especialmente la EHGNA, y una teoría es que la falta de oxígeno (*apnea* en griego significa «sin aliento») que ocurre cuando las personas experimentan apnea del sueño puede exacerbar el proceso de inflamación en el hígado. Otros estudios han encontrado que la falta de oxígeno también puede aumentar las concentraciones de LDL (la forma más dañina de colesterol), otro vínculo directo con el desarrollo de EHGNA.

La apnea del sueño es más común entre las personas obesas, especialmente los hombres mayores de cuarenta años que también padecen síndrome metabólico y resistencia a la insulina. Aunque la apnea del sueño es menos común en personas cuyo peso está dentro del rango normal, la posible conexión entre la inflamación y la ingesta insuficiente de oxígeno sugiere que incluso las personas con peso normal pueden desarrollar grasa en el hígado e incluso cicatrices en el hígado si tienen apnea del sueño. (Para más información sobre la apnea del sueño, consulta el capítulo 5).

Hipotiroidismo

Como las hormonas tiroideas son fundamentales para la función normal del hígado, no sorprende que exista una conexión entre la salud del hígado y la función tiroidea, más específicamente, la disfunción tiroidea. En particular, el hipotiroidismo (una glándula tiroides poco activa) y la EHGNA tienen un vínculo claro: tener hipotiroidismo puede hacerte más susceptible a una progresión desde la EHGNA a la forma más grave de inflamación del hígado, llamada EHNA. Las investigaciones han encontrado que el hipotiroidismo está asociado con la diabetes o la obesidad y está estrechamente relacionado con otros factores asociados con el síndrome metabólico, todos los cuales aumentan directamente el riesgo de desarrollar hígado graso. Otro posible mecanismo es que el estrés oxidativo causado por la disfunción del hígado interfiera negativamente en el funcionamiento normal del resto del organismo, incluida la glándula tiroides.

Rompecabezas complejos de condiciones conectadas

Hace unos años, Joyce, una optimista abuela de 72 años, gozaba de buena salud hasta que los miembros de su familia notaron que se estaba volviendo más olvidadiza. Un día, mientras conducía desde el supermercado, Joyce no recordaba cómo llegar a casa. Cada vez más, se olvidaba los nombres de las personas, los títulos de libros y películas, y otras cosas. Eso fue bastante alarmante para su familia porque Joyce siempre había sido muy inteligente, por lo que su hija y su hijo la llevaron a ver a su médico de atención primaria. Inicialmente se pensó que Joyce había desarrollado demencia; sin embargo, los análisis de sangre de rutina revelaron niveles anormales de enzimas hepáticas. Fue entonces cuando la derivaron al doctor Hanouneh. Una ecografía de su hígado mostró cirrosis hepática, lo que sorprendió a Joyce y su familia porque nunca había bebido, no tenía antecedentes de uso de drogas recreativas ni antecedentes familiares de enfermedad hepática.

Lo que Joyce sí tenía era un IMC de 42, diabetes y niveles altos de triglicéridos, un trío dañino que había conducido al desarrollo de la enfermedad del hígado graso y la cirrosis. (Muchos años antes le habían dicho que tenía hígado graso, pero no le prestó mucha atención porque no se dio cuenta de cuán graves podían ser las consecuencias). Otras pruebas de laboratorio revelaron que Joyce tenía niveles elevados de amoníaco en la sangre, una toxina que normalmente es eliminada por el hígado en personas sanas. En pacientes con cirrosis hepática, como Joyce, el amoníaco puede acumularse en el torrente sanguíneo y viajar al cerebro, donde puede afectar la memoria, la concentración y otras capacidades cognitivas (una afección llamada encefalopatía hepática). Después de ser tratada con medicamentos para eliminar el amoníaco de su cuerpo, el estado mental de Joyce mejoró notablemente.

Para complicar el panorama, la vía causal también puede viajar en la otra dirección, es decir, que la EHGNA aumente el riesgo de desarrollar afecciones que no parecen tener nada que ver con el hígado. Por sí sola, la EHGNA se asocia con un mayor riesgo de desarrollar resistencia a la insulina, diabetes tipo 2, anomalías de los lípidos (especialmente triglicéridos altos y colesterol HDL bajo), hipertensión (todas las cuales son características del síndrome metabólico) y, por lo tanto, enfermedades cardíacas. Así es: puedes tener EHGNA sin estos otros factores y condiciones de riesgo y ser vulnerable a desarrollar estos otros problemas de salud simplemente porque tienes EHGNA. De hecho, es una red enmarañada, y algunas de estas afecciones están tan intrincadamente entrelazadas que muchas personas sólo se dan cuenta de que coexisten, no de que el síndrome metabólico en realidad pueda causar EHGNA o viceversa.

Una teoría sugiere que la EHGNA es una afección en la que se dan múltiples efectos: el primer efecto se produce en forma de depósitos de grasa en el hígado, cortesía de la resistencia a la insulina. El segundo golpe proviene de la respuesta del hígado a este estrés, es decir, la liberación de moléculas inestables y dañinas llamadas especies reactivas de oxígeno (un tipo de radicales libres) y citoquinas proinflamatorias. Un tercer golpe llega cuando el estrés oxidativo desencadenado por estos químicos afecta a las membranas celulares y causa daños. Otras causas potenciales de acumulación de grasa en el hígado incluyen ciertos medicamentos, como el estrógeno (tanto las píldoras anticonceptivas como la terapia de reemplazo hormonal), los corticosteroides (como la prednisona) y los bloqueadores de los canales de calcio (como el diltiazem y la nifedipina), así como las infecciones virales, la hepatitis, las enfermedades hepáticas autoinmunes, la pérdida rápida de peso y el crecimiento excesivo de bacterias en el intestino delgado (leerás más sobre estos factores en el capítulo 4).

Si no se trata, esta cascada de eventos desafortunados puede progresar hacia el daño hepático y la inflamación característicos de la EHNA, que en el 20 % de los casos puede resultar en cirrosis hepática o cáncer de hígado. En este momento, la única manera fiable de saber si alguien tiene EHGNA o EHNA es realizar una biopsia de hígado. Si esa biopsia muestra que hay grasa presente, el diagnóstico es EHGNA; si muestra infiltración grasa del hígado e inflamación y algún grado de cicatrización, se diagnostica EHNA.

La progresión de EHGNA a EHNA

No se comprende del todo qué es lo que causa que la EHNA se desarrolle a partir de la EHGNA en algunas personas pero no en otras.

Según el Colegio Americano de Gastroenterología, existen varias teorías destacadas, entre ellas el aumento del estrés oxidativo (en concreto, el organismo de la persona puede tener un desequilibrio entre la producción de radicales libres y la capacidad de contrarrestar o neutralizar sus efectos nocivos con antioxidantes); las células inflamatorias, las células hepáticas o las células grasas de la persona producen y liberan proteínas inflamatorias llamadas citocinas; las células normales del hígado sufren una mayor apoptosis (suicidio celular); los glóbulos blancos se infiltran en el tejido adiposo, lo que provoca inflamación; y las alteraciones en la microbiota intestinal (bacterias intestinales) están implicadas en la inflamación del hígado.

Cualesquiera que sean los mecanismos subyacentes, el resultado es similar: una grave amenaza para la salud, el bienestar y la vida. Si la EHGNA no se revierte o no se controla adecuadamente con intervenciones en el estilo de vida, y si la inflamación del hígado que ocurre con la EHNA progresa, las consecuencias pueden ser nefastas, siendo el único tratamiento restante un trasplante de hígado. Pero la EHGNA no tiene por qué ser un tren fuera de control: se puede detener e incluso revertir con las intervenciones adecuadas.

Revertir la marea

Por estas razones, es importante detectar la EHGNA lo antes posible y tomar medidas para mejorarla; idealmente, antes de que diversos factores relacionados con el estilo de vida puedan tener un efecto acumulativo dañino en el hígado. Por ejemplo, si tienes EHGNA, los siguientes comportamientos pueden aumentar aún más tu susceptibilidad al daño hepático:

- Beber cantidades excesivas de alcohol de forma continua.
- Beber en exceso, que se define como consumir 4 o más copas para las mujeres, 5 o más para los hombres, en aproximadamente 2 horas.
- Tomar analgésicos de forma rutinaria, como paracetamol, si tiene sobrepeso y dolor en las articulaciones o dolor de espalda crónico, por ejemplo.

Muchos expertos creen que el primer paso y el más eficaz para prevenir y tratar la EHGNA es alcanzar y mantener un peso saludable, lo que ayudará a evitar la resistencia a la insulina y el síndrome metabólico. La mejor manera de hacerlo, por supuesto, es mejorar la calidad de la dieta (reduciendo la ingesta de calorías, si es necesario) y aumentar el nivel de actividad física. Además de ayudar a perder peso, muchos estudios sugieren que tales modificaciones en el estilo de vida pueden tener un efecto directamente positivo en el hígado al reducir las enzimas hepáticas elevadas y mejorar la enfermedad del hígado graso. Lo mejor de todo es que hay cierta flexibilidad en cómo alcanzar ese premio: una revisión realizada en 2003 de quince estudios clínicos que abarcaron desde 1967 hasta 2000 encontró que cuando se trata de EHGNA, un amplio espectro de dietas con diferentes intensidades de restricción calórica y composición de macronutrientes, incluyendo los planes bajos y altos en carbohidratos y los regímenes bajos y altos en grasas, llevaron a reducciones en las enzimas hepáticas y los depósitos de grasa en el hígado. Entonces, la buena noticia es que no necesariamente importa qué estilo de vida o plan de dieta elijas; independientemente de cómo lo hagas, mejorar tus hábitos alimentarios puede reducir el riesgo.

La investigación también sugiere que cuando las personas obesas con EHGNA pierden más del 7 % de su peso corporal, experimentan mejoras significativas en la presencia de grasa e inflamación en el hígado. Como el papel de la obesidad en la EHGNA es tan intenso y poderoso, algunos expertos creen que cuanto antes se elimine el exceso de peso corporal, mejor será para el hígado de la persona. Sin embargo, una nota de advertencia: la pérdida de peso debe realizarse a un ritmo saludable y razonable, ya que la pérdida rápida de peso en realidad puede aumentar el riesgo de enfermedad del hígado graso, como verás en el próximo capítulo. En última instancia, aquí se aplica el principio de más vale tarde que nunca: es mejor perder el exceso de peso siempre que se pueda que no hacerlo en absoluto. En algunos casos, incluso las personas con EHNA pueden mejorar la estructura y composición de su hígado con modificaciones en la dieta, mucha actividad física (del orden de 200 minutos de ejercicio moderado por semana) y otros cambios de comportamiento.

¿Recuerdas a Carly, la paciente que quería volver a su talla de vestido de secundaria? Después de enterarse de que tenía EHGNA, se sintió muy motivada para hacer todo lo posible para deshacerse de esa afección. Así, le prescribí una dieta que consistía principalmente en frutas, verduras, fuentes magras de proteínas y grasas saludables, junto con un programa de ejercicio regular y de manejo del estrés.

Al seguir los cambios en la dieta, incluidas las comidas con raciones controladas, y caminar rápidamente durante cuarenta y cinco minutos seguidos al menos cuatro veces por semana, Carly perdió 8 kilos en cinco meses, lo que la llevó de la categoría de obesidad a la de sobrepeso. El ejercicio y la pérdida de peso también mejoraron sus lecturas de colesterol y aumentaron su energía. Recientemente, se reevaluaron sus enzimas hepáticas y volvieron al rango normal. ¡Ahora está decidida a mantenerlas allí!

En los próximos capítulos, descubrirás exactamente cómo puedes proteger tu hígado contra la EHGNA y la EHNA o potencialmente revertir esas afecciones si las padeces, modificando tus hábitos de estilo de vida. Esto implica consumir una dieta que le encantará a tu hígado, una llena de frutas y verduras ricas en antioxidantes, pescado y otros alimentos cargados de ácidos grasos omega-3, bacterias saludables llamadas probióticos, grasas saludables provenientes de nueces, semillas y otras fuentes; limitar el consumo de alcohol; hacer ejercicio regularmente; y alcanzar y mantener un peso saludable. También es importante dormir lo suficiente con regularidad, controlar el nivel de estrés (o la respuesta a éste), evitar medicamentos que puedan ser perjudiciales para el hígado y mantenerte alejado de posibles toxinas ambientales.

Esto puede parecer una tarea difícil, pero considera lo siguiente: tomar estas medidas tendrá un efecto dominó positivo en tu salud general, no sólo porque un hígado sano puede mejorar la funcionalidad de los demás órganos, sino también porque las mismas medidas de estilo de vida que pueden proteger el hígado también son beneficiosas para el corazón, los pulmones, el sistema inmunitario, el cerebro y otros sistemas de órganos. (En algunos casos, es posible que también se justifiquen medicamentos o cirugía para la EHGNA y la

EHNA, como verás en el capítulo 12). La cuestión es que, si le demuestras a tu hígado el amor que necesita y merece, podrá protegerte de los últimos asesinos silenciosos y el resto de tu cuerpo también mejorará.

¡Es un caso en el que cada parte de tu cuerpo gana!

CAPÍTULO 3

Comer, beber y estar más sano

Hace un año, Terri, de 55 años, vino a verme en busca de un plan general para perder peso. Tenía un índice de masa corporal (IMC) de 33 y había probado, sin éxito, según sus propias palabras, «todas las dietas conocidas por el hombre». A Terri también le habían diagnosticado una enfermedad del hígado graso unos años antes, pero cuando le pregunté al respecto, dijo que nunca había pensado mucho en ello. De hecho, desde el diagnóstico, había aumentado alrededor de 7 kilos y había dejado de hacer ejercicio. Además, Terri tenía antecedentes familiares de enfermedad hepática tanto por parte de su madre (cáncer de hígado) como por parte de su padre (enfermedad del hígado graso no alcohólico, EHGNA). Estaba particularmente preocupada por seguir los pasos de su madre y desarrollar cáncer de hígado, porque no era consciente de que tener EHGNA, que estaba relacionada con su exceso de peso corporal, también podía amenazar su salud a largo plazo.

A primera vista, el vínculo entre la obesidad y las enfermedades hepáticas puede no parecer obvio. Después de todo, ¿qué tiene que ver la grasa corporal con el hígado? Resulta que mucho. Por un lado, cuando las personas consumen regularmente más calorías de las que gastan, esa energía extra se almacena como grasa corporal en varios lugares, incluido el tejido adiposo (también conocido como grasa), pero también en órganos internos, como el hígado. Por el bien de su apariencia, muchas personas no quieren tener una cintura grasa o flácida, ¡pero todos deberían preocuparse por evitar el hígado graso por el bien de su salud!

En los últimos años, los investigadores han comenzado a descubrir los patrones de estilo de vida específicos que ponen a las personas en riesgo de padecer estos trastornos hepáticos ocultos. En lo alto de la lista de infractores está: consumir muchos alimentos azucarados y carbohidratos refinados, beber refrescos regulares o dietéticos y comer *snacks* con alto contenido de grasa. En un estudio de 2014, investigadores de los Países Bajos descubrieron que las personas que comen *snacks* en general y, en particular, alimentos ricos en grasas y azúcares tienen más grasa abdominal y grasa en el hígado que aquellas que no los comen.

Las personas con EHGNA también tienden a beber muchos más refrescos, que a menudo contienen fructosa, que quienes no padecen la afección. Un estudio de 2015 de la Universidad de Tufts encontró que el consumo diario de refrescos, zumos, limonadas y bebidas de frutas sin gas está asociado con la acumulación de grasa en el hígado. Y un estudio de 2010 de la Universidad de Duke encontró que el aumento del consumo de fructosa en la dieta conducía a un aumento en la gravedad de la fibrosis hepática (cicatrización) en pacientes con EHGNA existente.

Azúcar: Alcohol sin subidón, pero con todo el daño

¿Por qué el azúcar deteriora tanto el hígado en comparación con otros órganos esenciales? Probablemente tenga mucho que ver con el hecho de que el hígado es el único órgano que realmente puede procesar la fructosa, el azúcar que se encuentra en la mayoría de los alimentos azucarados y procesados. La fructosa es el principal problema en lo que respecta al hígado y, de hecho, los cambios en nuestros hábitos alimentarios durante los últimos treinta años, incluidos aumentos sustanciales en nuestro consumo de fructosa, han sido paralelos al aumento de la EHGNA y la obesidad. ¿Una coincidencia? ¡Es muy improbable!

Para poner en perspectiva este daño potencial, he aquí una rápida introducción a los azúcares, cómo encajan en la categoría de carbohidratos y cómo afectan al cuerpo: los carbohidratos son complejos (se encuentran en alimentos ricos en nutrientes, como legumbres, verduras, o cereales integrales) o simples (como los que se encuentran en los *snacks* procesados azucarados o con almidón, los cereales blancos refinados y los dulces). Los carbohidratos complejos, que tienen tres o más moléculas de azúcar unidas en una cadena, son más difíciles de digerir que sus homólogos más simples, que contienen sólo una o dos moléculas de azúcar. En lo que respecta a los azúcares simples, las únicas estrellas redentoras desde el punto de vista nutricional son la galactosa de la leche y la fructosa que se encuentra naturalmente en la fruta. La fructosa y la glucosa (que se encuentran en los carbohidratos con almidón) son carbohidratos simples que se utilizan rápidamente para obtener energía y provocan elevaciones rápidas en los niveles de azúcar e insulina en la sangre. En lo que respecta al hígado, la fructosa que se encuentra naturalmente en su forma original (es decir, en la fruta entera) no es un problema, pero la fructosa extraída de la fruta e incorporada a los alimentos procesados sí lo es. El sistema digestivo no puede metabolizar bien las formas procesadas de fructosa, por lo que, aunque sólo el 20 % de la glucosa que se consume llega al hígado, el 100 % de la ingesta de fructosa lo hace.

Si bien es poco probable que pequeñas cantidades de fructosa añadida tengan un gran impacto en el hígado, el consumo excesivo de fructosa puede abrumar la capacidad mitocondrial de las células del hígado. En lugar de convertirse en glucosa, que el cuerpo puede utilizar como energía más adelante, ese exceso de fructosa se convierte en ácidos grasos y se almacena como gotitas de una forma particular de grasa, llamada triglicéridos, en el hígado. El neuroendocrinólogo Robert Lustig, MD, profesor de la Facultad de Medicina de la UCSF y autor de *Fat Chance: Beating the Odds Against Sugar, Processed Food, Obesity, and Disease*, alguna vez se refirió a la fructosa como «alcohol sin el efecto estimulante». Ése es un apodo exacto en términos del daño que impone a nuestro hígado, porque el etanol, el alcohol contenido en el vino, la cerveza y las bebidas espirituosas, tiene similitudes con las vías metabólicas que sigue la fructosa.

Si abrumas al hígado con mucha fructosa con demasiada frecuencia, esa sobrecarga creará aún más grasa que luego se acumulará en ese órgano. Con el tiempo, este exceso de grasa seguirá acumulándose, lo que provocará que las células del hígado se inflamen y finalmente mueran. Además de significar grandes problemas para el hígado (aumentando el riesgo de EHGNA, esteatohepatitis no alcohólica (EHNA), cirrosis y cáncer de hígado), este exceso de triglicéridos también llega a otras áreas del cuerpo, incluidas las arterias que conducen al corazón y al cerebro, y sientan las bases para el desarrollo de la resistencia a la insulina. Teniendo en cuenta estos efectos, no sorprende que una investigación realizada en Corea del Sur descubriera que las personas con hígado graso tienen cinco veces más probabilidades de desarrollar diabetes tipo 2 que aquellas que no tienen acumulaciones de grasa en este órgano vital. Es un hallazgo común: en un estudio de 2009, investigadores de Brasil hicieron a 180 pacientes con diabetes tipo 2 ecografías abdominales para buscar EHGNA y resultó que ¡el 69 % de ellos la tenía! Además del daño directo que el exceso de fructosa puede causar al hígado, una ingesta alta de fructosa puede provocar efectos metabólicos perjudiciales que pueden aumentar el riesgo de desarrollar EHGNA, es decir, aumentar la masa grasa del cuerpo y la inflamación sistémica e inducir resistencia a la insulina, lo que puede dar como resultado daño hepático.

Culpables furtivos: Grasas saturadas y colesterol

No es sólo el consumo de fructosa lo que importa. Las investigaciones también sugieren que las personas con hígado graso tienden a comer más carne y otros alimentos con alto contenido de grasas saturadas y colesterol. Una revisión de 2013 de varias dietas ricas en grasas encontró una asociación con aumentos en las enzimas hepáticas, inflamación y cicatrices, además de otros cambios metabólicos, como aumentos en los niveles de colesterol y el peso corporal. Si observaras un hígado afectado por demasiada grasa y azúcar y el de un bebedor empedernido, serían casi indistinguibles el uno del otro.

El documental de 2004 *Super Size Me* presentó un ejemplo extremo de este daño en progreso: cuando el director Morgan Spurlock pasa un mes comiendo todas sus comidas en McDonald's y evitando el ejercicio, gana 13 kilos, aumenta su colesterol en 65 puntos y daña su hígado. Más tarde reveló que sus médicos dijeron que su hígado se había vuelto «como paté» porque estaba muy lleno de grasa. Su experiencia no fue una casualidad. En un estudio de 2008, investigadores de Suecia pidieron a adultos jóvenes sanos que comieran dos comidas rápidas al día y evitaran hacer ejercicio durante cuatro semanas. Al final del estudio, sus niveles sanguíneos de la enzima hepática alanina aminotransferasa (ALT) se habían disparado drásticamente. (Esto es importante porque con cualquier grado de lesión hepática, la enzima ALT se filtra fuera de las células del hígado hacia la sangre, razón por la cual los niveles elevados de ALT en la sangre indican daño hepático).

El culpable obvio en estos casos es el alto contenido de grasa en las comidas rápidas, pero el exceso de proteínas también podría ser un factor contribuyente. La razón: cuando consumes cualquier forma de proteína, tu cuerpo produce amoníaco, que es una toxina que tu hígado vuelve inofensiva mediante su proceso de desintoxicación natural. Come demasiadas proteínas y tu hígado no podrá seguir el exigente proceso de desintoxicación, que puede permitir que el amoníaco y otras sustancias tóxicas se acumulen gradualmente en la sangre. Con el tiempo, una acumulación de amoníaco en el torrente sanguíneo puede provocar pérdida de memoria, olvidos, confusión y alteración del comportamiento, signos de lo que se llama encefalopatía hepática. Finalmente, además, un consumo elevado de sal (que suele ir acompañado del consumo de comida rápida) puede empeorar la acumulación de líquido y la hinchazón en el hígado en casos más avanzados de enfermedad hepática.

¿Quién está en riesgo?

Muchas personas no tienen ni idea de si corren riesgo de desarrollar un trastorno hepático o si los problemas con este órgano sobrecargado son hereditarios. El consumo excesivo de alcohol es la causa más conocida de problemas hepáticos (y de hecho es una de las principales causas), pero hay muchos otros culpables que contribuyen a las más de cien formas conocidas de enfermedad hepática. Generalmente, los factores de riesgo de enfermedades hepáticas se dividen en dos categorías:

los que se pueden modificar y los que no. Empecemos con este último porque es una lista más corta.

Lo que no puedes cambiar

Los factores de riesgo no modificables incluyen la edad avanzada, el sexo, una predisposición genética y ciertas etnias.

Edad

Los adultos mayores de 60 años son más susceptibles a las enfermedades hepáticas, principalmente porque la eficiencia de la función hepática disminuye con la edad, lo que significa que el hígado tiene que trabajar más para eliminar toxinas y otras sustancias nocivas del cuerpo. Esto hace que los adultos mayores sean más vulnerables a los efectos de las toxinas que dañan el hígado (como los PCB en los peces de piscifactoría), los medicamentos (como el uso crónico de paracetamol) o las hierbas (como la kava, un enfoque no farmacéutico para tratar la ansiedad). Aprenderás más sobre los efectos dañinos de estos factores en el próximo capítulo.

Género

Como el hígado de una mujer descompone las toxinas ambientales, algunos medicamentos y hierbas más lentamente que el de un hombre, las mujeres son más vulnerables a ciertos problemas hepáticos. El alcohol es el ejemplo más conocido, pero se produce un efecto similar con la ingestión de medicamentos, condimentos y algunas toxinas ambientales. Las hormonas femeninas también pueden desempeñar un papel importante. Algunos estudios sugieren que la cantidad de hormonas circulantes, específicamente el estrógeno, en distintos momentos del ciclo menstrual puede afectar a la velocidad a la que se metabolizan el alcohol o los medicamentos.

Factores genéticos

Varias formas de enfermedad hepática, como la enfermedad de Wilson, que provoca una acumulación tóxica de cobre en el hígado, y la hemocromatosis, que provoca que se almacene un exceso de hierro, se derivan de anomalías genéticas hereditarias. Cuando Bart, de 45 años, un hombre sano con una familia y una vida laboral ocupada, acudió a un examen físico anual, no tenía ninguna queja física aparte de una leve fatiga y, después del examen, se le dio un certificado de buena salud. Pero los análisis de sangre de rutina encontraron que sus enzimas hepáticas estaban ligeramente altas. La razón fue inicialmente un misterio porque su peso estaba dentro del rango saludable, bebía poco (consumía como máximo un par de copas de vino los fines de semana) y no tenía antecedentes de uso de drogas ilícitas, tatuajes (si el equipo utilizado está contaminado, la hepatitis B o C puede transmitirse durante el proceso de tatuaje), o una fuerte exposición a sustancias químicas. Pero sí tenía fuertes antecedentes familiares de enfermedad hepática: su padre había muerto de cirrosis hepática; su tío, de cáncer de hígado. Análisis de sangre adicionales revelaron que Bart tenía niveles elevados de hierro, lo que generó sospechas de hemocromatosis, un trastorno genético que hace que el exceso de hierro sea absorbido y almacenado en varios tejidos del cuerpo, especialmente el hígado, el corazón y el páncreas.

El exceso de hierro en la sangre puede no parecer gran cosa, pero en los hombres en particular puede ser grave. El hierro en el cuerpo suele ser tóxico, pero el cuerpo tiene la capacidad de deshacerse del exceso de hierro y conservar sólo lo que necesita. Lo hace mediante el uso de una hormona llamada hepcidina, que se sintetiza exclusivamente en el hígado. Si bien es tratable, la hemocromatosis a menudo puede pasar desapercibida durante hasta una década, y si los niveles de hierro se acumulan y no se tratan, esta afección puede provocar daños hepáticos graves, como cirrosis, cáncer de hígado o incluso insuficiencia hepática. Es más, tener la enfermedad por sobrecarga de hierro puede aumentar el riesgo de sufrir otras afecciones potencialmente mortales, como una infección bacteriana por *Vibrio vulnificus,* que es mortal el 50% de las veces en personas de alto riesgo, según una nueva investigación de UCLA.

Luego están las enfermedades hepáticas causadas por el ataque del sistema inmunitario al hígado (como es el caso de la hepatitis autoinmune y la colangitis biliar primaria) y algunas personas simplemente nacen con una susceptibilidad genética a estas enfermedades. Un estudio japonés de 2015 encontró que los portadores de mutaciones en el gen PNPLA3 tienen más probabilidades de desarrollar EHGNA incluso si su peso cae en la categoría de un IMC normal.

Etnia

Aquellos que son de ascendencia hispana tienden a tener un mayor riesgo de desarrollar EHGNA y formas más graves de la enfermedad (los caucásicos ocupan el segundo lugar). Se desconoce la razón exacta, pero una teoría es que se debe a que la población hispana tiene una mayor incidencia de resistencia a la insulina, triglicéridos altos y obesidad (todos los cuales son factores de riesgo de EHGNA) que otros grupos étnicos. Otra teoría es que puede tener que ver con una susceptibilidad genética a desarrollar obesidad abdominal, que muchas veces incluye depósitos de grasa en el hígado.

Riesgos que puedes cambiar

En los primeros lugares de la lista de factores de riesgo modificables se encuentran la obesidad y la ingesta de alcohol, que están implicados tanto en la enfermedad del hígado graso no alcohólico como en la enfermedad hepática alcohólica, respectivamente. Pero también hay otros. Empecemos por los grandes (por así decirlo):

Tener sobrepeso

Si bien la actividad física regular y los factores dietéticos desempeñan un papel importante en la salud y el bienestar del hígado (aprenderás más sobre estos factores en los capítulos 6 y 7), cuando se trata del riesgo de desarrollar EHGNA, el peso corporal triunfa sobre todas las demás influencias. Sin embargo, el punto de inflexión en el que el exceso de peso se vuelve problemático puede ser diferente de una persona a otra, dependiendo de influencias genéticas y otros factores de riesgo. Por ejemplo, alguien que tiene un IMC de 28 (lo que lo coloca en la categoría de sobrepeso) y un fuerte historial familiar de problemas hepáticos podría tener un riesgo tan alto de desarrollar EHGNA como otra persona que tiene un IMC de 31 (categoría obesa), pero no tiene susceptibilidad genética a problemas hepáticos.

El exceso de peso corporal es un factor de riesgo importante tanto para la EHGNA como para la diabetes tipo 2, y probablemente vincula las dos enfermedades a través de la vía de la resistencia a la insulina. Después de todo, las acumulaciones de grasa visceral (también conocida como grasa abdominal), grasa hepática y grasa esquelética desempeñan funciones distintas pero superpuestas en el desarrollo de la resistencia a la insulina. Como ya se ha dicho, el desarrollo de EHGNA es un proceso de múltiples efectos y los desequilibrios de insulina desempeñan un papel central en la primera agresión, preparando el escenario para que los factores que promueven la acumulación de grasa en el hígado entren en acción. Este primer golpe hace que las células del hígado sean susceptibles a agresiones secundarias como el estrés oxidativo, la disfunción mitocondrial, la apoptosis (suicidio celular) y otras lesiones que pueden contribuir a la progresión desde la acumulación de grasa en el hígado hasta la inflamación y cicatrización de este valioso órgano.

DELGADO Y GORDO

Las investigaciones sugieren que las personas que son «delgadas y gordas», es decir, que parecen delgadas por fuera pero tienen cantidades sustanciales de grasa interna, también tienen un mayor riesgo de desarrollar EHGNA. Esto es especialmente cierto si tienen mucha grasa visceral almacenada dentro y alrededor de los órganos del abdomen. A diferencia del tipo de grasa de un pellizco de 2,5 centímetros que se almacena justo debajo de la superficie de la piel (lo que se llama grasa subcutánea), la grasa visceral puede alterar la comunicación hormonal normal entre los órganos, lo que lleva a niveles crónicos de inflamación leve y resistencia a la insulina. De hecho, a pesar de tener un IMC en el rango normal (por debajo de 25), las personas que son «delgadas gordas» a menudo tienen las características distintivas de la obesidad metabólica, como exceso de grasa abdominal, niveles elevados de azúcar en la sangre en ayunas, triglicéridos altos y niveles bajos de HDL (el colesterol «bueno») y presión arterial alta. Recuerda: los niveles altos de triglicéridos y los niveles bajos de colesterol HDL son muy comunes en personas que tienen EHGNA.

Incluso si el peso es normal, las personas que tienen estos facto-res de riesgo metabólico deben reducir su consumo de fructosa y glucosa para evitar la acumulación de grasa en el hígado. Un estu-dio de 2013 de la Universidad Wake Forest encontró que cuando los animales de peso normal fueron alimentados con una dieta alta en fructosa, experimentaron daño hepático a pesar de que no au-mentaron de peso ni consumieron una cantidad excesiva de calo-rías. El mensaje final: mantén baja la ingesta de fructosa añadida y procesada (recuerda: la fructosa que se encuentra naturalmente en la fruta no es un problema), y si tu peso es normal pero tienes en-zimas hepáticas elevadas en un análisis de sangre, necesitas inves-tigar más a fondo la posibilidad de que tu hígado esté plagado de grasa. Esto es especialmente cierto si tienes exceso de grasa visce-ral (abdominal), triglicéridos elevados y colesterol HDL bajo.

Como factor de riesgo importante para la EHGNA, el exceso de peso corporal, al igual que el alcohol, no tiene que estar muy por en-cima del rango normal para que comience el daño al hígado. Aunque la gran mayoría de las personas con EHGNA tienen un IMC superior a 30 (lo que se considera obesidad), la distribución de la grasa corporal puede ser incluso más perjudicial que el número de la báscula. Las personas que tienen kilos de más a menudo se clasifican como con forma de manzana (con grasa en el abdomen, lo que significa cerca del hígado) o con forma de pera (donde la grasa se distribuye en las cade-ras y los muslos). Si tienes sobrepeso, probablemente sepas de qué tipo eres. La grasa en un cuerpo con forma de manzana es más activa me-tabólicamente y puede liberar ácidos grasos en el torrente sanguíneo, lo que afecta directamente al hígado. Si tu IMC te coloca en la catego-ría de sobrepeso (25 o más) y tienes ese exceso de peso en la sección media, es más probable que desarrolles EHGNA y daño hepático pos-terior, a menos que tomes medidas para controlar el peso.

Sin embargo, como es difícil predecir quién desarrollará EHGNA y quién no, y debido a que el papel de la obesidad en la EHGNA es tan profundo, algunos expertos creen que cuanto antes una persona con sobrepeso u obesidad pierda los kilos de más, más sano se volverá su hígado. (Adelgazar si tienes sobrepeso también brindará otros beneficios para la salud del corazón, los pulmones, el sistema musculoesquelético y más). Para muchas personas, perder del 3 % al 5 % de su peso corporal es suficiente para revertir o mejorar la EHGNA, pero algunas las personas con EHNA pueden requerir una pérdida del 10 % para eliminar la inflamación del hígado.

Consumir demasiado alcohol

Es bien sabido que demasiado alcohol afecta al hígado, pero la mayoría de la gente no sabe por qué. Esto se debe a que un hábito constante de cerveza, vino o cócteles ejerce presión sobre el hígado, obligándolo a trabajar horas extra para convertir el etanol del alcohol en sustancias menos dañinas que puedan eliminarse del cuerpo a través de la orina. Mientras tanto, la absorción de alcohol puede provocar que se acumule grasa en el hígado y provocar inflamación allí. Si el daño continúa con el tiempo, puede provocar cicatrices (cirrosis) e insuficiencia hepática.

Muchos de mis pacientes me han preguntado cuánto es demasiado en lo que respecta al consumo de alcohol y su hígado. Mi respuesta: depende de tu salud y de lo que definas como «una bebida». Muchos pacientes a los que trato admiten que simplemente se sirven hasta que creen que tienen lo que consideran una «ración», pero los estudios muestran que observar las raciones de bebida puede llevar a una subestimación de la cantidad que realmente se está consumiendo. La definición oficial de ración de alcohol es una copa de vino de 150 cc, una cerveza de 350 cc o 40 cc de bebidas espirituosas. Otros factores que afectan a la ecuación de cuánto es demasiado: ¿tienes sobrepeso?; ¿tienes antecedentes familiares de enfermedades hepáticas?; ¿el alcoholismo es algo hereditario en tu familia?

Varios estudios han demostrado que un consumo modesto de alcohol (menos de 20 gramos por día), especialmente de vino tinto, en realidad podría ayudar a las personas con EHGNA al aumentar su sensibilidad a la insulina y reducir otros factores de riesgo cardíaco (como niveles bajos de HDL y elementos promotores de coágulos). Mientras tanto, el consumo moderado de vino tinto (hasta un vaso al día) en realidad puede reducir el riesgo de desarrollar EHGNA en un

50 %, según un estudio de 2008 de la Universidad de California en San Diego. En este estudio en particular, los resultados sólo se observaron con vino, no con cerveza ni licores. Los beneficios del vino tinto pueden deberse en parte a sus polifenoles, fitoquímicos (compuestos de origen vegetal) que actúan como antioxidantes y protegen las células del hígado de la oxidación y el daño de los radicales libres. Las investigaciones indican que el vino tinto tiene cinco veces más compuestos fenólicos que el vino blanco. Un estudio en animales realizado en 2009 en Portugal sugiere que los compuestos polifenólicos del vino tinto también pueden ayudar a compensar los efectos dañinos que el alcohol tiene en el hígado.

Pero otros compuestos beneficiosos del vino tinto también pueden desempeñar un papel: un estudio de 2015 de la Universidad Estatal de Oregón demostró que el ácido elágico, un fitoquímico presente en las uvas de color rojo oscuro, ralentizó el crecimiento de las células grasas existentes en el hígado y ralentizó la formación de nuevas células grasas. También impulsó el metabolismo de los ácidos grasos en las células del hígado en un laboratorio. Mientras tanto, un estudio de 2013 realizado por los mismos investigadores del estado de Oregón encontró que cuando los ratones con sobrepeso fueron alimentados con extracto de las uvas que se utilizan para hacer pinot noir, tenían menos grasa en el hígado y un mejor control de su nivel de azúcar en la sangre en comparación con los ratones con sobrepeso que no recibieron el extracto. Ambos grupos de ratones seguían una dieta rica en grasas. Sus hallazgos mostraron que los extractos de uva aumentaron la actividad proteica específica en el hígado que ayudó con el metabolismo de la grasa y el azúcar, el mismo mecanismo en los medicamentos que se utilizan para reducir los niveles de azúcar y de triglicéridos en la sangre. ¡Es un ejemplo estelar de cómo los alimentos y las bebidas adecuados pueden ser una buena medicina!

Sin embargo, siempre hay otra cara de la moneda en el mundo de la investigación. Un estudio del año 2000 en el norte de Italia sugiere que para las personas obesas que tienen grasa en el hígado, beber alcohol puede estar contraindicado (el estudio encontró que las personas obesas que bebían alcohol tenían mayor riesgo de esteatosis hepática, depósitos de grasa en el hígado, que las personas obesas que no bebían).

Es más, un estudio realizado en Portugal en 2009 encontró que la enfermedad hepática es la causa más común de muertes relacionadas con el alcohol, lo que significa que es más probable que tu hígado te mate si abusas del alcohol que no que lo haga un accidente automovilístico o un cáncer. ¡Es un hecho aleccionador, de hecho!

También es importante considerar el género cuando se trata de alcohol. En pocas palabras, si un hombre y una mujer toman cada uno una copa de vino de 150 cc, la mujer lo notará antes que el hombre. También lo hará su organismo. Desde una perspectiva fisiológica, la mujer en realidad absorberá más alcohol: debido a que el cuerpo de una mujer contiene menos agua que el de un hombre, las mujeres no pueden diluir el alcohol tanto como los hombres, lo que da como resultado que las mujeres tengan una mayor concentración de alcohol en la sangre. Las mujeres también pueden tardar más en eliminar el alcohol del cuerpo, debido a cantidades más pequeñas de una enzima llamada alcohol deshidrogenasa, que es necesaria para descomponer el alcohol. ¿Quieres pruebas? Una investigación de la Universidad de Notre Dame demostró que un hombre de 63 kilos que tomaba dos copas en una hora tenía un nivel de alcohol en sangre de 0,38, mientras que el nivel de alcohol en sangre de una mujer del mismo peso era de 0,48. Una mayor absorción más un mayor tiempo de excreción multiplicado por años de consumo moderado o excesivo de alcohol equivale a un mayor riesgo para el hígado en las mujeres que en los hombres.

La cantidad y la frecuencia con la que bebes puede afectar al riesgo de desarrollar una serie de afecciones hepáticas. La investigación del informe de la Organización Mundial de la Salud sobre el estado del alcohol y la salud encontró que el consumo excesivo de alcohol a diario era el mayor predictor del desarrollo de cirrosis alcohólica. Para que conste, los Centros para el Control de Enfermedades ahora definen el consumo excesivo de alcohol como quince o más copas por semana para los hombres y ocho o más por semana para las mujeres. Eso equivale a un poco más del límite diario recomendado por la Asociación Estadounidense del Corazón (dos bebidas por día para hombres, una por día para mujeres).

A pesar de la evidencia, los pacientes subestiman habitualmente su consumo de alcohol o justifican que beber alcohol todos los días es necesario para obtener los beneficios para la salud que algunos estudios han demostrado. En aquellos que son vulnerables, los excesos regulares, como tomar una copa extra en una cena o una noche de borrachera con amigos, pueden ser todo lo que se necesita para catapultar un hígado marginalmente sano a un estado enfermo. Lo mejor que puedes hacer es seguir las pautas para tu género y limitar la cantidad de días a la semana en que bebes alcohol. Medir la cantidad de alcohol en el vaso y contar la cantidad de copas podría ayudar a preservar la salud del hígado.

Por supuesto, es aconsejable consumir todas las cosas buenas con moderación. Si tienes problemas para moderar el consumo de alcohol, lo mejor es dejarlo por completo y convertirte en abstemio. Si ya eres abstemio, no hay razón para empezar a beber vino tinto por el bien de tu hígado. Puedes obtener muchos de los mismos beneficios comiendo uvas rojas o moradas o bebiendo zumo de uva (oscura).

Hay otro beneficio oculto de limitar el consumo de alcohol: los efectos sobre el peso. Después de adelgazar y ponerse en forma después de tener hijos, Jasmine, de 40 años, lo había intentado todo para perder los últimos 10 kilos de su exceso de peso corporal. Hacía ejercicio diariamente durante al menos una hora, consumía una dieta saludable y cuidaba sus raciones. Su falta de pérdida de peso era un completo misterio y la impulsó a llamarme una noche después de una mala experiencia comprando trajes de baño. Le pedí que me enviara una lista de todo lo que comía durante una semana. A pesar de mantener una excelente dieta y hacer ejercicio con regularidad, Jasmine tenía la costumbre de beber dos martinis por noche, una adición sustancial de calorías a su dieta, que por lo demás era saludable. Dejó sus martinis y perdió 5 kilos en diez semanas.

Tu salud intestinal

Otro factor poco conocido que afecta al hígado son los tipos de bacterias que colonizan el intestino. En pocas palabras, se cree que un equilibrio poco saludable de bacterias en el intestino daña el hígado al promover los depósitos de grasa en el hígado, alterar la sensibilidad a la insulina (lo que puede conducir a la EHGNA) y desencadenar la cascada inflamatoria que puede dañar el hígado, entre otros mecanismos. Afortunadamente, puedes repoblar tu intestino con bacterias saludables consumiendo alimentos que contengan probióticos y tomando suplementos probióticos (como verás en el capítulo 7). La permeabilidad intestinal (también conocida como síndrome del intestino permeable) es otro factor de riesgo emergente que es manejable. Si bien no encontrarás este término en los libros de texto médicos estándar (al menos no todavía, porque es un problema identificado recientemente), el síndrome, que implica la permeabilidad de los intestinos y su capacidad para evitar que las bacterias tóxicas y dañinas salgan del intestino, se señala como culpable de muchas afecciones crónicas de salud, incluidos los trastornos autoinmunes y la enfermedad del hígado graso. Así es como funciona: idealmente, cuando consumes alimentos, tu cuerpo los digiere completamente y es capaz de absorber los nutrientes por completo. Pero si tu intestino es permeable, pueden darse fugas y, en lugar de absorber todas las proteínas, grasas, carbohidratos, vitaminas y minerales de los alimentos, algunos de esos nutrientes se escapan del intestino al torrente sanguíneo, causando inflamación en varias partes del cuerpo, incluido el hígado. Las toxinas y las partículas de alimentos que no son digeribles también pueden filtrarse al torrente sanguíneo. Sin embargo, determinar si tienes intestino permeable puede no ser tan sencillo como podrías pensar, ya que los síntomas a menudo imitan (o preceden) a otras afecciones digestivas como el síndrome del intestino irritable, la enfermedad de Crohn y la enfermedad celíaca. Estos síntomas pueden incluir hinchazón, gases, calambres abdominales, sensibilidad a los alimentos o incluso dolores de cabeza y dolor en las articulaciones.

Si crees que puedes estar sufriendo de intestino permeable, es importante encontrar un médico que esté al tanto de las últimas investigaciones sobre el síndrome. Lo mejor que puedes hacer es pedirle a tu médico de atención primaria que te derive a un especialista en enfermedades gastrointestinales o a un practicante de medicina funcional o integrativa, o comunicarte con una facultad de medicina cercana. Inicialmente, el médico puede indicarte una dieta de eliminación para evaluar si los síntomas desaparecen o incluso puede realizar una prueba de permeabilidad intestinal para determinar si tienes intestino permeable.

Lo creas o no, el intestino humano alberga billones de organismos diminutos, incluidas al menos mil especies de bacterias que pueden tener un impacto poderoso en la salud. Es posible que sepas que las bacterias de tu intestino desempeñan un papel en la digestión, ayudando a su capacidad para digerir ciertos alimentos o combatir ciertas infecciones bacterianas (como las enfermedades transmitidas por los alimentos). Resulta que estos efectos comprenden sólo la punta del iceberg.

En los últimos años, investigaciones innovadoras han arrojado luz sobre hasta qué punto tu microbioma intestinal (la comunidad de bacterias que residen dentro de ti) puede influir en tu función inmune general y en tu nivel de energía, así como en tus posibilidades de volverte obeso, padecer depresión o desarrollar cáncer, diabetes, demencia, síndrome metabólico o EHGNA. Específicamente, el hígado y el intestino interactúan de innumerables maneras, a través de una conexión conocida como eje intestino-hígado. Ahora hay pruebas sólidas que vinculan el microbioma intestinal y la integridad de la función de la barrera intestinal (en particular, si tiene un revestimiento epitelial fuerte) con la aparición y progresión de la EHGNA.

Analicemos estos elementos: si bien la primera preocupación es un exceso de bacterias malas o un desequilibrio entre las bacterias buenas y malas en el intestino, la siguiente es que el revestimiento o la integridad del intestino pueden volverse más permeables con el tiempo. El aumento de la permeabilidad se conoce comúnmente como síndrome del intestino permeable. Imagina el revestimiento de tus intestinos como una manguera larga: a medida que el revestimiento se desgasta y desarrolla pequeños desgarros, se vuelve más permeable. Cuando esto sucede en los intestinos, las toxinas y las bacterias malas pueden salir de los intestinos y entrar en el torrente sanguíneo, provocando una cascada de efectos inflamatorios en todo el cuerpo. Esta inflamación sistémica de bajo grado, a su vez, aumenta el riesgo de desarrollar diabetes tipo 2, enfermedades cardiovasculares, EHGNA y EHNA. En otras pala-

70

bras, los cambios en el microbioma intestinal pueden desempeñar un papel en el desarrollo y la progresión de la disfunción de la barrera intestinal, que a su vez puede provocar inflamación de bajo grado y daño hepático.

La buena noticia es que la composición de la dieta puede mejorar el estado del microbioma y la integridad de la barrera intestinal. En pocas palabras, puedes alterar las bacterias de tu intestino eligiendo alimentos que alimenten las cepas de bacterias buenas y reduzcan la población de bacterias malas. La clave es consumir mucha fibra dietética, prebióticos (alimentos que proporcionan combustible para los probióticos) y probióticos (alimentos que contienen bacterias vivas y levaduras que son buenas para la salud) y mantener el consumo de alcohol en la zona moderada. Encontrarás detalles sobre cómo hacer que tu dieta funcione de manera óptima para tu eje intestino-hígado en el capítulo 7. El uso extensivo de antibióticos y medicamentos antiinflamatorios no esteroides (AINE) también puede comprometer tu eje intestino-hígado, como verás en el siguiente capítulo.

La buena noticia es que los factores dietéticos asociados con la curación de un intestino permeable son similares a los mismos principios que son necesarios para un hígado sano: hacer un descanso del consumo de alcohol durante al menos un mes, dejar de usar medicamentos antiinflamatorios no esteroides (AINE), como aspirina e ibuprofeno; evitar el azúcar y los alimentos endulzados artificialmente; y adoptar una dieta antiinflamatoria que contenga grasas saludables que se encuentran en pescados grasos, nueces y semillas, así como muchas frutas y verduras, legumbres, especias, raíces, alimentos integrales de soja y cereales integrales sin refinar. (Leerás más sobre esto en el capítulo 8). Quizá también desees hablar con tu médico acerca de si te beneficiaría tomar suplementos probióticos (bacterias que promueven la salud) y suplementos de glutamina. En el capítulo 7 leerás más sobre cómo curar el intestino permeable y mejorar la salud de tu hígado al mismo tiempo.

Virus

Éstos también se encuentran bajo el paraguas de los factores de riesgo modificables porque se pueden tomar medidas para evitarlos. Es ampliamente conocido que ciertos virus, incluidas muchas infecciones por hepatitis, pueden causar inflamación y daño al hígado. Los tipos más comunes de infecciones por hepatitis son la hepatitis A, B y C. La hepatitis A se transmite cuando una persona consume agua o alimentos contaminados (específicamente, agua o alimentos contaminados porque una persona infectada con el virus no se lavó las manos correctamente antes de manipularlos). La hepatitis B se transmite principalmente a través de la sangre, el semen y otros fluidos corporales durante las relaciones sexuales o el uso de drogas con agujas contaminadas; también puede transmitirse de una madre a su bebé al nacer. La hepatitis C se transmite a través de sangre contaminada de agujas infectadas por el uso de drogas o equipo sucio utilizado para tatuajes. Antes de 1992, la hepatitis C también se transmitía a través de transfusiones de sangre y donaciones de órganos. Otros virus que pueden causar daño hepático e incluso insuficiencia hepática son el virus de Epstein-Barr, el citomegalovirus, el SARS, el parvovirus, la gripe grave y el virus del herpes simple.

Para colmo de males, cuando ya se tiene una forma de enfermedad hepática, estar expuesto a un virus que daña el hígado o tener hábitos de estilo de vida que dañan el hígado puede causar aún más daño. En otras palabras, puede haber un efecto acumulativo. La historia de Henry es un buen ejemplo de esto. Henry, de 67 años, tenía un ligero sobrepeso, trabajaba muchas horas en un gran bufete de abogados y se estaba divorciando. La mayoría de sus comidas consistían en comida para llevar y sus niveles de estrés estaban por las nubes.

Henry también tenía hepatitis C que le diagnosticaron cuando tenía treinta y tantos años y siempre había estado bien controlada con medicamentos.

Durante una visita reciente a su hepatólogo, descubrió que sus enzimas hepáticas habían aumentado y esta revelación, junto con meses de fatiga severa, es lo que impulsó su visita a mí para que lo ayudara a «limpiar su dieta». Henry y yo decidimos un plan que implicaba eliminar los azúcares simples, los cereales refinados y comer fuera de casa. También acordó comer al menos cinco porciones de vegetales de hojas verdes al día y comenzó a meditar para reducir el estrés y a hacer ejercicio con un entrenador personal cuatro días a la semana. Eso fue hace más de un año. Hoy, Henry come bien, controla mejor su estrés y hace ejercicio, y sus enzimas hepáticas han vuelto a un nivel más saludable.

Síndrome metabólico

Ésta es otra afección médica que desempeña un papel importante en la salud del hígado y contribuye al desarrollo de EHGNA y EHNA. Para refrescarte la memoria: el síndrome metabólico es una constelación de factores de riesgo de diabetes tipo 2, derrames cerebrales y enfermedades cardíacas. Se diagnostica cuando alguien tiene al menos tres de las siguientes afecciones: presión arterial elevada (igual o superior a 130 mm/hg sistólica y 85 mm/hg diastólica), resistencia a la insulina o elevación de azúcar en sangre en ayunas (superior a 100 mg/dl), exceso de grasa abdominal (un contorno de cintura superior a 100 centímetros para los hombres, más de 90 centímetros para las mujeres), triglicéridos altos (150 mg/dl o más) o niveles bajos de colesterol HDL (el «bueno») (definido como menos de 40 mg/dl en hombres, menos de 50 mg/dl en mujeres).

Se estima que más de 50 millones de personas en Estados Unidos padecen síndrome metabólico, y es probable que el 80 % de ellas también padezca EHGNA. El síndrome se debe en gran medida a seguir un estilo de vida moderno, en particular, tener sobrepeso, consumir una dieta deficiente y ser sedentario.

EL CAMINO A SEGUIR ES LENTO Y CONSTANTE

Dado que perder el exceso de peso es esencial para disminuir la EHGNA, se podría pensar que cuanto antes pierdan esos kilos de más, mejor. Pero resulta que la pérdida rápida de peso en realidad puede aumentar el riesgo de EHGNA en quienes aún no la padecen. Cuando se pierde peso rápidamente, a menudo hay una liberación repentina y enorme de cúmulos de sustancias tóxicas (en particular, organoclorados y bifenilos policlorados [PCB], debido a la exposición ambiental) que se han almacenado en el hígado. Esta oleada de toxinas hace que las enzimas hepáticas aumenten inicialmente y, como resultado, estresen el hígado. Además, con la pérdida de peso rápida, se libera una oleada de ácidos grasos en el torrente sanguíneo a medida que las células grasas se reducen y el hígado no puede hacer frente a la inundación. Es casi como si el hígado necesitara tener la oportunidad de ponerse al día con el cambio de peso.

La buena noticia es que la EHGNA que se asocia a una rápida pérdida de peso suele ser temporal y es probable que disminuya a medida que la pérdida de peso se ralentiza o se estabiliza. Pero si se continúa perdiendo peso a un ritmo rápido, la EHGNA puede empeorar o provocar cicatrices. Para evitar por completo este riesgo, es aconsejable seguir un enfoque gradual para perder peso, del orden de un máximo de 1 kilo por semana (como verás en el capítulo 10).

Afortunadamente, tienes más control sobre la salud de tu hígado de lo que crees porque la cantidad de factores de riesgo modificables para los trastornos hepáticos supera con creces a los que no son modificables. El peso corporal, por ejemplo, está determinado en gran medida por la cantidad de alimentos que consumes y la cantidad de energía que gastas; no se trata sólo de factores genéticos. De hecho, incluso si tienes antecedentes familiares de obesidad, las investigaciones sugieren que a menudo son nuestras elecciones de estilo de vida las que influyen en si un gen actuará en nuestra contra y nos hará aumentar de peso o no. Si comes los alimentos equivocados (fritos, por ejemplo), puedes estimular tus genes a acumular exceso de peso, pero si alimentas tus genes con los alimentos correctos (como frutas, verduras, legumbres y grasas saludables) puedes simplemente decirles a esos genes de acumulación de grasa que se vayan a dar una vuelta. La velocidad a la que se queman calorías varía de persona a persona, según una variedad de factores que incluyen la cantidad de músculo magro que se tiene, influencias genéticas, el nivel de actividad y más. Pero, en general, si ingieres más calorías de las que realmente utilizas como combustible, esa energía adicional se almacenará en forma de grasa.

¿Recuerdas a Terri? Después de un año de un programa de pérdida de peso lento pero sostenible que incluía eliminar el azúcar, incorporar más verduras, grasas saludables y proteínas magras, y reducir su consumo general de carbohidratos (un plan similar al de este libro), Terri pudo adelgazar y conseguir que su IMC estuviera en el rango normal (menos de 25). Naturalmente, estaba encantada con su nuevo estado de delgadez, pero aún más emocionante era el hecho de que tenía más energía, se sentía más feliz y había alcanzado niveles normales de enzimas hepáticas, una señal de que había mejorado la salud de su hígado.

En última instancia, el mejor enfoque para proteger el hígado y reducir el riesgo de desarrollar enfermedades hepáticas, como la EHGNA, es mantener el peso en un rango saludable (o perder el exceso de peso si es necesario) y seguir una dieta sana y equilibrada. Eso significa reducir el consumo de fructosa, otros azúcares añadidos y carnes rojas, mantener el consumo de grasas en un rango saludable y limitar el consumo de alcohol (y optar por vino tinto siempre que sea posible). Los capítulos 9 y 10 contienen planes específicos para ayudar con esto. En el siguiente capítulo, abordaré los riesgos de la exposición ambiental y el uso crónico de ciertos medicamentos. Si tienes alguno de los factores de riesgo que se acaban de describir, considéralo como una llamada de atención para tomar medidas para proteger tu hígado a partir de ahora. Mejorar tus hábitos de estilo de vida (los factores de riesgo modificables) puede ayudarte a superar o mitigar muchos de los factores de riesgo no modificables, como tener una susceptibilidad genética a los trastornos hepáticos. Descubrirás que si cuidas bien tu hígado, él realmente cuidará bien de ti.

CAPÍTULO 4

Toxinas cotidianas y otros peligros sorprendentes de la vida moderna

En 2008, el actor Jeremy Piven, ganador de un premio Emmy, abandonó la producción de Broadway de la obra *Speed-the-Plow* de David Mamet después de sufrir fatiga severa, debilidad, mareos y náuseas. El diagnóstico: toxicidad por mercurio por su hábito de comer sushi dos veces al día y por tomar hierbas chinas para promover la buena salud. El mercurio es un elemento que se encuentra en todo el medio ambiente, debido en gran parte a que las plantas industriales liberan la sustancia química en el suministro de agua y en el aire, y a menudo ciertos peces como el atún y el pez espada lo absorben en cantidades concentradas. Según los informes, el nivel de mercurio de Piven era casi seis veces superior al límite superior tolerable, lo que podría haber provocado daños permanentes en su cerebro, corazón, riñón, pulmones e hígado. Tuvo suerte: gracias a las restricciones dietéticas y a la ingesta de suplementos nutricionales clave, Piven parece haberse recuperado por completo.

En cierto modo, vivimos en un mundo bastante tóxico, con sustancias químicas nocivas en el aire y el agua, pesticidas en los productos, antibióticos en la carne, contaminantes en el pescado que comemos y otros peligros potenciales que no pueden ser detectados a simple vista. En gran medida, nuestro organismo hace todo lo que puede para protegernos de los posibles efectos nocivos de estos factores ambientales y, considerándolo todo, el hígado hace un trabajo magistral al desintoxicar nuestro cuerpo de manera regular. Pero algunos estamos sobre-expuestos a influencias perjudiciales o nuestros hábitos personales frustran los esfuerzos de nuestro organismo para manejar con éxito el control de daños, y el hígado (sin mencionar otros órganos) no puede seguir el ritmo de los desafíos. Es entonces cuando pueden empezar a aparecer ciertos trastornos hepáticos.

Los niveles altos de mercurio en el cuerpo se asocian a un aumento triple del daño hepático. Los altos niveles de plomo y de bifenilo poli-clorado, un compuesto de cloro orgánico sintético, confieren riesgos similares, y los tres químicos industriales pueden desempeñar un papel en la inexplicable enfermedad del hígado graso no alcohólico(EHGNA), según el Instituto Médico Integrado. De hecho, un fenómeno denomi-nado recientemente «enfermedad del hígado graso asociado a tóxicos» (TAFLD, por sus siglas en inglés) es similar en patología a la EHGNA y a la enfermedad del hígado graso alcohólico, pero considerablemen-te menos común que estas otras enfermedades. La TAFLD ocurre en personas que no son obesas y no consumen cantidades significativas de alcohol, pero que han estado expuestas a altos niveles de químicos ambientales a través de alimentos, agua y otros medios (si trabajan con químicos industriales o cerca de ellos, por ejemplo). Al igual que con la EHGNA y la EHNA, la TAFLD progresa lentamente durante varios años y es en gran medida asintomática hasta que se producen daños graves.

Durante un análisis de sangre de rutina como parte de su chequeo anual, se descubrió que John, de 43 años, un ingeniero químico casa-do y con un hijo en la universidad, tenía niveles elevados de enzimas hepáticas. Nunca fue bebedor ni drogadicto. Es delgado, tiene un IMC de 23 y no tiene diabetes, ni presión arterial alta, ni anomalías del colesterol, ni ningún factor de riesgo de enfermedad hepática, por lo que el culpable de las lecturas anormales de enzimas hepáticas era un misterio. John fue remitido al doctor Hanouneh, quien decidió realizar una biopsia de hígado, que mostró un tipo químico de lesión hepática. Durante una cita de seguimiento y una conversación en pro-fundidad, se hizo evidente que en el trabajo John estaba expuesto al cloruro de vinilo monomérico, una sustancia química muy conocida que es tóxica para el hígado.

Desafortunadamente, no existe un tratamiento específico para el daño químico al hígado, excepto para evitar una mayor exposición (lo cual le recomendaron a John que hiciera). Afortunadamente, su biopsia mostró cicatrices mínimas en el hígado, por lo que la esperanza es que su hígado se repare a sí mismo dada la notable capacidad de este órgano vital para sanar y regenerarse.

Toxinas típicas del hogar

Estas sustancias químicas invisibles no abren un camino directo al hígado cuando se absorben. Sus efectos son furtivos e insidiosos. Da la casualidad de que la exposición a altos niveles de contaminantes, como mercurio y plomo, puede disminuir la actividad antioxidante en el cuerpo (principalmente al inhibir las enzimas funcionales y reducir los niveles del aminoácido esencial glutamina, que participa en el metabolismo de las proteínas, la preservación de los músculos, la función intestinal y la función inmune) y afectan a las proteínas y enzimas de maneras que alteran la función hepática normal.

La exposición a contaminantes también puede alterar la expresión genética en el hígado de manera que aumente el riesgo de cáncer de hígado. Para complicar las cosas, la obesidad y la enfermedad del hígado graso disminuyen la capacidad de los antioxidantes para luchar contra invasores extraños, como el mercurio y el plomo: una vez que las defensas antioxidantes del cuerpo disminuyen, el metabolismo de estas sustancias nocivas se ve afectado (es decir, el poder de desintoxicación del hígado disminuye), lo que a su vez aumenta el daño al hígado. Ya sea debido a la obesidad, factores dietéticos específicos o exposición a contaminantes ambientales, el daño celular al hígado puede poner a las personas en riesgo de sufrir daño hepático. ¡Son amenazas a la igualdad de oportunidades! Éstos son algunos de los mayores culpables:

Productos químicos domésticos comunes
Algunos de ellos también pueden ser nocivos para el hígado. Las investigaciones han descubierto que cuando ciertas sustancias químicas

tóxicas se absorben a través de la piel, los ojos, la boca o las vías respiratorias en cantidades excesivas, pueden causar inflamación interna, disfunción mitocondrial (un deterioro de las centrales eléctricas de las células para hacer su trabajo) y estrés oxidativo. Incluso existe una afección llamada hepatitis tóxica, una forma de inflamación del hígado que puede ocurrir cuando alguien está expuesto a altos niveles de solventes químicos, como la dimetilformamida (que se utiliza en la producción de fibras, adhesivos, pesticidas y revestimientos de superficies). como el tetracloroetileno y el tricloroetileno (ambos utilizados como productos desengrasantes y agentes limpiadores de manchas en la tintorería).

Pesticidas

Los pesticidas organoclorados, que han sido prohibidos en Estados Unidos desde la década de 1980, pero que aún persisten en el medioambiente, se han relacionado con el daño hepático. Estos químicos pueden llegar a nuestro suministro de alimentos a través de las vías fluviales (en cuyo caso los pescados grasos pueden absorberlos) y el suelo (en cuyo caso pueden terminar en nuestras frutas, verduras, cereales y productos lácteos). Mientras tanto, estudios en animales han encontrado que Roundup, un herbicida que contiene el químico glifosato y se utiliza ampliamente como herbicida, puede dañar el hígado al causar daño mitocondrial y al aumentar el estrés oxidativo en este órgano vital. En 2015, la Agencia Internacional para la Investigación del Cáncer, el brazo de investigación de la Organización Mundial de la Salud con sede en Francia, calificó el glifosato, el ingrediente principal del Roundup, como «probable carcinógeno».

Plástico

Además, vivimos en un mundo altamente plastificado y el bisfenol A (BPA, por sus siglas en inglés), que se utiliza ampliamente en botellas de agua de plástico y recipientes de plástico para almacenar alimentos, puede dañar el hígado. En un estudio de 2012 con ratones, investigadores de Corea del Sur descubrieron que cuando a los animales se les administraron dosis de BPA por debajo del nivel en el que no se observaron efectos adversos durante un período de cinco días, aún experimentaron disfunción mitocondrial en el hígado, que se asoció con un aumento de la inflamación y el estrés oxidativo: ¡un doble golpe perjudicial!

Cómo eliminar riesgos
Si bien la mayoría no nos exponemos consciente o intencionadamente a estos químicos potencialmente dañinos, todos podemos tomar medidas para evitar estos peligros. Y no tiene por qué ser tan complicado como se podría pensar. Así es como puedes hacerlo todos los días:

- Cuidado con la ropa de la tintorería. Tiende los artículos lavados en seco fuera de tu casa para que los químicos se ventilen y retira las cubiertas de plástico antes de guardarlos en el armario. O busca una tintorería que utilice enfoques de limpieza más ecológicos. Sin embargo, no te dejes engañar por las tintorerías que utilizan la etiqueta «orgánico»: incluso las tintorerías que usan disolventes como el percloroetileno (PERC), que la Agencia de Protección Ambiental ha clasificado como «probable carcinógeno humano», pueden afirmar que sus procedimientos son orgánicos. Lo mejor que puedes hacer es preguntar cómo se limpia la ropa. Se encuentran disponibles enfoques seguros y no tóxicos, como la limpieza en húmedo y la limpieza con dióxido de carbono. Optar por ropa lavable en lugar de aquellas que deben lavarse en seco también puede reducir este riesgo.
- Controla tus productos de limpieza del hogar. En casa, utiliza soluciones de limpieza orgánicas o de origen natural, especialmente para trabajos que impliquen desengrasar, quitar aceite de las telas o hacer algo repelente al agua. En general, trata de elegir los productos menos tóxicos posibles (pista: cuantos menos ingredientes, y cuantos menos no puedas pronunciar, mejor). Ten en cuenta que las soluciones a base de agua son menos dañinas. Trata de mantenerte alejado de productos que contengan las palabras «peligro», «advertencia» o «precaución», que a menudo significan que el artículo contiene una sustancia dañina para la salud humana.
- Lo orgánico sí importa. Compra frutas y verduras orgánicas o cómpralas en una granja local (pero sólo después de preguntar sobre el

uso de pesticidas). Enjuaga bien todas las frutas y verduras antes de cocinarlas o comerlas. Algunas frutas, como las manzanas enceradas, deben pelarse antes de ser consumidas. Descubre qué frutas y verduras tienen el mayor y menor uso y absorción de pesticidas consultando las listas «Dirty Dozen» y «Clean Fifteen» del Grupo de Trabajo Ambiental en www.ewg.org/foodnews/summmary.php

- Elige el vidrio. Deshazte de los recipientes de plástico para almacenar alimentos y de los tazones para mezclar y opta por los de vidrio. Si no puedes eliminar las botellas y otros artículos de plástico de tu hogar, compra sólo aquéllos con los códigos de reciclaje 1, 2, 4, 5 y 6, porque es poco probable que contengan BPA. Utiliza menos alimentos enlatados (ya que el revestimiento de las latas puede contener BPA) y opta por más opciones frescas o congeladas.

- Haz de tu hogar una zona libre de zapatos. Quítate los zapatos antes de entrar a casa (y pide a otras personas que también lo hagan) para minimizar la introducción de fertilizantes, pesticidas y otros químicos dañinos.

- Controla el jardín. Evita el uso de productos químicos nocivos en tu jardín (o contrata una empresa de cuidado del césped ecológico). Guarda los productos químicos que se utilizan para tratar el césped y las malas hierbas en un área segura y bien ventilada.

- Reemplaza artículos viejos con versiones más ecológicas. No es probable que deseches las alfombras, los sofás y los colchones sólo porque puedan contener sustancias químicas. Pero cuando vayas a comprar muebles nuevos, es aconsejable buscar artículos que no contengan ftalatos (en barnices y lacas para madera), retardantes de llama (utilizados en espumas y telas), compuestos orgánicos volátiles (en madera contrachapada y aglomerado), perfluorados compuestos (utilizados en telas resistentes a las manchas) y otros productos químicos potencialmente tóxicos. Para obtener consejos sobre cómo encontrar muebles libres de químicos, consulta el Consejo de Defensa de los Recursos Naturales (www.nrdc.org) y el Grupo de Trabajo Ambiental (www.ewg.org).

DOCE SUCIOS Y QUINCE LIMPIOS DEL GRUPO DE TRABAJO AMBIENTAL

DIRTY DOZEN

- Fresas
- Manzanas
- Nectarinas
- Melocotones
- Apio
- Uvas
- Cerezas
- Espinacas
- Tomates
- Pimientos dulces
- Tomates cherri
- Pepinos
- + Guindillas
- + Col rizada y kale
- Coliflor

CLEAN FIFTEEN

- Aguacates
- Maíz dulce
- Piñas
- Repollo
- Guisantes dulces congelados
- Cebollas
- Espárragos
- Mangos
- Papayas
- Kiwis
- Berenjenas
- Melón dulce
- Pomelo
- Melón cantalupo

www.ewg.org

Riesgos a los que nos exponemos voluntariamente
Además de tomar medidas para protegerte y proteger a tus seres queridos de las sustancias químicas furtivas del medio ambiente, es importante prestar atención a las sustancias que decides ingerir y que pueden ser perjudiciales para el hígado y otros órganos.

Fumar

Éste es un hábito que el 18 % de los adultos, de dieciocho años o más, todavía eligen tener en Estados Unidos, según los Centros para el Control y la Prevención de Enfermedades. El tabaquismo, la principal causa de enfermedades y muertes prevenibles, causa más de 480.000 muertes cada año. Incluso si no te mata, fumar puede dañarte el hígado de muchas maneras.

Algunos estudios han encontrado que fumar mucho (definido como consumir dos o más paquetes por día) puede dañar el hígado al aumentar las citoquinas proinflamatorias que están directamente involucradas en el daño a las células del hígado, al producir sustancias químicas que aumentan la inflamación y la cicatrización del tejido hepático, y al reducir la capacidad de los glóbulos rojos para transportar oxígeno, lo que puede provocar un mayor almacenamiento y absorción de hierro, lo que a su vez puede provocar estrés oxidativo en las células del hígado. Hay una cierta controversia sobre si fumar aumenta el riesgo de EHGNA y acentúa el depósito de grasa en el hígado. Por ejemplo, en un estudio de 2010 con ratas obesas, investigadores de España descubrieron que fumar cigarrillos provoca estrés oxidativo y empeora la gravedad de la EHGNA. Más recientemente, un análisis de datos de la Tercera Encuesta Nacional de Examen de Salud y Nutrición (NHANES III) encontró que fumar no estaba asociado a la prevalencia de EHGNA.

En pocas palabras: realmente no sabemos si fumar aumenta el riesgo de enfermedad del hígado graso o acelera la progresión de la enfermedad. Pero sí sabemos que la nicotina y otras sustancias químicas del tabaquismo se encuentran entre las mayores toxinas que puedes introducir en tu cuerpo, por lo que dejar el hábito beneficiará tu salud de muchas maneras. Por un lado, fumar aumenta el riesgo de ataques cardíacos y accidentes cerebrovasculares, que son, con diferencia, las causas más comunes de muerte en personas con enfermedad del hígado graso.

Medicamentos

Mientras tanto, otras sustancias que ingerimos de manera intencionada (paradójicamente, para tratar diversas afecciones de salud o mejorar nuestro bienestar) pueden dañar el hígado si se toman demasiadas sustancias equivocadas o combinaciones peligrosas. En cuanto a los medicamentos, algunos pueden dañar directamente el hígado o provocar un aumento de peso que puede incrementar el riesgo de EHGNA. En otros casos, el hígado puede transformar ciertos fármacos en sustancias químicas que pueden dañar este órgano vital. Esto puede parecer contradictorio, dado el papel crucial que desempeña el hígado en la conversión de sustancias químicas tóxicas en no tóxicas, pero bueno, sucede, y con más frecuencia de lo que piensas.

Acetaminofén: El medicamento más conocido que puede dañar el hígado es el paracetamol. En los últimos años, las sobredosis de paracetamol han acaparado los titulares, ya que el fenómeno se ha convertido en la principal causa de insuficiencia hepática aguda, según la Administración de Alimentos y Medicamentos. Cada año, se estima que 78.000 personas acuden a las salas de emergencia por sobredosis intencionadas o accidentales de paracetamol y 33.000 son hospitalizadas. Incluso antes de que progrese hasta el punto de convertirse en una emergencia médica, el exceso de paracetamol es bastante común.

Cuando se toma en dosis terapéuticas, el paracetamol es seguro y los estudios en animales sugieren que más del 90 % de una dosis única se descompone en metabolitos no tóxicos, es decir, siempre que haya suficiente glutatión, un antioxidante enormemente importante presente en el cuerpo. A veces denominado «el maestro desintoxicante», el glutatión es una molécula simple que actúa como un actor estrella en el sistema inmunitario, ayudando a combatir infecciones y prevenir el cáncer, protegiendo las células del estrés oxidativo, atrayendo toxinas y haciendo que se adhieran y luego siendo excretadas por el organismo, y más. Mientras haya suficiente glutatión, el hígado estará protegido contra lesiones. Las sobredosis de paracetamol, ya sea una sola ingestión grande o dosis demasiado altas durante un período repetido, pueden agotar las reservas de glutatión en el hígado, permitiendo que se produzcan lesiones en este órgano. Los bebedores empedernidos y las personas mal alimentadas son especialmente vulnerables a la toxicidad hepática inducida por acetaminofén porque tienen niveles bajos de glutatión almacenado.

No hace mucho, un hombre de 25 años llamado Alex llegó a la Clínica Cleveland con dolor de muelas. Durante una evaluación médica, el médico descubrió que Alex había estado tomando grandes dosis de paracetamol de venta libre junto con un analgésico recetado de paracetamol e hidrocodona durante cinco días. Los análisis de sangre revelaron que sus niveles de enzimas hepáticas estaban por las nubes: treinta y dos veces más altos de lo normal para ALT (alanina aminotransferasa) y cincuenta y ocho veces más altos que el límite superior de lo normal para AST (aspartato aminotransferasa). Los niveles elevados de estas enzimas hepáticas indican inflamación o daño a las células del hígado. Alex, un fisioterapeuta casado y con un hijo, no tenía ningún factor de riesgo de enfermedad hepática: no bebía más de un par de cervezas los fines de semana; no tenía antecedentes de uso de drogas intravenosas, tatuajes o transfusiones de sangre; tampoco tenía diabetes, hipertensión ni niveles altos de colesterol.

En su caso, las enzimas hepáticas elevadas se debían claramente a que había tomado demasiado paracetamol. Este joven tuvo suerte: su afección se detectó antes de que aparecieran síntomas relacionados con el hígado y la afección se volviera verdaderamente mortal. Fue tratado con N-acetilcisteína intravenosa, un medicamento que se utiliza para tratar la sobredosis de paracetamol, y durante la semana siguiente, sus niveles de enzimas hepáticas volvieron al rango normal.

Otros medicamentos: Además del paracetamol, otros fármacos pueden dañar el hígado. Estos incluyen las estatinas (para anomalías del colesterol), los medicamentos antimicóticos (para infecciones fúngicas), el tamoxifeno (para tratar el cáncer de mama y prevenir su recurrencia), los corticosteroides (para enfermedades autoinmunes o asma), ciertos antidepresivos y antipsicóticos, píldoras anticonceptivas y algunos medicamentos orales para tratamientos hormonales. El uso prolongado de algunos de estos medicamentos se ha relacionado con niveles anormales de enzimas hepáticas y, en ocasiones, con un mayor riesgo de desarrollar enfermedad del hígado graso. Sin embargo, no está claro si esto último se debe a un resultado directo del efecto del medicamento en el hígado o a una consecuencia del aumento de peso provocado por el medicamento (lo que ocurre con muchos medicamentos antidepresivos o antipsicóticos, en particular).

A veces, también, los efectos son temporales y se resuelven por sí solos, como descubrió Adam, de 54 años, un oftalmólogo casado y con dos hijos adolescentes. Se descubrió que tenía niveles de colesterol sorprendentemente altos, dado que sólo tenía un ligero sobrepeso (con un IMC de 28). Como tenía antecedentes familiares de colesterol alto y enfermedades cardíacas, Adam siguió una dieta baja en grasas y carbohidratos y comenzó a correr de veinte a cuarenta minutos todos los días. A pesar de haber perdido 3,5 kilos (¡un gran logro!), su colesterol mejoró sólo mínimamente, por lo que su médico de atención primaria le recetó una estatina para reducir su colesterol. Cuando comenzó a tomar el medicamento, sus niveles de enzimas hepáticas eran normales, pero estaban ligeramente elevados en su cita de seguimiento de tres meses. Se pensó que los resultados se debían a las estatinas, un efecto que no es inusual y que a menudo se normaliza a los pocos meses de tratamiento a medida que el hígado se adapta al medicamento. Adam fue monitorizado de cerca con análisis de sangre periódicos que finalmente mostraron una normalización completa de sus niveles de enzimas hepáticas. Como señala el doctor Hanouneh, es raro que sea necesario suspender las estatinas debido a pruebas anormales de enzimas hepáticas, pero puede suceder si las anomalías no se resuelven con el tiempo.

Por el contrario, el uso prolongado de corticosteroides, especialmente en dosis altas, puede provocar agrandamiento e inflamación del hígado. Estos potentes medicamentos antiinflamatorios, utilizados para tratar el asma, el lupus, la artritis reumatoide, la enfermedad inflamatoria intestinal y muchas otras afecciones médicas, también pueden desencadenar o empeorar la esteatohepatitis no alcohólica (EHNA) o la hepatitis viral crónica, como la hepatitis B o C crónica. Si estás tomando uno de estos medicamentos de forma continua, tu médico probablemente detectará cualquier anomalía en las enzimas hepáticas durante tu análisis de sangre anual. Si estás tomando un medicamento que se sabe que es particularmente tóxico para el hígado (como ciertos antimicóticos o metotrexato, que se usa para controlar la enfermedad de Crohn o la artritis reumatoide), tu médico controlará tus enzimas hepáticas con regularidad durante el tratamiento.

Tomados con demasiada frecuencia, una familia de medicamentos llamados antiinflamatorios no esteroides (AINE) pueden dañar el hígado directa o indirectamente. El daño directo tiende a ser idiosincrásico (es decir, es relativamente raro y no depende de la dosis), pero puede ocurrir y puede ser transitorio o presentarse como hepatitis aguda (completa con fiebre, malestar, ictericia y picazón). Las mujeres y los adultos mayores son los más vulnerables a este efecto directo, al igual que las personas con hepatitis C crónica. Además, el uso frecuente de AINE (incluidos la aspirina, el ibuprofeno y el medicamento recetado celecoxib) puede alterar la composición bacteriana del microbioma intestinal, especialmente si este medicamento se usa en combinación con inhibidores de la bomba de protones (para la enfermedad por reflujo gastroesofágico, también conocida como ERGE) o con antidepresivos. Como viste en el capítulo 3, la composición bacteriana del intestino también puede afectar la salud y la capacidad de funcionamiento del hígado, gracias a la comunicación a lo largo del eje intestino-hígado.

Suplementos: Muchas personas suelen tomar suplementos dietéticos con el objetivo de mejorar o mantener la salud, pero demasiadas vitaminas, minerales o hierbas inadecuadas pueden causar lesiones hepáticas graves: demasiada vitamina A puede ser tóxica para el hígado y el exceso de hierro puede promover la formación de tejido cicatricial en el hígado y el riesgo de hemocromatosis (un trastorno genético que implica una acumulación excesiva de hierro en el cuerpo; consulta el apartado «El juego de los nombres y los denominadores comunes») en quienes son susceptibles. Mientras tanto, los suplementos a base de hierbas, entre ellos la kava (que a menudo se toma para la ansiedad), la efedra (para bajar de peso), la escutelaria (para la ansiedad o el insomnio), el yohimbe (para la excitación sexual) y el poleo (para los trastornos digestivos) se han asociado con enfermedades hepáticas agudas, por lo que lo mejor que puedes hacer es evitarlos por completo.

Incluso determinadas plantas pueden ser tóxicas para el hígado. Hace un par de años, Edward, de 63 años de edad, acudió a emergencias con un caso repentino de náuseas, vómitos y dolor abdominal intenso. No había viajado recientemente ni había estado en contacto cercano con personas enfermas, por lo que las razones de su enfermedad eran desconcertantes. Sus análisis de sangre mostraron una función hepática anormal: específicamente, sus niveles de AST y ALT eran diez veces más altos que los límites superiores del rango normal. Para tratar de llegar a la raíz de estas anomalías, a Edward le hicieron pruebas de hepatitis A, B y C, y todas las pruebas arrojaron resultados negativos. Una ecografía de su hígado mostró que estaba ligeramente agrandado, pero, por lo demás, la mayor parte del hígado parecía normal.

Cuando el doctor Hanouneh interrogó con mayor detalle a Edward, padre de tres hijos adultos, y a su esposa, se hizo evidente que

Edward había estado comiendo hongos silvestres de su jardín, algo que afirmó haber estado haciendo durante toda su vida sin ningún problema. El doctor Hanouneh y su equipo fueron a la casa del paciente para recoger muestras de hongos para analizarlas y descubrieron *Amanita phalloides* (comúnmente conocida como «el sombrero de la muerte», un hongo venenoso mortal) en la muestra.

Durante las siguientes dieciocho horas, la condición de Edward se deterioró y entró en un estado de insuficiencia hepática. También se sentía muy confundido y no podía respirar con normalidad, por lo que lo intubaron y le colocaron un respirador. Después de ser evaluado para ver si era candidato para un trasplante de hígado, Edward fue aprobado y catalogado como una prioridad para un trasplante, dado lo grave que estaba. Afortunadamente, a las 48 horas se obtuvo un donante compatible y se le realizó un trasplante de hígado sin mayores complicaciones posoperatorias. De hecho, se recuperó bastante bien de la cirugía. Han pasado dos años desde que recibió el trasplante y los resultados de sus pruebas de función hepática están dentro de los límites normales, gracias en parte a los medicamentos antirrechazo. Hasta ahora, la historia de Edward ha tenido un final feliz, pero no todos los pacientes con insuficiencia hepática lo tienen.

Las señales de estrés del hígado
Ésta es la desafortunada realidad: los síntomas de los trastornos hepáticos suelen ser vagos hasta que las afecciones se vuelven bastante graves. Alguien con un trastorno hepático en las primeras etapas puede sentirse ligeramente cansado, pero seamos realistas: ¿quién no se siente cansado en estos días? Dada nuestra tendencia colectiva a concentrar tantas actividades como sea posible durante nuestras horas de vigilia, cierta cantidad de fatiga es normal y comprensible. Por lo tanto, sentirse cansado no te hará preocuparte automáticamente por la salud de tu hígado, mientras que el hecho de que tu piel o el blanco de tus ojos se pongan amarillos (ictericia) sí podría hacerlo, como debería ser.

Aunque la ictericia, causada por una acumulación de bilirrubina (un pigmento biliar) en la sangre es un signo revelador de algunas enfermedades hepáticas, incluidas la hepatitis, la cirrosis y el cáncer de hígado, no ocurre con otras. De hecho, la mayoría de los trastornos hepáticos, incluida la EHGNA, no causan signos notables que apunten inequívocamente a un problema con el hígado, por lo que las personas a menudo no son conscientes de la presencia de un trastorno hepático hasta que está bastante avanzado (como en el caso de la EHNA).

Entre los síntomas más comunes de otros trastornos hepáticos se encuentran picazón o piel demasiado sensible; cambios en la orina y las heces (en particular, orina más oscura y heces más pálidas); sensibilidad e hinchazón abdominal; pérdida de apetito, náuseas o vómitos; pérdida de peso inexplicable; tendencia a sufrir moretones con facilidad; y retención de líquidos en piernas, tobillos y pies. En casos raros, son síntomas más obvios, como dolor en el centro o en la parte superior derecha del abdomen y las decoloraciones oscuras e irregulares de la piel llamadas acantosis nigricans (generalmente en el cuello o en el área de las axilas), especialmente en niños, pero a menudo indican que la resistencia a la insulina también está presente. A medida que avanzan las enfermedades hepáticas, puede producirse una fatiga profunda y persistente, debilidad muscular, pérdida de memoria y confusión mental, como ocurrió en el caso de Edward.

Pruebas para medir la salud del hígado

A menudo, no se sospecha un problema hepático hasta que los resultados de los análisis de sangre para determinar la función hepática presentan lecturas anormales. Las pruebas más básicas, que generalmente se incluyen en los análisis de sangre de rutina ordenados por un médico, incluyen las de las enzimas hepáticas ALT y AST. Los niveles de estas enzimas son indicadores fiables de daño en las células hepáticas y son útiles para reconocer enfermedades hepáticas como la hepatitis. Lo que se considera un nivel normal puede variar de un laboratorio a otro, pero a menudo el rango normal de AST está entre 10 y 40 unidades por litro, y un nivel normal de ALT está entre 7 y 56 unidades por litro. Cuando los niveles llegan a ser dos o tres veces superiores al rango normal, se considera que están ligeramente elevados; la gravedad de las elevaciones y el grado de preocupación aumentan a partir de ahí.

En ese punto, la capacidad del hígado para desintoxicar sustancias, metabolizar drogas y alcohol, eliminar los subproductos que resultan de la descomposición de estas sustancias y eliminar las bacterias del torrente sanguíneo está algo comprometida. Su capacidad para metabolizar carbohidratos, proteínas y grasas y convertir estos macronutrientes en formas de energía que el cuerpo puede utilizar fácilmente también puede estar algo por debajo de la media. Éstas son sólo algunas de las razones por las que es importante detectar los problemas hepáticos en sus primeras etapas, antes de que se produzcan daños sustanciales.

Si tienes algún síntoma de insuficiencia hepática o antecedentes familiares importantes de trastornos hepáticos, es aconsejable hacerse análisis de sangre para evaluar la función hepática general. Tu médico debe incluirlos automáticamente como parte de los análisis de sangre de rutina, pero no está de más comprobarlos. Si los resultados no son correctos, es posible que se realicen análisis de sangre adicionales para buscar problemas hepáticos específicos, como hepatitis, hemocromatosis, enfermedad de Wilson o colangitis biliar primaria (una enfermedad progresiva causada por la acumulación de bilis, un líquido que ayuda a con la digestión, dentro del hígado). Cuando se trata de EHGNA o EHNA, es necesario descartar otras afecciones hepáticas para realizar el diagnóstico correcto.

Dependiendo de los resultados de varios análisis de sangre, se puede utilizar una ecografía, una tomografía computarizada o una resonancia magnética para buscar depósitos de grasa, cicatrices o daños en el hígado. La ecografía produce imágenes del interior del cuerpo (en este caso, del hígado), utilizando ondas sonoras. Las tomografías computarizadas son básicamente rayos X especiales que producen imágenes transversales del cuerpo que aparecen en un ordenador. Por el contrario, las resonancias magnéticas utilizan un imán grande y ondas de radio para observar órganos, como el hígado. Cada una de estas exploraciones puede ayudar a diagnosticar diferentes trastornos y enfermedades, pero algunas son más efectivas que otras.

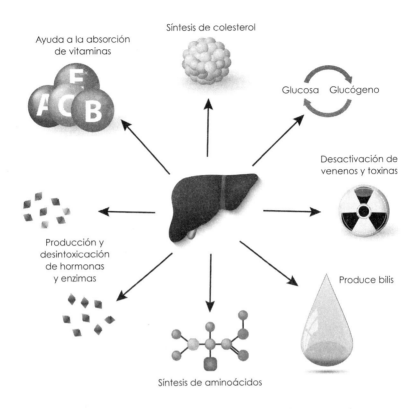

Síntesis de colesterol

Ayuda a la absorción de vitaminas

Glucosa   Glucógeno

Desactivación de venenos y toxinas

Producción y desintoxicación de hormonas y enzimas

Produce bilis

Síntesis de aminoácidos

Funciones del hígado. © Designua / Shutterstock

En un estudio de 2004 que comparó la precisión diagnóstica de varios métodos de imágenes abdominales, investigadores de la Universidad Médica de Carolina del Sur en Charleston descubrieron que la resonancia magnética proporciona los diagnósticos más precisos de enfermedades hepáticas y pancreáticas. La ecografía fue la que mejor diagnosticó la enfermedad de la vesícula biliar, y las tomografías computarizadas y las resonancias magnéticas empataron a la hora de identificar enfermedades renales. Aquí está el problema: la ecografía es mucho menos costosa que las tomografías computarizadas y las resonancias magnéticas, razón por la cual a menudo se prescribe primero. La resonancia magnética es la herramienta de imágenes más cara de las tres, pero también es la más precisa para diagnosticar enfermedades hepáticas. Si los resultados del ultrasonido son equívocos o si se tiene una enfermedad hepática crónica y se corre riesgo de desarrollar una enfermedad hepática, hay que consultar con el médico si se debe hacer una resonancia magnética.

Como puedes ver, muchos peligros diferentes de la vida moderna pueden afectar la salud y el funcionamiento del hígado. Cuando este órgano indispensable ya no puede eliminar productos de desecho, bacterias o toxinas de la sangre como debería, o cuando su capacidad para metabolizar macronutrientes y convertirlos en formas utilizables de combustible para el cuerpo se ve comprometida, tu salud, energía y bienestar se verán afectados. Es así de simple. Y si se acumulan depósitos de grasa, inflamación y tejido cicatricial en este órgano vital, puedes comenzar a experimentar síntomas graves, como fatiga persistente, debilidad muscular, náuseas, vómitos, dolor abdominal, pérdida de memoria, confusión mental y otros signos preocupantes. Es entonces cuando tu hígado envía señales de estrés graves.

Lo ideal es que puedas notar y prestar atención a las señales sutiles de que tu hígado no está funcionando como debería. De esa manera, podrás consultar a tu médico de inmediato y obtener las pruebas de función hepática adecuadas, el diagnóstico correcto y las formas óptimas de tratamiento lo antes posible. Así como es mucho más fácil dar la vuelta a un pequeño velero que a un gran crucero, lo mismo ocurre al revertir un trastorno hepático en las primeras etapas, en comparación con una enfermedad hepática en etapa tardía. ¡Éste es un caso en el que el tiempo importa enormemente! Un diagnóstico oportuno y el inicio temprano del tratamiento pueden mejorar tus posibilidades de restaurar tu hígado a un estado de mejor salud, lo que tendrá efectos positivos en todo tu cuerpo.

Parte dos

Demuéstrale un poco de amor a tu hígado

CAPÍTULO 5

Amor por tu hígado:
Pasos y estrategias básicos

No hace mucho, una mujer llamada Bárbara, de 68 años, acudió a la Clínica Cleveland para realizarse una endoscopia para evaluar las venas varicosas que había desarrollado en el esófago, complicación que estaba relacionada con su cirrosis hepática. Barbara tenía un sobrepeso significativo, pero no obesidad, y varios años antes le habían diagnosticado enfermedad del hígado graso no alcohólico (EHGNA). Ni ella ni su marido, que tenía niveles significativamente elevados de colesterol y triglicéridos, bebían, pero eran una familia muy aficionada a la carne y las patatas (con raciones grandes) y no sabían realmente cómo era una dieta saludable. Con el paso de los años, el hígado graso de Barbara se había convertido en esteatohepatitis no alcohólica (EHNA) y luego en cirrosis hepática. Durante una cita reciente, preguntó: «¿Por qué tengo cirrosis? ¿Es culpa mía?».

Fue un momento desgarrador pero una pregunta razonable. Aun así, echarle la culpa no le hace ningún bien a nadie, simplemente le dijeron que deberíamos centrarnos en cómo mejorar su dieta para cuidar mejor su hígado en el futuro. Pero la verdad es que Barbara no había cuidado su hígado ni su salud en general como debería haberlo hecho.

Ella no está sola en ese frente. La buena noticia es que rara vez es demasiado tarde para cambiar la situación y comenzar a brindarle al hígado el cariño que merece y necesita para mantenerse sano y, a su vez, mantenerte sano tú. Puede que la perspectiva de hacer las cosas de manera diferente te resulte desalentadora, ¡pero no te desesperes! Lo más probable es que no necesites dar un giro de 180 grados en tu estilo de vida. Para muchas personas, realizar incluso cambios pequeños y específicos en sus hábitos y estrategias preventivas puede suponer una diferencia considerable en la salud de su hígado. Éstas incluyen:

- Limitar el consumo de alcohol.
- Dormir lo suficiente y tener un sueño de buena calidad con regularidad.
- Controlar el estrés.
- Controlar los medicamentos.
- Mantener un peso saludable.
- Realizarse análisis de sangre clave.
- Mantener una buena higiene rigurosa.
- Recibir las vacunas adecuadas.

He aquí cómo hacerlo.

Limita el consumo de alcohol: El vínculo entre el nivel de consumo de alcohol de una persona y su riesgo de desarrollar una enfermedad hepática varía de una persona a otra, pero varios factores pueden predecir la vulnerabilidad del individuo. Si tiene antecedentes familiares de cirrosis hepática o enfermedad del hígado graso inducida por el alcohol, puede ser especialmente susceptible al daño hepático relacionado con el alcohol. Si eres portador de una variante genética que te hace propenso a reacciones fisiológicas negativas al alcohol (como enrojecimiento facial, náuseas y taquicardia), también puedes ser especialmente vulnerable.

Como ya has visto en el capítulo 3, los factores que afectan al desarrollo del daño hepático relacionado con el alcohol incluyen la cantidad, duración y tipo de alcohol que se consume; los patrones de bebida de la persona; su sexo y origen étnico; y factores de riesgo asociados que incluyen obesidad, enfermedad por sobrecarga de hierro (hemocromatosis), infección por hepatitis viral y diversos factores genéticos. En resumen, cuanto más frecuentemente consumen las personas alcohol y más bebida consumen en cada ocasión (especialmente si participan en borracheras, que el Instituto Nacional sobre Abuso de Alcohol y Alcoholismo define como beber cinco o más bebidas alcohólicas en un período de dos horas para los hombres, cuatro o más para las mujeres), mayor riesgo existe de sufrir daño hepático relacionado con el alcohol. Esto es especialmente cierto para las mujeres que tienen antecedentes familiares de cirrosis y las personas obesas. De hecho, una investigación del Reino Unido y Australia encontró que las mujeres obesas que consumen quince o más copas por semana tienen un riesgo cinco veces mayor de desarrollar cirrosis hepática que las mujeres obesas que toman un máximo de siete bebidas alcohólicas por semana.

¿CUÁNTO BEBES?

Aproximadamente dos tercios de los adultos en Estados Unidos beben algo de alcohol, la mayoría en cantidades pequeñas o moderadas. Sin embargo, un subgrupo de bebedores bebe en exceso, desarrolla tolerancia física y abstinencia, y se puede considerar que tienen dependencia del alcohol. Otro grupo, a menudo denominado «alcohólicos» o «bebedores problemáticos», sufre consecuencias sociales y de salud negativas por el consumo de alcohol (como desempleo, problemas en las relaciones, lesiones accidentales, daños a órganos y otros efectos nocivos). El atracón de alcohol es la forma más común de consumo excesivo de alcohol en el país: uno de cada seis adultos en Estados Unidos bebe en exceso cuatro veces al mes, consumiendo alrededor de ocho copas en cada una de esas ocasiones, según los Centros para el Control y la Prevención de Enfermedades. Y una investigación realizada por Philip J. Cook, PhD, profesor de la Universidad de Duke, encontró que el 10% de los mayores bebedores en Estados Unidos consume cerca de setenta y cuatro bebidas alcohólicas por semana en promedio. (¡Eso es más de siete copas al día!).

Para aquellos que han experimentado efectos adversos para la salud o personales por el consumo de alcohol, la abstinencia es el mejor curso de acción. Se ha demostrado que la abstinencia mejora la lesión hepática, reduce la presión portal y disminuye la progresión hacia la cirrosis, y mejora la supervivencia de los pacientes con enfermedad hepática relacionada con el alcohol. Esta mejora puede ser relativamente rápida y, a menudo, se observa una mejora significativa en tres meses. (Si tienes problemas para abstenerte por tu cuenta, habla con tu médico sobre programas o medicamentos que puedan ayudarte a dejar de beber).

Por supuesto, no es necesario tocar fondo o sufrir repercusiones negativas por beber para querer reducirlo. Si te preocupa la cantidad o la frecuencia con la que consumes alcohol, aunque no hayas experimentado efectos adversos por beber, puede ser aconsejable reducir tu consumo. Aquí hay cuatro buenas maneras de hacerlo:

- **Ponte un límite.** Antes de salir, decide cuántas copas de alcohol te permitirás y respeta ese máximo. Recuerda: el consumo moderado de alcohol se define como 2 copas al día para los hombres, 1 por día para las mujeres; y 1 copa equivale a 0,3 litros de cerveza, 1,4 decilitros de vino o un trago (0,4 decilitros) de licor (también conocido como alcohol fuerte).
- **Controla tu ritmo.** Toma pequeños sorbos y hazlo lentamente, y disfruta de tu cóctel. Beber la bebida en sorbos naturalmente te ayuda a reducir la velocidad (al romper el movimiento automático de la mano a la boca). No te apresures a tomarte otra después de terminar una copa; tómate una bebida no alcohólica (como agua mineral con gas con limón), tómate un descanso para charlar o bailar, o mastica chicle entre copas.
- **Tómate días libres.** En general, trata de pasar al menos 2 días sin alcohol por semana para darle un descanso a tu organismo (y a tu hígado). Después de una noche de excesos, evita el alcohol durante al menos 48 horas.
- **Encuentra nuevas maneras de socializar.** Juega a los bolos o da un paseo en bicicleta con amigos. Ve una película o asiste a una clase de yoga. O simplemente ve a una fiesta y tómate una bebida sin

alcohol o altérnala entre dos bebidas. Te sorprenderá saber que no importa qué bebida tengas en la mano, simplemente coger un vaso de algo (no es necesario que sea una bebida alcohólica) te hace sentir parte de la celebración, de la fiesta. Recuerda que el objetivo de estar ahí es ver gente que conoces, o conocer gente nueva y pasar un buen rato. El alcohol no tiene por qué ser parte de la ecuación.

Duerme lo suficiente y con un sueño de buena calidad con regularidad: Ya sea debido a tu estilo de vida excesivamente agitado o a un trastorno del sueño subyacente, no dormir lo suficiente día tras día puede provocar una disfunción hepática. Conlleva el riesgo adicional de causar estragos en los niveles hormonales (particularmente en la grelina y en la leptina, que regulan el apetito y la sensación de saciedad) de maneras que pueden acelerar tu hambre y promover el aumento de peso, lo que también puede dañarte el hígado.

La mayoría de los adultos necesitan dormir entre siete y nueve horas por noche. A continuación, se ofrecen algunos consejos para hacer del sueño una prioridad:

- Dedica suficiente tiempo cada noche (o casi todas las noches) a dormir lo que necesitas para sentirte y funcionar de la mejor manera.
- Establece un horario de sueño constante metiéndote en la cama y despertándote a la misma hora todas las noches y los días.
- Varía ligeramente tu horario de sueño los fines de semana, pero trata de limitarlo a una hora en cualquier dirección como máximo. De lo contrario, alterarás los ritmos circadianos (sueño-vigilia) de tu cuerpo y básicamente provocarás un modesto caso de desfase horario.

No es sólo la rutina a la hora de acostarse lo que puede marcar la diferencia. A continuación, se ofrecen algunos consejos diurnos que ayudan a dormir mejor por la noche:

- Durante el día, pasa tiempo al aire libre con luz natural, incluso cuando el clima esté nublado, para mantener el reloj interno de tu cuerpo funcionando correctamente y ayudarlo a mantener un ciclo saludable de sueño-vigilia.

- Hacer algo de ejercicio durante el día también puede ayudarte a prepararte para dormir bien por la noche. Intenta terminar los entrenamientos vigorosos al final de la tarde para que la temperatura corporal, el ritmo cardíaco y otras funciones corporales tengan suficiente tiempo para bajar antes de acostarte.
- Asegúrate de mantenerte alejado de los estimulantes obvios (como el café, el té y los cigarrillos), así como de los furtivos (como el chocolate y los refrescos) durante 4-6 horas antes de irte a la cama.
- Si bien tomar un par de copas de vino o cócteles puede provocarte sueño al principio, puede actuar como estimulante después de unas horas, haciéndote vulnerable a microexcitaciones o despertares. Ésta es otra buena razón para limitar el consumo de alcohol a un máximo de 1 o 2 copas por día.

Desórdenes del sueño: Si tienes un trastorno del sueño, consulta a un especialista en sueño para que lo trate. ¡Tu hígado depende de ello! Después de todo, como has visto en el capítulo 2, las personas con apnea obstructiva del sueño (AOS), una afección potencialmente grave en la que se deja de respirar repetidamente, por lo general entre diez y treinta segundos seguidos, tienen niveles significativamente más altos de las enzimas hepáticas ALT (alanina aminotransferasa) y AST (aspartato aminotransferasa), según un estudio de 2015 del Hospital General de Massachusetts en Boston, y un porcentaje sustancial de personas con AOS tienen EHNA. Si bien las razones subyacentes del vínculo no se comprenden por completo, es posible que tengan que ver con factores metabólicos (como la obesidad abdominal y la resistencia a la insulina) que están asociados al desarrollo de la enfermedad del hígado graso y son comunes entre las personas con AOS. En otro estudio de 2015, investigadores de Taiwán descubrieron que el riesgo de enfermedades hepáticas (incluidas EHGNA, cirrosis y hepatitis C) era más de cinco veces mayor entre las personas con apnea obstructiva del sueño que entre sus pares que no padecían el trastorno del sueño.

Controla el estrés: Dejar que el estrés tome la delantera puede hacerte especialmente vulnerable a una variedad de trastornos hepáticos, tanto de manera directa como indirecta. Si estás crónicamente estresado, por tus venas correrán niveles más altos de lo normal de hormonas del estrés (como el cortisol). Estas hormonas del estrés pueden causar una inflamación generalizada en todo el organismo, incluido el hígado, donde puede provocar un daño lento pero insidioso, y pueden promover la acumulación de grasa en el abdomen, que también se ha relacionado con un mayor riesgo de desarrollar EHGNA.

Durante los primeros nueve meses de vida de su bebé, Peter, de 36 años, ingeniero de *software* para una empresa financiera, y su esposa se vieron sumidos en la falta de sueño que es común entre los nuevos padres. Para colmo de cansancio, las cosas en el trabajo eran estresantes y exigentes, y entre las largas horas que Peter pasaba en su despacho y las exigencias de un nuevo bebé, su régimen de ejercicios quedó en el camino y ganó 10 kilos. Para ayudar a aliviar el estrés, bebía más de lo habitual, a menudo de seis a ocho cervezas al día. Se sentía agotado, lo que atribuía a la falta de sueño y a las largas jornadas de trabajo, pero su esposa lo instó a consultar a un médico. Después de que las pruebas de laboratorio mostraron niveles elevados de enzimas hepáticas, Peter se sometió a una ecografía de su hígado, que reveló una infiltración grave de grasa en este órgano vital, muy probablemente como resultado del aumento de peso y del uso excesivo de alcohol como resultado de la sobrecarga de estrés.

En un informe de 2015, investigadores de la Universidad de Edimburgo en Escocia descubrieron que la angustia psicológica (como los síntomas de ansiedad y depresión) estaba relacionada con un mayor riesgo de morir por enfermedad hepática: el mecanismo principal parece ser la inflamación, pero la investigación también descubrió que el estrés agudo o crónico puede provocar anomalías en el sistema central de respuesta al estrés del organismo (oficialmente conocido como eje hipotalámico-pituitario-suprarrenal o HPA) y en el sistema nervioso simpático, lo que da como resultado en la liberación de factores proinflamatorios en el hígado y, en última instancia, puede conducir al desarrollo de EHGNA. Además, la investigación señaló que el estrés continuo puede provocar desequilibrios en los niveles sanguíneos de minerales, como el hierro y el cobre, que pueden volverse tóxicos para el organismo y dañinos para el hígado si se acumulan y no se excretan de manera adecuada.

CONSEJOS PARA REDUCIR EL ESTRÉS

Si bien puede ser tu opción, depender de la comida basura, el alcohol, los cigarrillos o la hierba kava para aliviar el estrés o la tensión no es la respuesta porque estas sustancias pueden tener efectos tóxicos en el hígado. En su lugar, ten como prioridad practicar regularmente técnicas saludables de manejo del estrés, intervenciones mente-cuerpo que alivien o reduzcan el estrés desde adentro hacia afuera, para apoyar la salud y la vitalidad de tu hígado. A continuación, se ofrecen algunos consejos para «empezar poco a poco» que te ayudarán a minimizar el estrés diario:

- Mejora tus habilidades de gestión del tiempo priorizando lo que se debe hacer hoy y lo que se puede aplazar hasta mañana.
- Practica decir no a solicitudes innecesarias, de modo que puedas ahorrar tiempo y energía para actividades y tareas importantes.
- Delega tareas que no te resulten esenciales.
- Realiza regularmente técnicas de relajación (como meditación, hipnosis, acupuntura u otras) que reduzcan la respuesta de tu cuerpo al estrés.

Las técnicas de relajación realmente pueden marcar la diferencia, tanto fisiológica como psicológicamente. De hecho, un estudio de 2015 de la República de Corea del Sur encontró que una sola sesión de una técnica que combina meditación con posturas especiales y respiración abdominal reduce significativamente el estrés oxidativo y los niveles de hormonas del estrés (como el cortisol) en el cuerpo. De manera similar, un estudio de China de 2015 encontró que cuando las enfermeras practicaron yoga entre cincuenta y sesenta minutos después del trabajo tres o más veces por semana durante seis meses, el estrés que ellas mismas reportaron disminuyó y la calidad de su sueño mejoró. También se ha descubierto que varias formas de meditación, incluida la meditación de atención plena y la meditación de autocompasión, reducen el estrés y la ansiedad.

Simplemente haz algo saludable de manera regular para evitar que el estrés inunde tu organismo y tu hígado con los efectos dañinos del cortisol y el desgaste acelerado.

Las investigaciones también sugieren que la ansiedad elevada puede disminuir significativamente el flujo sanguíneo a través del hígado y provocar elevaciones de los niveles de ALT, que pueden estar asociados a daño a las células hepáticas. Además, los estudios han encontrado que el estrés puede exacerbar la enfermedad hepática existente: en particular, muchas personas que tienen hepatitis C informan que un período de estrés intenso a menudo precede a un brote de sus síntomas.

Cualesquiera que sean los mecanismos, esto está muy claro: el estrés desenfrenado es perjudicial para el hígado, al igual que para el resto del cuerpo. Considera esta realidad como otra llamada de atención de que es hora de tomar medidas para reducir o manejar mejor el estrés en tu vida. Para ayudarte a tomarle el pulso a las fuentes de estrés que te afectan, cómo te afectan y qué hacer para afrontarlo, utiliza la hoja de seguimiento de los desencadenantes del estrés del apéndice B y luego decídete a desarrollar mejores hábitos de reducción del estrés.

Controla los medicamentos: Como ya has visto en el capítulo 4, es importante tratar de evitar el uso excesivo de medicamentos (como estatinas, corticosteroides, antimicóticos y paracetamol, entre otros) que pueden dañar tu hígado. Si evitarlo no es una opción, querrás que te analicen las enzimas hepáticas a intervalos regulares (según lo determine tu médico) para asegurarte de que estos medicamentos no afecten negativamente a ese órgano. ¡No dejes de lado este importante detalle! (Si tienes un familiar mayor que toma muchos medicamentos, asegúrate de que el médico evalúe periódicamente el estado de su hígado).

Del mismo modo, es importante tener precaución con los suplementos dietéticos y a base de hierbas. Entre las hierbas que pueden ser tóxicas para el hígado cuando se toman en dosis altas se encuentran la cimífuga (a menudo utilizada para reducir los sofocos y otros síntomas de la menopausia); el extracto de té verde (cuando se toma en dosis altas para bajar de peso); la planta chaparral (utilizada para dolores articulares y pérdida de peso); y la germandrina (que se encuentra en algunos productos para bajar de peso). Incluso las vitaminas cotidianas, cuando se consumen en exceso, pueden ser tóxicas para el hígado. El consumo excesivo crónico de vitamina A, por ejemplo, puede dañar el hígado, provocando un crecimiento anormal de las células hepáticas y potencialmente cicatrices.

PRODUCTOS PARA LA PURIFICACIÓN DEL HÍGADO: ¿VALEN LA PENA?

Hoy en día se puede encontrar una sorprendente variedad de productos para la desintoxicación y purificación del hígado en los estantes de las farmacias y tiendas naturistas. Dado el revuelo que rodea a estas cápsulas, podrías pensar que serían una buena inversión en la salud y el bienestar de tu hígado. Antes de desembolsar en estos productos el dinero que tanto te cuesta ganar, debes comprender qué pueden y qué no pueden hacer por ti.

En primer lugar, es importante saber que los suplementos no necesitan obtener la aprobación de la Administración de Alimentos y Medicamentos, como sí lo hacen los fármacos, antes de salir al mercado. Por lo tanto, para cualquier suplemento, no hay forma de saber si el producto realmente contiene lo que dice la etiqueta.

En cuanto a los productos para desintoxicar el hígado, muchos de ellos contienen diversas hierbas (como diente de león, raíz de bardana, ajo, fenogreco, orégano, hojas de ortiga, cardo mariano y otras), así como almidón vegetal y agua. Si bien es poco probable que la mayoría de estos ingredientes te hagan daño, no tendrán ningún efecto mágico en tu hígado. Existe evidencia limitada sobre el impacto de los ingredientes individuales en el hígado y no hay investigaciones sobre la eficacia de estos productos en su conjunto. Sin embargo, si tomar estos suplementos te inspira a mejorar la dieta y a tomar otras medidas relacionadas con tu estilo de vida para proteger tu hígado, no hay nada de malo en ello. Pero ningún producto desintoxicante puede compensar las malas elecciones dietéticas y de estilo de vida.

Recuerda también que estos productos no están exentos de riesgos. He visto personas que han tenido reacciones adversas desagradables a suplementos aparentemente inofensivos, por lo que no hay garantía de que te vayan a sentar bien. Existen riesgos y beneficios potenciales con cualquier suplemento, pero se sabe menos sobre los herbales, por lo que con ellos te arriesgas más.

En pocas palabras: no existe una fórmula mágica ni un suplemento singular que pueda restablecer la salud del hígado. Si decides tomar suplementos para proteger tu salud en general, asegúrate de investigar y encontrar una marca de buena reputación. Si estás tomando algún medicamento, consulta con tu médico para saber si hay suplementos específicos que debes evitar para protegerte de interacciones potencialmente peligrosas.

Mantén un peso saludable: Si tu peso está dentro del rango saludable (un índice de masa corporal inferior a 25), estás en el lugar correcto en lo que a tu hígado se refiere. Si tienes sobrepeso, adelgazar puede ayudar a protegerte el hígado y potencialmente incluso revertir ciertos trastornos hepáticos. Investigadores de la Universidad de Saint Louis y el Centro Médico Brooke Army descubrieron que cuando las personas con sobrepeso y obesidad con EHNA lograron una pérdida de peso de al menos el 9 %, esencialmente revirtieron el daño que su hígado había experimentado anteriormente. Un ritmo lento y constante de pérdida de peso es el camino a seguir para mantener y proteger el bienestar de tu hígado. Recuerda: la pérdida rápida de peso en realidad puede aumentar el riesgo de EHGNA. Un estudio realizado en Irán en 2013 encontró que cuando las personas con EHGNA seguían una dieta con una reducción diaria de 500 a 1000 calorías (55 % de esas calorías provenientes de carbohidratos, 15 % de proteínas y 30 % de grasas) durante seis meses, perdían al menos el 5 % de su peso corporal y provocaron reducciones significativas en sus niveles de enzimas hepáticas.

Hazte análisis de sangre clave: Entre las medidas que pueden controlar la salud de tu hígado se encuentran los niveles sanguíneos de las enzimas hepáticas ALT y AST, que pueden ser parte del análisis de sangre anual que ordena tu médico (pregúntalo, porque si no lo son, debes solicitar estas pruebas específicamente). Si tus niveles de enzimas hepáticas están elevados, pero no tienes ningún síntoma preocupante, el primer paso es repetir la prueba en poco tiempo para confirmar los resultados. Si los resultados de la segunda prueba siguen siendo anormales, tu médico debe evaluar el alcance del incremento. Un incremento menor (menos del doble del valor normal) puede no tener importancia clínica si se han descartado los siguientes trastornos: abuso de alcohol, efecto secundario de un medicamento, hepatitis B o C crónica, esteatosis, hepatitis autoinmune, hemocromatosis, enfermedad de Wilson, deficiencia de alfa 1-antitripsina (un trastorno hereditario en el que el cuerpo no produce suficiente de la proteína que protege el hígado y los pulmones del daño), enfermedad celíaca, trastornos hereditarios del metabolismo muscular, enfermedades musculares adquiridas o ejercicio extremadamente extenuante (como correr maratones).

Dependiendo de tus lecturas de ALT y AST y de tus factores de riesgo personales, es posible que te recomienden otros análisis de sangre, incluido de ALP (fosfatasa alcalina), otra enzima que se encuentra en el hígado y en los conductos biliares, y GGT (gamma-glutamil transpeptidasa), una enzima que se encuentra en el hígado, los conductos biliares y el páncreas. Los niveles elevados de cualquiera de ellas pueden indicar daño o mal funcionamiento del hígado o de los conductos biliares. Pero hay circunstancias en las que las elevaciones de ciertos niveles de enzimas hepáticas son fisiológicamente normales; por ejemplo, los niveles de ALP aumentan naturalmente en mujeres sanas durante el tercer trimestre del embarazo. Entonces, la evaluación de alguien con una elevación aislada de ALT o AST es diferente de la de un paciente con una elevación aislada de ALP o GGT. En otras palabras, el enfoque debe ser personalizado. (Si tu médico no se siente cómodo con una evaluación, solicita una derivación a un hepatólogo).

Por el contrario, los niveles sanguíneos bajos de las proteínas globulina, albúmina o protrombina pueden indicar cierto grado de daño hepático. Y los niveles elevados de bilirrubina (un pigmento parduzco y amarillento que se encuentra en la bilis) pueden indicar diferentes tipos de problemas hepáticos, como hepatitis y toxicidad por medicamentos. Vigila la salud de tu hígado pidiéndole a tu médico que revise los resultados de sus análisis de sangre contigo y presta atención a dónde se encuentran estas enzimas y proteínas relacionadas con el hígado en el espectro de anormal a normal. Si alguna de estas medidas parece fuera de control, pregúntale a tu médico por qué podría ser así y si deberías hacerte pruebas de seguimiento.

Sé riguroso con la buena higiene: La mayoría de nosotros no pensamos en el lavado adecuado de manos ni en otros hábitos higiénicos en términos de la salud de nuestro hígado, pero deberíamos hacerlo, porque es una manera inteligente de mantenernos alejados de los virus (como la hepatitis A) que pueden dañar el hígado. Recientemente, a una amiga mía le diagnosticaron hepatitis A después de sufrir náuseas intensas, sangre en la orina y fatiga. No tenía la menor idea de cómo se había contagiado: no había viajado al extranjero; no conocía a nadie con la enfermedad y no bebe alcohol ni consume drogas. Al principio, cómo contrajo la infección era un misterio. Sin embargo, en cuestión de semanas, se identificó un brote de hepatitis A en la comunidad y todos los casos, incluido el de mi amiga, se debieron a comer en el mismo restaurante. Claramente, la hepatitis A era una enfermedad transmitida por los alimentos que probablemente se debía a que un miembro del personal de la cocina no se lavaba las manos adecuadamente. La hepatitis A es muy contagiosa: se puede contraer al comer alimentos contaminados o al tocar el pomo de una puerta o el botón de un ascensor que haya sido tocado recientemente por alguien que porta el virus (que fue al baño, pero no se lavó las manos después), después de frotarse los ojos o la nariz.

Qué lección se extrae de lo anterior: lávate las manos minuciosa y frecuentemente (enjabonándote como un cirujano durante al menos veinte segundos cada vez) y lleva contigo un desinfectante para manos a base de alcohol. Además, dado que algunas formas de hepatitis provienen de alimentos y bebidas contaminados, mi política personal es mantenerme alejada de restaurantes que en el pasado hayan sido citados por enfermedades transmitidas por alimentos.

Ponte las vacunas adecuadas: Hay vacunas disponibles que protegen el hígado de ciertas formas de hepatitis. La mayoría de las personas que padecen algún tipo de enfermedad hepática deben vacunarse contra la hepatitis A y la hepatitis B; Ambas vacunas son seguras y eficaces. Después de la serie de cualquiera de las vacunas, se obtiene protección a largo plazo contra estas enfermedades que dañan el hígado.

A menudo la hepatitis A se contrae al consumir agua o alimentos contaminados. La vacuna contra la hepatitis A consta de dos inyecciones; la segunda dosis se administra de seis a dieciocho meses después de la primera; se recomienda para todos los niños, para viajeros a ciertos países y para otras personas que tienen un alto riesgo de infección por el virus.

La hepatitis B se transmite a través del contacto con sangre u otros fluidos corporales de una persona infectada. La vacuna contra la hepatitis B suele administrarse en tres inyecciones intramusculares, la segunda y la tercera se administran uno y seis meses después de la primera; ahora se administra a todos los niños y se recomienda para adultos que se consideran en riesgo de contraer hepatitis B (porque tienen más de una pareja sexual, tienen una pareja que está infectada con hepatitis B, o tienen diabetes o enfermedad renal o hepática crónica, por ejemplo). Practicar sexo seguro usando condones de látex también puede ayudar a protegerte de la hepatitis B y C (nota: no existe vacuna para la hepatitis C).

Darle a tu hígado el cariño que necesita y merece puede ser tan simple como practicar estos pasos clave. Si lo haces, este órgano vital te devolverá el favor con creces al protegerte de enfermedades potencialmente mortales. Peter, el ingeniero de *software* y nuevo padre, lo logró siguiendo una dieta baja en carbohidratos y azúcar, reduciendo el consumo de alcohol y corriendo durante treinta minutos cada dos días, lo que alivió su estrés. En seis meses, perdió 5 kilos, ganó más energía y sus niveles de enzimas hepáticas se normalizaron por completo.

En los capítulos que siguen, aprenderás más sobre cómo controlar tu peso, tomar decisiones dietéticas inteligentes y hacer ejercicio sabiamente por el bien de tu hígado (y del resto del cuerpo). No te preocupes: no se trata de reinventar la rueda o de darle una revisión completa a tu estilo de vida. Muchos de estos cambios son más fáciles de realizar de lo que crees. Y una vez que comiences a hacer estos cambios en tu estilo de vida, descubrirás que son más fáciles de seguir de lo que pensabas. A menudo, empezar es la mitad de la batalla. Con un guiño a sir Isaac Newton, así como un cuerpo en movimiento tiende a permanecer en movimiento, establecer hábitos de vida saludables puede convertirse rápidamente en una profecía que se perpetúa a sí misma a medida que ves lo sencillo que es implementarlos y lo bien que te sientes.

CAPÍTULO 6

Muévete: El papel protector del ejercicio

No hace mucho, Rebecca, una bibliotecaria de 46 años y madre divorciada de una adolescente, fue remitida a la clínica hepática de la Clínica Cleveland porque tenía enzimas hepáticas anormales. Sus niveles de AST (aspartato aminotransferasa) y ALT (alanina aminotransferasa) eran de dos a tres veces el límite superior normal, y una ecografía abdominal indicó que tenía la enfermedad del hígado graso. Debido a que sus pruebas de detección de hepatitis B y C arrojaron resultados negativos, porque Rebecca bebía poco (consumía un máximo de dos copas de vino los fines de semana) y porque no tenía antecedentes familiares de enfermedad hepática crónica, la fuente de su enfermedad del hígado graso se hizo evidente: durante la mayor parte de su vida, Rebecca había sido obesa y su índice de masa corporal (IMC) era de alrededor de 36. Cuando llegó a la clínica, recientemente le habían diagnosticado diabetes tipo 2 y su nivel de triglicéridos estaba alto (210 mg/dl) y su nivel de colesterol HDL (el «bueno») era bajo (25 mg/dl). Esta combinación de factores (IMC en la zona de obesidad, diabetes tipo 2, triglicéridos altos y HDL bajo) apuntan al síndrome metabólico, un factor de riesgo importante para la enfermedad del hígado graso no alcohólico (EHGNA).

Para mejorar su condición hepática, derivaron a Rebecca para que recibiera asesoramiento sobre dieta y ejercicio. La sometieron a una dieta mediterránea saludable (aprenderás más sobre esta dieta en el siguiente capítulo) y a un programa de ejercicios que consistía en dos o tres sesiones de cuarenta y cinco minutos por semana durante doce semanas. Para sus entrenamientos, Rebecca optó por hacer entrenamiento a intervalos en la cinta, alternando sesiones de correr con períodos de caminata. Después de doce semanas, Rebecca regresó a la clínica para un seguimiento: había perdido 4,5 kilos, lo que había reducido ligeramente su IMC, pero había mejorado drásticamente sus niveles de enzimas hepáticas; su nivel de AST volvió a la normalidad y su nivel de ALT se elevó sólo unos pocos dígitos, no un factor de 2 o 3 como antes de comenzar el programa de dieta y ejercicio.

Cuando se trata de controlar el peso corporal, probablemente te des cuenta de que es útil mover el cuerpo con regularidad si deseas perder kilos de más. Como suelo decirles a mis pacientes, es difícil perder el exceso de peso y mantener la pérdida de peso si no se está dispuesto a realizar actividad física con regularidad. Hay varias razones. Por un lado, la actividad física ayuda a quemar calorías adicionales mientras se hace ejercicio, así como durante varias horas después (esto a menudo se denomina efecto poscombustión, también conocido como consumo excesivo de oxígeno después del ejercicio, o EPOC, por sus siglas en inglés, para abreviar). Así es: ¡puedes seguir quemando calorías a un ritmo más rápido incluso después de que termine tu entrenamiento!

Por otro lado, cuando las personas pierden peso, nunca es 100 % grasa corporal. También pierden masa muscular magra. Incluso cuando están descansando o realizando actividades ordinarias (como cocinar, escribir o conducir, pero sin hacer ejercicio), kilo a kilo, el tejido muscular quema considerablemente más calorías que el tejido adiposo. Por lo tanto, si pierdes una cantidad considerable de masa muscular, en lugar de principalmente masa grasa, cuando haces dieta, tu metabolismo se ralentizará un poco, lo que hará que te resulte mucho más difícil mantener el peso. Además, un régimen de ejercicio constante no sólo te hace lucir mejor por fuera; ¡también mejora la forma en que te ves por dentro! En pocas palabras, el ejercicio es bueno para la salud de tu hígado (y la forma en que funciona), al igual que lo es para tus otros órganos internos.

Ampliamente conocido por mejorar la salud cardiovascular, el ejercicio aeróbico regular también reduce el riesgo de desarrollar diabetes tipo 2, hipertensión, cáncer de mama y de colon, depresión, osteoporosis e inflamaciones en el organismo. Con el tiempo, conduce a una mayor resistencia, músculos más fuertes, una mejor función inmune y un mejor control del peso. Mientras tanto, los ejercicios con pesas y los entrenamientos de fuerza desarrollan y protegen la masa ósea, reduciendo el riesgo de osteoporosis. Ahora viene la gran sorpresa: la actividad física regular, independientemente de la pérdida de peso, también es buena para el hígado por diversas razones. De hecho, el ejercicio es una medicina verdaderamente poderosa.

Dale a tu hígado un entrenamiento saludable

Las últimas investigaciones sugieren que las personas que realizan actividad física con regularidad, incluido el ejercicio aeróbico y el ejercicio de resistencia, tienen un riesgo significativamente menor de desarrollar EHGNA. Numerosos estudios también demuestran que hacer mucho ejercicio es esencial para aumentar la sensibilidad a la insulina y facilitar la pérdida del exceso de peso, lo que a su vez puede curar los daños en el hígado. Dado que el hígado graso a menudo se conoce como la expresión hepática del síndrome metabólico, y el síndrome metabólico incluye obesidad y resistencia a la insulina, hacer más ejercicio puede ayudar a reducir el riesgo de desarrollar hígado graso y también ayuda en la lucha para revertirlo.

La verdad es que la resistencia a la insulina y la presencia de grasa en el hígado tienden a ir juntas, como Bert y Ernie, Simon y Garfunkel y Abbott y Costello. Es difícil imaginar uno sin el otro. La resistencia a la insulina está directamente relacionada con un aumento de los niveles de glucosa en la sangre, así como con un aumento de los ácidos grasos circulantes, que pueden dañar directamente el hígado. En otras palabras, el estado de resistencia a la insulina esencialmente ayuda a mantener la grasa en el hígado.

El ejercicio es parte de la solución: porque el ejercicio reduce la resistencia a la insulina, ayuda a prevenir la acumulación de grasa en el hígado o a socavar su capacidad para permanecer allí. Además, el ejercicio aumenta la capacidad oxidativa de las células musculares y aumenta la capacidad de los músculos para utilizar la grasa como energía, evitando así que el exceso de grasa se almacene en el hígado. Y un estudio de 2006 realizado en la India encontró que el ejercicio aeróbico regular de intensidad moderada ayuda a normalizar los niveles de

ALT y reducir los niveles de AST en personas que tienen esteatohepatitis no alcohólica (EHNA).

Aunque tengas sobrepeso o ya tengas EHGNA, no es demasiado tarde para comenzar a cosechar los beneficios de moverse más. Un estudio de 2015 de la Universidad de Sídney en Australia encontró que el ejercicio aeróbico de diversas intensidades y dosis, ya sean 60 minutos de ejercicio de intensidad baja a moderada cuatro veces por semana, 45 minutos de ejercicio de alta intensidad tres veces por semana o 45 minutos de ejercicio de intensidad baja a moderada tres días por semana, redujo la grasa hepática de manera comparable entre las personas con sobrepeso u obesidad, incluso cuando no perdieron cantidades significativas de peso. En otras palabras, simplemente hacer cualquier actividad física ayudará a tu hígado. Otro estudio de la Universidad de Sídney, en 2009, encontró que después de que las personas obesas hicieran cuatro semanas de ciclismo aeróbico, redujeron el volumen de tejido graso en un 12 % y los triglicéridos (otra forma de grasa) en el hígado en un 21 %. Mientras tanto, en un estudio reciente de la Universidad de Tsukuba en Japón, 169 hombres obesos de mediana edad con EHGNA participaron en un programa de reducción de peso de doce semanas. Aquellos que realizaron al menos 250 minutos de actividad física de moderada a vigorosa por semana mejoraron significativamente el estado de su hígado, principalmente al reducir la inflamación, el estrés oxidativo y la presencia de grasa en el hígado. Es cierto que 250 minutos de ejercicio por semana es mucho para muchas personas (lo que equivale a cinco entrenamientos de cincuenta minutos por semana), pero incluso aquellos que se ejercitaron durante 150 minutos por semana mejoraron el estado de su hígado.

No se trata sólo del peso corporal
¿Cómo mejora el ejercicio la salud del hígado incluso cuando las personas no pierden peso? La actividad física influye en las reacciones químicas que ocurren en el hígado. Cuando las personas sedentarias comienzan a hacer ejercicio aeróbico o entrenamiento de resistencia con regularidad, experimentan reducciones significativas en la acumulación de grasa hepática y abdominal, aumento de la oxidación de grasas y mejora de la sensibilidad a la insulina. El ejercicio regular tam-

bién mejora la eficiencia de la síntesis de ATP (trifosfato de adenosina) y su utilización. Como resultado, se mejora el transporte de energía química dentro de las células, lo que ayuda a que todos los músculos y órganos funcionen mejor. El ejercicio también parece influir en la diversidad de la microbiota intestinal, lo que puede tener influencias beneficiosas en todo el sistema gastrointestinal, lo que a su vez puede tener un efecto dominó positivo en el hígado. Y aunque el estudio japonés mencionado anteriormente encontró que los resultados de pérdida de peso asociados a la participación en un programa de ejercicio de doce semanas fueron decepcionantes en comparación con una intervención con una dieta restringida, los hombres obesos de mediana edad con anomalías en la función hepática que hicieron el entrenamiento físico obtuvieron mejoras significativas en sus niveles de enzimas hepáticas, resistencia a la insulina y marcadores de inflamación y estrés oxidativo.

CUANDO EL EJERCICIO PUEDE IMPLICAR RIESGO

Cuando la EHNA u otra enfermedad hepática progresa a cirrosis, el ejercicio puede volverse problemático. Por un lado, las personas con cirrosis a menudo muestran una tolerancia reducida al ejercicio y tienen problemas para mantenerlo hasta el punto en que alcanzarían su capacidad aeróbica máxima. Esto se debe en parte a que sus síntomas relacionados con la cirrosis (fatiga, falta de condición física, resistencia a la insulina, función hepática reducida a nivel celular y función cardiopulmonar disminuida, entre otros) interfieren en su capacidad para hacer ejercicio, cambios que con el tiempo pueden conducir a una reducción de la masa muscular y de la fuerza.

No sólo las personas con enfermedades hepáticas relacionadas con la obesidad pueden beneficiarse del ejercicio regular. Incluso las personas cuyo peso está dentro del rango normal pueden hacerlo. Un estudio de 2014 realizado en Arabia Saudí encontró que después de que los pacientes con hepatitis C crónica realizaran cuarenta minutos de ejercicio aeróbico de intensidad moderada (en este caso, en una cinta de correr) tres veces por semana durante tres meses, experimentaron una disminución significativa en sus niveles de enzimas hepáticas –incluyendo ALT, AST, GGT (gamma-glutamil transpeptidasa) y otros– así como un aumento significativo en su bienestar psicológico. Si bien es ampliamente conocido que el ejercicio regular ayuda a proteger contra el cáncer de mama, el cáncer de colon y el cáncer de próstata, aún no se ha determinado definitivamente si se puede decir lo mismo en relación al cáncer de hígado. Pero hay algunas sugerencias de que éste puede ser el caso. Por ejemplo, un estudio realizado en Alemania en 2013 encontró que los adultos de mediana edad que realizaban veinte minutos o más de actividad física vigorosa al menos cinco veces por semana tenían un 44 % menos de riesgo de desarrollar carcinoma hepatocelular (la forma más común de cáncer de hígado en Estados Unidos en adultos) durante los diez años siguientes, en comparación con sus pares inactivos. Un estudio de 2015 de la Universidad de Berna en Suiza encontró que el ejercicio regular tiene un efecto positivo en la progresión del cáncer de hígado en ratones con EHNA. Específicamente, el ejercicio redujo el crecimiento de células anormales e indujo la apoptosis (suicidio celular) entre las células anormales.

Además del ejercicio aeróbico, el entrenamiento de resistencia también es bueno para el hígado. Un estudio de 2011 del Reino Unido encontró que después de que adultos sedentarios con EHGNA realizaran ocho semanas de entrenamiento de resistencia, experimentaron una disminución del 13 % en la grasa en el hígado, a pesar de que su peso corporal y porcentaje de grasa corporal no cambiaron.

Un estudio de Israel de 2014 encontró que después de que los pacientes con EHGNA hicieran cuarenta minutos de entrenamiento de resistencia, tres veces por semana (incluidas tres series de ocho a doce repeticiones de prensa de piernas, prensa de pecho, remo sentado, flexiones de dorsales y otros ejercicios), experimentaron una caída significativa en la grasa del hígado y otros cambios favorables en su composición corporal, aunque no perdieron peso. El entrenamiento de resistencia también puede generar otros beneficios relacionados con el hígado. Por ejemplo, en pacientes con enfermedad hepática progresiva, el ejercicio de resistencia puede ayudar a compensar el desgaste muscular que a menudo ocurre cuando se acerca el punto de necesitar un trasplante de hígado.

Todo movimiento cuenta, al igual que la constancia

En lo que respecta a tu hígado, cada actividad física cuenta. Por eso los hepatólogos (médicos especialistas del hígado) coinciden en que el ejercicio regular es un componente fundamental para controlar y potencialmente revertir la EHGNA, y para mantener un hígado sano en óptimas condiciones de funcionamiento y prevenir que ocurran problemas. En última instancia, la constancia es clave: si bien tomar un descanso del ejercicio durante una semana no parece obstaculizar los beneficios, las interrupciones más prolongadas (del orden de, digamos, cuatro semanas) provocan un deterioro de la salud metabólica general y de la salud del hígado, según investigación en animales. El enfoque óptimo por el bien de tu hígado y de tu salud general es realizar una combinación constante de actividad aeróbica y entrenamiento de resistencia (o pesas): esto ayudará a reducir la grasa en el hígado, además de mejorar la oxidación de grasas en el cuerpo y el control del azúcar en sangre. Piénsalo de esta manera: la combinación de ejercicio aeróbico y entrenamiento de resistencia es como darle un doble golpe al exceso de grasa en el hígado.

Además, la actividad física regular puede ayudar a aliviar el estrés, mejorar el sueño, mejorar el estado de ánimo (incluso aliviando la depresión y la ansiedad) y mejorar la sensación general de bienestar. Por lo tanto, moverse más te ayudará a sentirte mejor las 24 horas del día, los 7 días de la semana y a tener la energía que necesitas para realizar otros ajustes saludables en tu estilo de vida.

Tu receta de ejercicio

Para la salud general, la recomendación actual es que los adultos realicen al menos 150 minutos de ejercicio aeróbico de intensidad moderada cada semana (lo que se reduce a 30 minutos al día, cinco días a la semana), además de realizar ejercicios de entrenamiento de fuerza al menos dos días por semana. La parte aeróbica de la ecuación se puede cumplir caminando a paso ligero, trotando o corriendo, nadando, montando en bicicleta, recibiendo una clase de aeróbic (como *step aeróbic*, *kickboxing* o zumba) o usando una máquina cardiovascular en el gimnasio (como la bicicleta elíptica), la máquina de remo, la cinta de correr o escaladora). Para que conste, «intensidad moderada» significa que la frecuencia cardíaca y respiratoria aumentan pero aún se puede hablar con oraciones completas; si hablar se vuelve demasiado difícil, se ha cruzado la línea al ejercicio vigoroso, y si se puede hablar con tanta facilidad que se puede cantar, no se está trabajando lo suficiente (en otras palabras, es intensidad ligera).

Además de proteger el hígado, mejorar la condición cardiovascular ayudará a salvaguardar la salud general durante más tiempo. Como prueba, considera lo siguiente: las mujeres con el nivel más alto de aptitud cardiorrespiratoria en la mediana edad tienen un 43 % menos de riesgo de desarrollar enfermedades cardíacas, diabetes, enfermedad pulmonar obstructiva crónica, enfermedades renales y otras afecciones crónicas durante los siguientes veintiséis años que sus pares menos aptas, según una investigación de 2012 del Instituto Cooper en Dallas. ¡Eso es una tremenda recompensa!

Cuando se trata de entrenamiento de fuerza (también conocido como entrenamiento de resistencia), te interesará enfocarte en todos los grupos musculares principales de los hombros, el pecho, la espalda, los brazos, el abdomen, las caderas y las piernas, utilizando pesas libres, máquinas de pesas y las tuyas propias, es decir, tu peso corporal (como en las flexiones y la plancha), o una combinación de estos diferentes enfoques. Además de proteger tu hígado, desarrollarás fuerza muscular, masa muscular (pero no volumen) y resistencia muscular, y acelerarás tu metabolismo, lo que puede ayudarte a perder el exceso de peso y quemar grasa corporal más rápido. Y no requiere tanta inversión de tiempo como podrías pensar: una investigación de la Universidad del Sur de Illinois descubrió que cuando los adultos con sobrepeso hacían una serie de ejercicios de entrenamiento de resistencia (¡sólo quince minutos!), su gasto de energía en reposo (también conocido como su tasa de quema de calorías) se elevó durante setenta y dos horas después del entrenamiento, tanto como cuando hicieron tres series de ejercicios. Realizar entrenamiento de resistencia también te ayudará a contrarrestar la pérdida progresiva de masa muscular relacionada con la edad que nos ocurre a todas las personas (una condición llamada «sarcopenia»), una disminución que comienza a partir de los treinta.

Cuando juntas las piezas, así es como podría verse tu programa de entrenamiento semanal, tanto si quieres perder peso como si no:

LUNES: Nada o haz ejercicio en una máquina cardiovascular (como una cinta de correr, una máquina elíptica, una escaladora o una bicicleta estática) durante 30 minutos.

MARTES: Camina rápidamente durante 20 minutos y haz un entrenamiento de fuerza.

MIÉRCOLES: Recibe una clase de ciclismo *indoor*, zumba o *steps* aeróbicos durante 45 minutos.

JUEVES: Camina a paso ligero durante 20 minutos y realiza un entrenamiento de fuerza.

VIERNES: Haz ejercicio en una máquina cardiovascular durante 30 minutos.

SÁBADO: Descansa.

DOMINGO: Monta en bicicleta, haz senderismo o juega al tenis durante al menos 30 minutos.

(NOTA: Esta receta de ejercicio se suma a hacer un esfuerzo por moverse más a menudo durante el día, tal vez caminar a casa de un amigo o hacer recados a pie en lugar de conducir, o usar las escaleras en lugar del ascensor, siempre que sea posible).

Si has estado inactivo o has sido sedentario hasta ahora, comienza tu nuevo régimen de ejercicios lentamente para que tu cuerpo tenga la oportunidad de adaptarse y trabajar hasta alcanzar la duración o intensidad de los entrenamientos recomendados. También puedes dividir las sesiones de ejercicio y realizar dos paseos en bicicleta o caminatas de quince minutos, en lugar de hacer un entrenamiento de treinta minutos. Recuerda: ¡cada movimiento cuenta! Le estarás haciendo un gran servicio a tu cuerpo y a tu mente con sólo moverte más de lo que lo has estado haciendo. Presta atención a los beneficios para sentirte bien que obtienes al aumentar tu actividad física (ya sea un aumento de tu estado de ánimo o de energía, un mejor sueño, menos estrés, un cutis más luminoso o algo más) y te ayudará a engancharte a conseguir una buena forma y mantenerla.

El factor de fitness olvidado

Como parte de un programa físico completo, también es aconsejable tomarse un tiempo para estirarse después de los entrenamientos. Puedes aprovechar las oportunidades a lo largo del día (mientras trabajas en tu escritorio o ves televisión, por ejemplo) para hacer algunos estiramientos sencillos. Esto es especialmente importante a medida que envejecemos, porque a medida que pasan las décadas, todos tendemos a perder flexibilidad (lo que a veces se denomina «el factor de fitness olvidado»). Las razones fisiológicas de este cambio: a medida que envejecemos, el contenido de agua de los tendones, los tejidos que unen los músculos a los huesos, disminuye, lo que hace que los tendones se vuelvan más rígidos y menos capaces de soportar la tensión. Mientras tanto, los ligamentos, los tejidos conectivos que conectan los huesos con otros huesos, se vuelven menos elásticos, y reducen así su flexibilidad. No se trata sólo de poder tocarse los dedos de los pies (o no): perder flexibilidad puede hacer que te lesiones en las actividades cotidianas, como cuando te agachas para recoger algo del suelo. La buena noticia es que puedes mejorar tu flexibilidad con un esfuerzo constante. Un estudio de 2015 de la Universidad Estatal de Wayne en Detroit encontró que cuando los adultos sedentarios hacían yoga o un régimen de estiramiento y fortalecimiento tres veces por semana durante ocho semanas, obtenían mejoras significativas en su flexibilidad, movilidad, equilibrio y fuerza, todo lo cual se considera medidas de fitness funcional.

Estirar tus límites

El yoga ofrece el beneficio adicional de brindar beneficios específicos a tu hígado. En un estudio de 2014 publicado en el *European Scientific Journal,* los investigadores que examinaron los efectos de un mes y medio de terapia de yoga en adultos de entre veinte y cincuenta años encontraron que aquellos que desarrollaron el hábito del yoga experimentaron disminuciones en sus niveles de ALP (fosfatos alcalinos) y perdieron peso. Un estudio de 2015 realizado en la India descubrió que cuando los alcohólicos participaban en un intenso programa de yoga que implicaba practicar la disciplina mente-cuerpo durante noventa minutos al día durante treinta días, sus niveles sanguíneos de las enzimas hepáticas ALT y ALP disminuían considerablemente.

Es más, practicar yoga puede ayudarte a controlar tus hábitos alimentarios y tu peso. Un estudio de 2009 de la Universidad de Washington en Seattle encontró que la práctica regular de yoga mejora la capacidad de las personas para practicar una alimentación consciente (lo que implica disminuir la velocidad, ser consciente de las propiedades nutritivas y placenteras de los alimentos, reconocer y honrar el hambre física y los signos de hambre, la saciedad, y similares); por el contrario, ni caminar ni otro tipo de régimen de ejercicio de intensidad moderada mejoraron las puntuaciones de alimentación consciente de los participantes. Además, el componente de atención plena del yoga puede ayudar a aliviar el estrés, mejorar el sueño y ayudarte a sentirte y funcionar mejor las 24 horas del día.

Mientras tanto, se cree que ciertas posturas de yoga son particularmente beneficiosas para el hígado, según el *Yoga Journal*, porque estimulan la digestión, ayudan al proceso de desintoxicación y mejoran la salud general. Las clases de yoga ahora están disponibles en muchos gimnasios, desde cadenas regulares hasta YMCA, así como en estudios *boutique*, para todos, desde principiantes hasta devotos del *hot* yoga, e incluyen de todo, desde yoga suave para relajarse hasta yoga para aliviar el dolor o la salud del embarazo. Si quieres hacer ejercicio en casa, puedes invertir en uno o dos DVD de yoga.

Aquí hay cuatro movimientos de yoga que los expertos creen que son especialmente buenos para el hígado:

– Inclinado hacia adelante con las piernas separadas sentado en una silla.
– Torsión hacia adelante en una silla.
– Torsión lateral sentado en una silla.
– La postura del niño en una silla.

Estas posturas ayudan a mejorar la función y la salud general del hígado al permitir un suave masaje y estimulación, lo que da como resultado un aumento del flujo sanguíneo al hígado.

Estos movimientos son lo suficientemente sencillos como para practicarlos en casa a diario. Necesitarás una silla resistente y sin brazos y probablemente sea mejor si te pones ropa holgada y cómoda. Ten en cuenta que el yoga nunca debería producir dolor. Cuando hagas estos estiramientos o mantengas estas posturas, escucha a tu cuerpo y estírate sólo hasta el punto de una tensión leve. Recuerda respirar completamente para obtener el máximo beneficio de los movimientos. Puedes practicar estas posturas a diario, en cualquier momento y en cualquier lugar.

Inclinado hacia adelante con las piernas separadas sentado en una silla
Siéntate en el borde delantero de una silla resistente y sin brazos mientras alargas la columna y expandes el corazón. Tus pies están apoyados en el suelo, las rodillas están dobladas y alineadas con los tobillos, los dedos de los pies y las rodillas apuntan hacia adelante. Abre las piernas en una cómoda posición en V con los tobillos directamente debajo de las rodillas. Asegúrate de que las rodillas y los dedos de los pies apunten en la misma dirección. Coloca las manos en la parte superior de los muslos. Inspi-

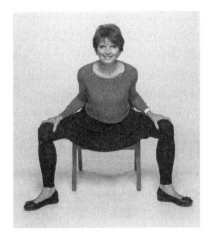

Inclinado hacia adelante con las piernas separadas sentado en una silla. Reimpreso con la autorización del Cleveland Clinic Center for Medical Art & Photography © 2016.

ra y permite que tu respiración llene la caja torácica y el abdomen se expanda para respirar profundamente. Estira la coronilla hacia el techo mientras extiendes la columna vertebral hacia arriba. Espira y lleva el ombligo hacia la columna mientras te doblas gradualmente hacia adelante, doblando la cintura y manteniendo la alineación recta de la columna, el cuello y la cabeza. Mantén la posición durante una o dos respiraciones o lo que te resulte más cómodo. Regresa a la posición alta y sentada. Repite el movimiento dos o tres veces.

Torsión hacia adelante en una silla
Siéntate en el borde delantero de una silla resistente y sin brazos mientras estiras la columna vertebral y expandes el corazón. Tus pies están apoyados en el suelo, las rodillas están dobladas y alineadas con los tobillos, los dedos de los pies y las rodillas apuntan hacia adelante. Apoya las manos en la parte superior de los muslos. Inspira y permite que tu respiración te llene la caja torácica y el abdomen se expanda para respirar profundamente. Estira la coronilla hacia el techo mientras extiendes la columna hacia arriba. Espira y lleva el ombligo hacia la columna

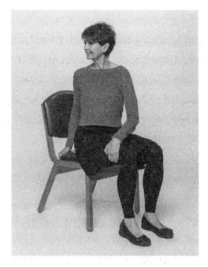

Torsión hacia adelante en una silla. Reimpreso con la autorización del Cleveland Clinic Center for Medical Art & Photography © 2016.

mientras extiendes la mano derecha hacia el respaldo de la silla y mueves la mano izquierda hacia el muslo derecho. Gira suavemente toda la parte superior del torso hacia la derecha. Permite que los hombros permanezcan relajados y bajos, lejos de las orejas. Mantén la posición durante una o dos respiraciones o lo que te resulte más cómodo. Regresa a la posición orientada hacia adelante. Una vez más, respira profundamente unas cuantas veces, permitiendo que la respiración te llene la caja torácica y el abdomen se expanda. Estira la coronilla hacia el techo mientras extiendes la columna hacia arriba. En la siguiente espiración, lleva el ombligo hacia la columna mientras extiendes la mano izquierda hacia el respaldo de la silla y mueves la mano derecha hacia el muslo izquierdo. Gira suavemente toda la parte superior del torso hacia la izquierda. Permite que los hombros permanezcan relajados y bajos, lejos de las orejas. Mantén esta posición durante una o dos respiraciones o lo que te resulte más cómodo. Regresa a la posición orientada hacia adelante.

Torsión lateral sentado en una silla
Siéntate en el lado derecho de una silla resistente y sin brazos mientras estiras la columna y expandes el corazón. Tus pies están apoyados en el

suelo, las rodillas están dobladas y
alineadas con los tobillos, los dedos
de los pies y las rodillas apuntan hacia adelante. Apoya las manos en la
parte superior de los muslos. Inspira
y permite que la respiración te llene
la caja torácica y el abdomen se expanda para respirar profundamente. Estira la coronilla hacia el techo
mientras extiendes la columna vertebral hacia arriba. Espira y lleva el
ombligo hacia la columna mientras
lleva ambas manos al borde superior del respaldo de la silla mientras
giras suavemente toda la parte superior del torso en una línea recta y
alta hacia la derecha. Permite que

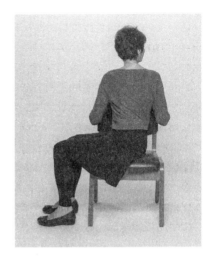

Torsión fácil de la columna
mirando hacia adelante sentado
en una silla. Reimpreso con
autorización del Cleveland
Clinic Center for Medical Art &
Photography © 2016.

los hombros permanezcan relajados y bajos, lejos de las orejas. Mantén
la posición durante una o dos respiraciones o lo que te resulte más cómodo. Vuelve de nuevo a la posición inicial. Una vez más, respira profundamente unas cuantas veces permitiendo que la respiración llene la
caja torácica y el abdomen se expanda. Comprueba que la columna sigue erguida y el corazón expandido. Ahora mueve todo el cuerpo para
sentarte en el lado izquierdo de la silla. En la próxima espiración, lleva
el ombligo hacia la columna mientras llevas ambas manos al borde superior del respaldo de la silla y giras suavemente toda la parte superior
del torso en una línea recta y alta hacia la izquierda. Permite que los
hombros permanezcan relajados y bajos, lejos de las orejas. Mantén la
posición durante una o dos respiraciones o lo que te resulte más cómodo. Regresa a la posición inicial.

Postura del niño en una silla
Siéntate en el borde delantero de una silla resistente y sin brazos mientras estiras la columna y expandes el corazón. Tus pies están apoyados
en el suelo, las rodillas están dobladas y alineadas sobre los tobillos, los
dedos de los pies y las rodillas apuntan hacia adelante. Apoya las ma-

126

nos en la parte superior de los muslos. Inspira y permite que la respiración te llene la caja torácica y el abdomen se expanda para respirar profundamente. Estira la coronilla hacia el techo mientras extiendes la columna hacia arriba. Espira y lleva el ombligo hacia la columna mientras te inclinas gradualmente hacia adelante sobre los muslos. Permite que la columna se relaje mientras sostienes la parte superior del cuerpo con las manos o antebrazos sobre los muslos y apoyas la caja torácica sobre los antebrazos, las manos o el regazo. La cabeza y el cuello están relajados, con la barbilla apuntando hacia tu pecho. Descansa en esa posición durante una o dos respiraciones o lo que te resulte más cómodo. Regresa a la posición alta y sentada. Repite la posición dos o tres veces.

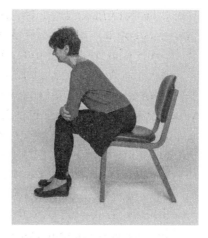

La postura del niño en una silla. Reimpreso con autorización del Cleveland Clinic Center for Medical Art & Photography © 2016.

Ahora que sabes cómo y por qué el ejercicio aeróbico y el entrenamiento de resistencia pueden mejorar el estado de forma de tu hígado, es hora de empezar a pensar en cómo puedes crear un plan de entrenamiento que funcione para ti. Utiliza el programa semanal sugerido en el apartado «Tu receta de ejercicio» para crear tu propia rutina. Sé aventurero y prueba diferentes formas de ejercicio en distintos entornos y con varios amigos, vecinos y otros conocidos, para ver qué te atrae y qué te resulta cómodo. Si básicamente hasta ahora has estado tan quieto como una estatua, embárcate en tu nuevo programa de ejercicios de manera gradual, aumentando la intensidad, duración y frecuencia de los entrenamientos a medida que tu cuerpo se adapta y se fortalece. Recuerda: querrás que los entrenamientos sean algo desafiantes, pero también bastante energizantes y manejables para que puedas mantenerlos a largo plazo y convertirlos en un hábito. Entonces es cuando tu hígado realmente te mostrará su gratitud.

CAPÍTULO 7

Estrategias alimentarias beneficiosas para el hígado

H ace unos años, Kathryn vino a verme porque quería perder peso. Aunque había sido delgada en su adolescencia y juventud, una vez que llegaron su marido, sus tres hijos, un trabajo de enfermería estresante y el «caos organizado» en casa, su peso se disparó. Después de años de dieta yoyó, pesaba más de 90 kilos. Es más, sus resultados de laboratorio, en particular sus niveles de azúcar en sangre y lípidos (colesterol) en ayunas, apuntaban hacia un caso importante de síndrome metabólico que, como ya habrás leído antes, puede afectar el hígado. Como enfermera, conocía los riesgos cardiovasculares asociados al síndrome metabólico, pero ignoraba que también podía dañar su hígado. Cuando hablé de esto con ella, la motivación de Kathryn para perder el exceso de peso aumentó exponencialmente porque, como enfermera, entendía muy bien lo importante que es su hígado para su salud y su supervivencia.

Una de las preguntas más comunes que tiene la gente cuando viene a verme es: «¿Cuál es la mejor dieta?». Es una pregunta sencilla con una respuesta complicada que depende en parte de los objetivos personales. Tanto si se quiere perder peso como si se desea ganar músculo, mejorar la masa ósea o la salud cardíaca, o lograr otro hito relacionado con la salud, no existe un plan único que funcione para todas las necesidades. Pero existen algunos patrones dietéticos que se aplican a numerosas aspiraciones de mejorar la salud, incluida la protección del bienestar y el funcionamiento del hígado. Seguramente habrás escuchado la máxima «Come alimentos. No comas demasiado. Principalmente vegetales», del libro de Michael Pollan estrategias de control de raciones estrategias de control de raciones *In Defense of Food: An Eater's Manifesto*. Bueno, ¡es un mantra que a tu hígado también le encantará!

Hazte mediterráneo

La dieta mediterránea, que durante mucho tiempo ha sido uno de los patrones de alimentación más saludables del planeta, que es la que recomendé a Kathryn (y a Rebecca, a quien conociste en el capítulo anterior), se adhiere a muchos de estos principios. Consiste en una ingesta elevada de frutas y verduras, cereales integrales, legumbres, grasas saludables (especialmente de frutos secos, semillas y aceite de oliva), pescados y mariscos, y cantidades moderadas de vino y productos lácteos. Las personas que siguen la dieta suelen ser más sanas y pesar menos que las que siguen la dieta estándar americana o lo que me gusta llamar «el desastre occidental» dados sus efectos perjudiciales para nuestra salud.

La dieta mediterránea es un enfoque perfecto para revertir el síndrome metabólico y las afecciones hepáticas por varias razones: carece de alimentos proinflamatorios (como azúcares simples, jarabe de maíz con alto contenido de fructosa, bebidas azucaradas, carbohidratos refinados y la mayoría de las grasas saturadas y trans) que dañan el hígado y diversos aspectos de la salud cardiovascular (incluidos los niveles de azúcar en sangre, los niveles de colesterol y la función de los vasos sanguíneos). Además, carece de grandes cantidades de carne roja, lo cual es importante porque consumir muchos alimentos ricos en hierro hemo (carne de ternera, cordero, cerdo y otras carnes rojas) puede dañar el hígado al crear una sobrecarga de reservas de hierro. Esto es especialmente cierto para las personas que tienen una susceptibilidad hereditaria a la sobrecarga de hierro o que corren el riesgo de sufrir hemocromatosis, como se señaló en el capítulo 2.

Mientras tanto, la dieta mediterránea contiene alimentos que ayudan a regular los niveles de azúcar en sangre y promueven el control de los lípidos, lo cual es importante porque la reducción de los factores de riesgo de enfermedades cardiovasculares y diabetes tienden a ir de la mano con la mejora de la salud del hígado. ¡Los mecanismos de las tres enfermedades realmente están entrelazados! Seguir la dieta mediterránea también puede aumentar los niveles de antioxidantes en la sangre, lo que ayudará a todo el cuerpo, incluido el hígado, a combatir el estrés oxidativo y la inflamación dañina de bajo grado. También es un plan sostenible porque es sabroso, saciante y fácil de seguir, ya que no depende de las temidas técnicas de conteo de calorías que hacen que tanta gente tire la toalla cuando se trata de perder peso en particular.

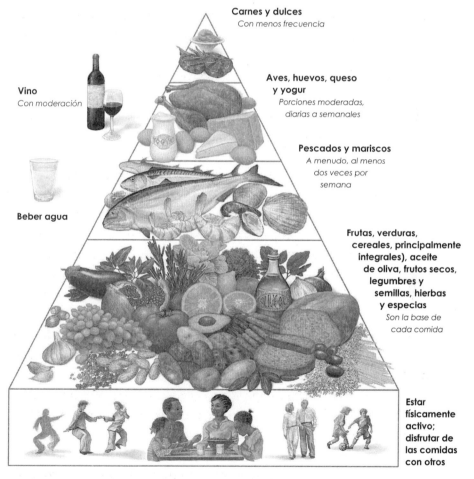

Carnes y dulces
Con menos frecuencia

Vino
Con moderación

Aves, huevos, queso
y yogur
Porciones moderadas,
diarias a semanales

Pescados y mariscos
A menudo, al menos
dos veces por
semana

Beber agua

Frutas, verduras,
cereales, principalmente
integrales), aceite
de oliva, frutos secos,
legumbres y
semillas, hierbas
y especias
Son la base de
cada comida

Estar
físicamente
activo;
disfrutar de
las comidas
con otros

Pirámide de la dieta mediterránea. © 2009
Oldways Preservation & Exchange Trust, www.oldwayspt.org

Al igual que Kathryn, los pacientes que han seguido una dieta de estilo mediterráneo a menudo han visto cambios drásticos en sus niveles de azúcar y lípidos en la sangre, su nivel de proteína C reactiva (un marcador de inflamación interna), y muchos de los que tenían sobrepeso han perdido al menos un 10 % de su peso corporal, un beneficio asociado a la reversión de la enfermedad del hígado graso no alcohólico (EHGNA). Una revisión de 2015 de la investigación sobre la asociación entre la ingesta dietética y la enfermedad del hígado graso encontró que una «intervención en la dieta mediterránea dio como resultado una disminución significativa en el contenido de grasa del hígado durante seis semanas». De manera similar, un estudio italiano de 2015 encontró que cuando las personas con sobrepeso y EHGNA siguieron la dieta mediterránea durante seis meses, experimentaron cambios drásticos en el contenido de grasa en su hígado. Para muchas personas, tanto si el contenido de grasa del hígado disminuye en seis semanas o en seis meses con la adopción de la dieta mediterránea, es un cambio que vale la pena realizar y mantener por el bien del hígado y de la salud en general.

Bajar el IG

Las dietas bajas en carbohidratos (también conocidas como estilo de vida con bajo índice glucémico) también pueden mejorar la salud del hígado, principalmente al mejorar la resistencia a la insulina. El índice glucémico (IG) mide la rapidez con la que un alimento que contiene carbohidratos aumenta el nivel de azúcar en la sangre, en comparación con otros alimentos: los alimentos con un valor de IG bajo (55 o menos) se digieren, absorben y metabolizan más lentamente, lo que conduce a un valor más bajo y aumento más lento de los niveles de azúcar en sangre e insulina. Por el contrario, los alimentos con un valor de IG medio (56 a 69) y aquéllos con un valor de IG alto (70 o más) hacen que los niveles de azúcar en sangre aumenten rápidamente. En un nivel básico, es ampliamente conocido que los alimentos con un IG alto estimulan la producción de insulina, lo que a su vez promueve los depósitos de grasa, especialmente en la sección media del cuerpo, y también aumenta la acumulación de grasa en el hígado.

Los alimentos que tienen efectos glucémicos bajos, como los cereales integrales, las legumbres, las verduras, muchas frutas (cuando se consumen en su forma natural y entera, ¡no como zumo!) y los aceites saludables tienden a elevar los niveles de azúcar en la sangre lentamente después de su consumo. Esto significa que ayudan a mantener los niveles de azúcar e insulina en la sangre relativamente estables en el tiempo y ayudan a prevenir esa montaña rusa de azúcar en la sangre después de las comidas que los alimentos con alto índice glucémico pueden provocar. Un plan de bajo índice glucémico omite los alimentos azucarados y con almidón (como pasteles, galletas y otros productos horneados), arroz blanco, pasta blanca y patatas, que tienen niveles IG altos y provocan un aumento rápido de los niveles de azúcar en la sangre y de insulina. Esto es importante porque, como ya has visto, la mala gestión de la insulina dentro del cuerpo juega un papel protagonista en el desarrollo de EHGNA.

Para obtener más información sobre la dieta con IG bajo, visita glucemicindex.com.

Cuando la resistencia a la insulina entra en escena, una dieta baja en carbohidratos puede venir al rescate al aliviar la tensión sobre el hígado. De hecho, un estudio del Centro Médico Southwestern de la Universidad de Texas en Dallas encontró que cuando las personas obesas con EHGNA redujeron su consumo de carbohidratos a menos de 20 gramos por día durante dos semanas, experimentaron una reducción del 42 % en la grasa del hígado. Fue una disminución significativamente mayor en la grasa del hígado que la que lograron las personas obesas con EHGNA que simplemente redujeron su ingesta de calorías.

UN RESUMEN RÁPIDO DE LAS CONEXIONES

Los investigadores han descubierto que a medida que las tasas de obesidad y diabetes se han disparado en Estados Unidos, también lo ha hecho la incidencia de EHGNA, y la causa no es ningún misterio: la resistencia a la insulina se produce como resultado de la obesidad, especialmente en el patrón de obesidad de la zona abdominal. Cuando las personas tienen resistencia a la insulina, el cuerpo produce insulina, pero no la usa de manera efectiva, lo que hace que la glucosa se acumule en la sangre en lugar de ser absorbida por las células.

Ahí es donde entra en juego el hígado: ese exceso de azúcar en la sangre luego se dirige al hígado para ser procesado y almacenado como glucógeno, una forma de futuro combustible para el cuerpo. (Podrías pensar en tu hígado como ese refrigerador adicional que tienes en el garaje, ya sabes, en el que guardas más alimentos para el futuro). Si demasiado azúcar en la sangre inunda el hígado, éste se ve obligado a trabajar horas extra, los niveles de triglicéridos aumentan en la sangre y se pueden desarrollar depósitos de grasa en el hígado. Es entonces cuando el órgano que más trabaja se ve realmente afectado, cuando se forman radicales libres, aumentan los factores inflamatorios y el estrés oxidativo (un proceso en el que las moléculas de oxígeno inestables dañan las membranas celulares) comienza a afectar al hígado. ¡Es un triple golpe dañino, de hecho!

Si deseas seguir una dieta con un IG bajo, consume alimentos integrales ricos en fibra, que tardan más en digerirse, como legumbres, frutos secos, cereales integrales y verduras. Comer proteínas por sí solo no tiene ningún impacto sobre el azúcar en sangre, pero incorporarlas a las comidas puede ayudar a mantener los niveles de azúcar en sangre bajo control. A menudo les digo a mis pacientes que creen «competencia» para la digestión cuando comen alimentos con alto contenido de azúcares simples: combina una manzana con mantequilla de cacahuete o almendras sin azúcar añadido; come trozos de piña con un trozo de queso o mézclalos con yogur; o come farro con media pechuga de pollo. En estos tres casos, los carbohidratos competirán con las proteínas o las grasas (saludables) para ser digeridas, lo que conduce a un aumento más lento del azúcar en sangre.

Monica, de 43 años, coordinadora de casos en un pequeño hospital comunitario que vive con su hijo de catorce años, ganó una cantidad significativa de peso después de divorciarse hace cinco años. Atribuyó el aumento de peso al estrés asociado con el divorcio y su trabajo de oficina sedentario. Cuando fue a ver a su médico de atención primaria para su chequeo anual, los resultados de laboratorio de Monica mostraron niveles anormales de enzimas hepáticas. No bebe mucho alcohol ni consume drogas recreativas, pero su IMC era de 41 (significativamente obeso). Una ecografía mostró una infiltración de grasa difusa de su hígado.

La derivaron a un dietista, quien le recomendó seguir una dieta con IG bajo que incluyera proteínas magras en cada comida, además de carbohidratos saludables (como legumbres, boniatos y quinoa) y grasas saludables (como aceite de oliva virgen extra, frutos secos y semillas). Monica, amante del café, se animó a continuar con su hábito de tomar café, pero solo, sin leche ni azúcar (para reducirlo a una bebida con IG bajo). Debido a que su nivel de vitamina D era bajo (y dado que un nivel bajo de vitamina D se asocia a una rápida progresión de la enfermedad del hígado graso), se le recomendó a Monica que tomara cápsulas de reemplazo de vitamina D diariamente. También le aconsejaron que aumentara su nivel de actividad física y que intentara dar doce mil pasos al día. En seis meses, perdió 5,5 kilos y sus enzimas hepáticas se normalizaron por completo. También lo hicieron sus niveles de triglicéridos, que anteriormente habían estado un poco elevados.

Superestrellas de la salud del hígado

Si bien el patrón general de la dieta o de la ingesta de macronutrientes puede afectar a la salud del hígado, también es importante estar orientado a los detalles prestando atención a la dieta a nivel micro, tanto si se opta por la mediterránea, la de IG bajo u otro plan de alimentación. La realidad es que ingredientes y componentes alimentarios específicos pueden promover la salud del hígado, tengas o no EHGNA, y son elementos esenciales de cualquier dieta saludable. Estos incluyen alimentos ricos en lo siguiente:

Las grasas tienen mala reputación, pero la verdad es que las grasas dietéticas brindan muchos beneficios al cuerpo. Ayudan a mantenerse saciado durante más tiempo y contribuyen a la absorción de vitaminas liposolubles (como A, E, D y K) y ayudan a que los alimentos sepan bien. Pero no todas las grasas son iguales.

Por ejemplo, las grasas trans, que se encuentran en algunas carnes, productos lácteos y alimentos procesados, pueden causar estragos en los lípidos sanguíneos y, en última instancia, en el hígado. La única forma de saber si un alimento envasado contiene grasas trans es leer la etiqueta nutricional (si ve la frase «aceite parcialmente hidrogenado» en la lista de ingredientes, ése es el aviso y la señal para volver a colocar el producto en el estante). Para reducir el riesgo de enfermedades cardíacas, también recomiendo evitar las grasas saturadas, como el aceite de palma, el aceite de palmiste y el aceite de semilla de algodón. (El aceite de coco, una grasa saturada de origen vegetal, se puede utilizar en pequeñas cantidades para cocinar u hornear).

He aquí por qué los detalles dietéticos son tan importantes cuando se trata de grasas: si bien se sabe que la obesidad es un factor de riesgo importante para la enfermedad del hígado graso, no todas las personas con sobrepeso u obesidad desarrollan EHGNA, y en el pasado no entendíamos a qué se debe. Un estudio de 2015 realizado por investigadores de la Universidad Médica de Carolina del Sur arrojó luz sobre esto. Los investigadores alimentaron a dos grupos de ratones con una dieta alta en grasas: un grupo consumió una dieta alta en grasas saturadas; el otro, una dieta rica en grasas insaturadas. Ambos grupos se volvieron obesos, pero sólo los ratones con la dieta saturada desarrollaron inflamación del hígado y esteatohepatitis no alcohólica (EHNA). Cuando los investigadores investigaron más a fondo, descubrieron que los niveles más altos de una molécula lipídica en particular (llamada esfingosina-1-fosfato, o SIP, por sus siglas en inglés, para abreviar) causaban inflamación del hígado. Estudios anteriores encontraron que el exceso de gra-

136

sas saturadas en la dieta aumenta los niveles de SIP. Conecta los puntos y te quedará claro por qué algunas personas obesas desarrollan EHNA: la culpa en gran medida es de las grasas saturadas en su dieta.

Para obtener grasas más saludables, céntrate en consumir muchas grasas monoinsaturadas (en aguacates, aceite de oliva, frutos secos y semillas) y ácidos grasos poliinsaturados omega-3. Tu corazón y tu hígado apreciarán enormemente el cambio. Sin embargo, recuerda que un gramo de grasa tiene más calorías que un gramo de proteína o carbohidratos, por lo que es mejor consumir incluso grasas saludables con moderación para mantener el consumo de calorías (y el peso) bajo un buen control.

Fitoquímicos: Estos compuestos de origen vegetal, que se encuentran en frutas, verduras, frutos secos y cereales integrales, tienen propiedades que promueven la salud del cuerpo y pueden ayudar a prevenir el cáncer, las enfermedades cardíacas y otras afecciones potencialmente mortales. Los indoles, el licopeno, los lignanos, el resveratrol, las antocianinas y la quercetina se encuentran entre los compuestos bioactivos que son particularmente beneficiosos para el hígado, razón por la cual los encontrarás en los planes dietéticos de los capítulos 9 y 10. De hecho, las antocianinas (que se encuentran en la piel de las moras, las bayas de saúco, las frambuesas, las uvas negras y las berenjenas) ayudan a prevenir la acumulación de grasa y la inflamación del hígado y a contrarrestar el estrés oxidativo del hígado, según una revisión de investigaciones sobre el tema realizada en 2013. Se ha descubierto que un fitoquímico llamado quercetina, que es un flavonoide que se encuentra en las frutas cítricas, las manzanas, las cebollas, el perejil, el aceite de oliva, las uvas, las cerezas oscuras y las bayas oscuras, inhibe la infección por hepatitis C. Y un estudio de 2015 realizado en China encontró que altas dosis de quercetina pueden aliviar el daño hepático (especialmente debido a la acumulación de grasa) asociado con el consumo de una dieta alta en grasas. Como se señaló en el capítulo 5, los suplementos no están sujetos a pruebas y aprobación por parte de la Administración de Alimentos y Medicamentos (FDA) antes de salir al mercado, por lo que recomiendo consumir estos compuestos benefíciosos de los alimentos, especialmente frutas y verduras coloridas, en lugar de pastillas.

Café: Los amantes de Java pueden consolarse con el hecho de que el consumo regular de la bebida se asocia a un menor riesgo de diabetes tipo 2, enfermedades cardíacas, accidentes cerebrovasculares, cálculos biliares, enfermedad de Parkinson y otras, así como a un menor riesgo de sufrir enfermedades con mortalidad prematura en general. Ahora hay un nuevo beneficio que incorporar a la lista: niveles más bajos de ALT (alanina aminotransferasa), AST (aspartato aminotransferasa) y GGT (gamma-glutamil transpeptidasa), incluso entre aquéllos con consumo excesivo de alcohol, obesidad, hábito de fumar o hepatitis viral crónica. Además, un análisis de cuatro ciclos continuos de la Encuesta Nacional de Examen de Salud y Nutrición (NHANES, por sus siglas en inglés), un cuestionario de ingesta dietética recopilado por el Centro Nacional de Estadísticas de Salud de los Centros para el Control y la Prevención de Enfermedades, reveló que la ingesta de cafeína se asoció de forma independiente a una disminución del riesgo de desarrollar EHGNA. En un análisis realizado en 2005 de dos estudios de cohortes prospectivos, investigadores de Japón encontraron una relación inversa significativa entre el consumo de café y el riesgo de cáncer de hígado: en comparación con los no bebedores de café, los consumidores de café que bebían una o más tazas al día tenían un 42 % menos de riesgo.

Dado que el café está compuesto por cientos de sustancias diferentes, es imposible determinar cuáles son responsables de estos efectos beneficiosos, y es posible que múltiples compuestos tengan efectos sinérgicos (como fuertes propiedades antioxidantes y efectos anticancerígenos) que protegen el hígado. Depende de ti si prefieres el café solo o con leche, pero es mejor consumir café filtrado, que en gran medida está libre de las sustancias aceitosas llamadas cafestol y kahweol, que se sabe que aumentan el colesterol.

Ácidos grasos omega-3: El salmón, el atún, los frutos secos, las semillas de lino y de chía, y otras fuentes de estos ácidos grasos poliinsaturados son esenciales para la salud del corazón y del cerebro, entre otras funciones del organismo. Como los ácidos grasos omega-3 ayudan a mejorar los niveles de lípidos en sangre y reducir los factores inflamatorios en el cuerpo, también son beneficiosos para el hígado. De hecho, una nueva investigación de la Universidad Estatal de Oregón encontró que un ácido graso omega-3 llamado DHA (ácido docosahexaenoico) podría tener un valor significativo en la prevención de la enfermedad del hígado graso. Además, se ha demostrado que las deficiencias en los niveles sanguíneos de ácidos grasos omega-3 son un factor de riesgo directo para la progresión de la EHGNA. Actualmente se está llevando a cabo en Estados Unidos un gran estudio multicéntrico que investiga el uso de otro ácido graso omega-3, el EPA (ácido eicosapentaenoico) para tratar la EHNA.

Fibra: Hay dos tipos diferentes de fibra, soluble e insoluble, y cada una tiene distintos beneficios para la salud en general. La fibra soluble, que se encuentra en alimentos que se hinchan cuando se sumergen en líquidos (piensa en avena, judías, lentejas y semillas de lino molidas), puede ayudar a reducir los niveles de colesterol y el riesgo general de enfermedad cardíaca, y también es un factor importante para mantener un intestino sano. Por otro lado, las fibras insolubles, que se encuentran en los frutos secos, el salvado, el arroz integral y la piel de las frutas, añaden volumen y aceleran el paso de los alimentos a través del tracto gastrointestinal. Ambos tipos de fibra son buenos para el hígado: un estudio realizado en Brasil en 2007 encontró que cuando las personas con EHGNA tomaron 10 gramos de fibra soluble (en forma de suplemento) cada día durante 3 meses, sus enzimas hepáticas elevadas disminuyeron y vieron mejoras en su IMC, en el contorno de la cintura, en la resistencia a la insulina y em los niveles de colesterol. Las investigaciones también han encontrado que consumir suficiente fibra dietética se asocia con un menor riesgo de desarrollar diabetes tipo 2 (incluida la resistencia a la insulina), niveles más bajos de colesterol y triglicéridos y un mejor control del peso, todo lo cual también puede reducir el riesgo de desarrollar problemas hepáticos.

Probióticos: Las bacterias buenas desempeñan un papel importante fomentando un intestino sano y hay un efecto positivo remanente en el hígado, debido en parte a la estrecha interacción entre el tracto gastrointestinal y el hígado. (Algunos investigadores incluso utilizan la expresión «eje intestino-hígado» cuando se refieren a cómo las bacterias que hay en el intestino podrían afectar al hígado y desempeñar un papel protector contra el daño hepático crónico, como vimos en los capítulos 3 y 4). De hecho, se han encontrado alteraciones en la microbiota (la comunidad de microbios, especialmente bacterias, que reside dentro de ti) en personas con EHGNA, cirrosis hepática y enfermedad hepática relacionada con el alcohol. La buena noticia es que las investigaciones sugieren que restaurar un ambiente bacteriano interno saludable mediante el consumo de probióticos (bacterias que promueven la salud que se encuentran naturalmente en ciertos alimentos) y prebióticos (compuestos de fibra no digeribles que estimulan el crecimiento de los probióticos) puede tener un efecto beneficioso sobre la EHGNA, entre otras afecciones hepáticas. Cuando se trata de la salud del hígado, los probióticos también ayudan a reducir los niveles de inflamación leve y la translocación bacteriana (también conocida como síndrome del intestino permeable; consulta el apartado «Tu salud intestinal»). Considéralo como otra buena razón para abastecerte de yogur, kéfir y otros alimentos fermentados, como miso, kimchi, tempe y chucrut, o para tomar suplementos probióticos.

Hace unos años, Janice, una mujer casada de unos 30 años de edad, vino a verme porque sufría problemas digestivos (incluidos episodios alternos de diarrea, estreñimiento, calambres e hinchazón abdominal, gases y dolor aleatorio de estómago), así como dolores de cabeza desde hacía varios años. Janice, con un ligero sobrepeso (su IMC era de 28), también quería adelgazar. Después de que las pruebas descubrieran que era sensible al gluten y a la caseína, Janice eliminó el pan integral, que consumía en cada comida, y todos los productos lácteos. En unas pocas semanas, sus síntomas mejoraron, pero no tanto como esperábamos, por lo que incorporamos suplementos probióticos y otro suplemento con una amplia gama de enzimas digestivas a su régimen para ayudarla a reducir los gases y absorber mejor los nutrientes. Después de tomar probióticos durante un mes, Janice ya no tenía dolores de cabeza y sus síntomas digestivos habían mejorado de manera drástica. Al mejorar su función gastrointestinal, sin duda también le hizo un gran favor a su hígado, ya que estos sistemas de órganos están estrechamente conectados. Un beneficio adicional: Janice perdió 2,5 kilos.

Proteínas de soja: La soja a menudo tiene mala reputación debido a sus propiedades estrogénicas, pero una dieta rica en fuentes de soja entera (en lugar de procesada) puede tener numerosos efectos beneficiosos para la salud, incluso para el hígado. Las investigaciones han encontrado, por ejemplo, que los compuestos bioactivos de la soja (es decir, las isoflavonas) pueden prevenir y tratar la EHGNA modulando el metabolismo de las grasas y alterando la expresión genética en el hígado de manera que mejoran la oxidación de los ácidos grasos en el hígado. El efecto neto: una disminución de la acumulación de grasa en el hígado. También se ha descubierto que las isoflavonas de soja disminuyen los factores inflamatorios y mejoran la tolerancia a la glucosa. Las mejores fuentes de soja provienen de alimentos integrales, como el tofu, el edamame, el tempe y el miso, no de chips de soja ni de barritas energéticas que contengan soja (como el ingrediente aislado de proteína de soja).

Especias: Además de añadir un sabor estimulante a tus comidas, especias como la cúrcuma, el curry en polvo y el chile (curcumina, el compuesto activo que se encuentra en la cúrcuma, y capsaicina, el compuesto que se encuentra en los chiles y que les da su toque picante, no son especias en sí mismas), el jengibre y las semillas de fenogreco pueden contribuir a la mejorar la salud del hígado. Esto se debe en gran medida a sus propiedades antioxidantes, pero en algunos casos también a sus poderes antiinflamatorios, su capacidad para alterar la expresión genética o su mejora de las enzimas desintoxicantes. Por ejemplo, un estudio de laboratorio publicado en la edición de julio de 2014 de *Gut* encontró que la curcumina inhibía la entrada de partículas del virus de la hepatitis C en las células del hígado, y un estudio de 2013 realizado en China encontró que la curcumina impedía el crecimiento de células de cáncer de hígado en un laboratorio. Mientras tanto, un estudio realizado en Taiwán en 2013 encontró que alimentar diariamente con aceite esencial de jengibre a ratones con enfermedad del hígado graso alcohólico ayudó a proteger su hígado del daño causado por la enfermedad. Y una investigación japonesa de 2011 encontró que el consumo de semillas de fenogreco inhibía la acumulación de grasa en el hígado en ratas que consumían una dieta alta en grasas y azúcar.

Té verde: Si bien las infusiones concentradas de extracto de té verde, que a menudo se encuentran en suplementos populares para bajar de peso, son problemáticas (porque en grandes cantidades se han implicado como una causa potencial de insuficiencia hepática aguda), beber té verde con moderación es seguro e incluso puede ser beneficioso para el hígado. Incluso hay cierta evidencia, según una revisión de la literatura médica realizada en 2008 en la revista *Liver International,* de que cuando se consume con moderación, el té verde puede disminuir el riesgo de enfermedad hepática, especialmente el cáncer de hígado. Los beneficios pueden provenir de los polifenoles del té verde, que se ha demostrado que reducen el daño al ADN y disminuyen las concentraciones de lípidos en sangre. Las catequinas del té verde también pueden ayudar en el tratamiento de la hepatitis viral. Mi sugerencia es mantenerse alejado de los suplementos que contienen extractos de té verde y seguir con lo real: una relajante infusión de té verde, caliente o fría.

Vitamina E: Un antioxidante que protege al organismo del daño causado por los radicales libres, la vitamina E puede ayudar a salvaguardar la salud del hígado si se consumen cantidades adecuadas de esta vitamina liposoluble en la dieta. Las investigaciones sugieren que la vitamina E puede ayudar a reducir las enzimas hepáticas elevadas, prevenir la progresión de la EHGNA y reducir el desarrollo de tejido cicatricial en el hígado. Es mejor obtener esta vitamina de los alimentos, no de suplementos, así que es mejor abastecerse de aceites vegetales, frutos secos, semillas, cereales integrales y huevos, por su contenido de vitamina E.

Una nota importante: demasiada cantidad de esta vitamina liposoluble puede ser problemática, especialmente para las personas que padecen enfermedades cardíacas o toman anticoagulantes. Es más, algunas revisiones de la literatura médica han informado de un aumento en la mortalidad por todas las causas con dosis altas de vitamina E (mientras que otras no lograron confirmar tal asociación), y un estudio de 2011 de la Clínica Cleveland encontró que tomar 400 UI de vitamina E al día aumentó significativamente el riesgo de cáncer de próstata entre hombres sanos. Son razones adicionales por las que es mejor obtener esta vitamina a través de los alimentos en lugar de mediante suplementos.

Colina: Vitamina B esencial que el cuerpo necesita para las funciones fisiológicas normales, incluidas muchas que tienen lugar en el hígado, la colina desempeña un papel importante en el metabolismo de las VLDL (*very low-density lipoprotein,* es decir, lipoproteínas de muy baja densidad, la forma en que el hígado secreta los triglicéridos). Cuando las reservas de colina en el organismo son bajas, la grasa puede acumularse en el hígado, lo que a su vez perjudica la función mitocondrial normal y reduce la oxidación de los ácidos grasos, y las bacterias intestinales pueden alterarse de manera perjudicial. ¡Son malas noticias en todos los sentidos! Es más, varios estudios han demostrado que las deficiencias de colina pueden ayudar a preparar el escenario para la EHGNA y el cáncer de hígado, mientras que tener un nivel de colina más alto puede ayudar a prevenir estas enfermedades. La colina se encuentra en los huevos, los mariscos, las aves, los cacahuetes, el germen de trigo y los alimentos integrales de soja.

Además de respaldar la salud general y el funcionamiento del hígado, estas superestrellas sobre las que acabas de leer pueden ayudar a revertir o detener la progresión de EHGNA. Pero los beneficios no terminan ahí. Este enfoque dietético también puede tener un efecto dominó positivo al ayudar a perder el exceso de peso, prevenir o revertir la diabetes tipo 2 y reducir los riesgos de enfermedades cardíacas y accidentes cerebrovasculares, entre otras enfermedades. En otras palabras, siguiendo una dieta que se base principalmente en cereales integrales, verduras, frutas, legumbres, nueces y aceites saludables (como el aceite de oliva) con raciones más pequeñas de pescado y marisco, productos lácteos y porciones ocasionales de carne roja, darás en el blanco sobre cómo comer para tener una salud óptima, incluido el bienestar del hígado. De esta manera, se obtienen muchos fitoquímicos que promueven la salud, ácidos grasos omega-3 antiinflamatorios, probióticos protectores del intestino y otros compuestos alimentarios que ayudan a sentirse y funcionar de la mejor manera.

El próximo capítulo ofrece algunas estrategias para realizar estos cambios. En la parte tres, encontrarás dos dietas protectoras del hígado que se basan en este enfoque nutricional. Dependiendo de si quieres perder peso o mantener tu peso actual, puedes elegir el que más te guste y se adapte a tus necesidades. De cualquier manera, si sigues con los deliciosos alimentos que promueven la salud en tu plan elegido, antes de que te des cuenta, alimentarás a tu cuerpo con energía de alta calidad, salvaguardarás la salud de tu hígado y también deleitarás tu paladar.

SUPLEMENTOS QUE PUEDEN PROTEGER LA SALUD DEL HÍGADO

Si bien generalmente no soy partidaria de tomar suplementos por las razones que ya he descrito, hay dos que puede valer la pena tomar por el bien del hígado.

Vitamina D: En Estados Unidos, la deficiencia de vitamina D es más común de lo que mucha gente piensa: la prevalencia general es del 42%, con las tasas más altas observadas en los afroamericanos, seguidos por los hispanos. Además de estar asociada a una serie de problemas de salud (como enfermedades cardíacas, diabetes, esclerosis múltiple, depresión y ciertas formas de cáncer), la deficiencia de vitamina D se ha relacionado con un empeoramiento de diversas enfermedades hepáticas, como cirrosis, hepatitis C y enfermedades hepáticas crónicas colestásicas (que implican una reducción o interrupción del flujo de bilis).

En este caso, restaurar lo que falta puede ayudar a mejorar la salud del hígado: un estudio realizado en Irán en 2014 encontró que cuando las personas con EHGNA recibieron altas dosis de suplementos de vitamina D cada dos semanas durante cuatro meses, experimentaron disminuciones significativas en sus niveles de un compuesto que refleja la actividad dañina de los radicales libres, así como reducciones considerables en sus niveles de PCR-as (un marcador de inflamación sistémica). Y un estudio japonés de 2013 encontró que administrar a los pacientes con infección crónica por hepatitis C suplementos de vitamina D3, un potente optimizador de la respuesta inmune del cuerpo, podría mejorar su respuesta a la terapia antiviral y otras terapias para la infección.

Suplementos probióticos: Si bien la investigación sobre el uso de probióticos para diversas enfermedades hepáticas ha arrojado resultados mixtos, existe cierta evidencia de que tomar estos suplementos puede ser beneficioso. Por ejemplo, un estudio italiano de 2005 encontró que el tratamiento de personas con EHGNA o cirrosis hepática alcohólica mediante el probiótico VSL#3 conducía a mejoras en las pruebas de función hepática y a una reducción de las citocinas proinflamatorias. Un estudio español de 2011 encontró que cuando las personas con EHGNA tomaban una tableta que contenía los probióticos *Lactobacillus bulgaricus* y *Streptococcus thermophilus* todos los días durante tres meses, sus niveles de las enzimas hepáticas ALT, AST y GGT disminuían considerablemente. Otros estudios han encontrado que tomar probióticos puede prevenir una disminución en la función cerebral que puede ocurrir como resultado de una enfermedad hepática grave (una condición conocida como «encefalopatía hepática»), en el caso de la cirrosis hepática.

Los suplementos probióticos vienen en diferentes formas: algunos deben conservarse en el refrigerador, otros no, así que elige el que se adapte a tu estilo de vida y sigue las pautas de almacenamiento. Te conviene comprar suplementos que contengan múltiples cepas de bacterias beneficiosas, pero primero habla con tu médico o dietista sobre las cepas que son mejores para el problema de salud que debes tratar; después de todo, diferentes cepas abordan diferentes problemas médicos. Si no estás listo para tomar suplementos, puedes aumentar el consumo de productos lácteos ricos en probióticos eligiendo aquellos con cultivos vivos y activos, además de consumir alimentos fermentados, como miso, tempe, chucrut y kombucha.

CAPÍTULO 8

Recuperar la cocina
(y tus hábitos alimentarios)

En un nivel básico y práctico, los alimentos sirven como fuente de sustento y alimento, como combustible para las células de nuestros órganos (incluido el hígado) y como energía que necesitamos para sacar adelante nuestra vida diaria. Pero es mucho más que eso. También es una fuente de placer, consuelo y distracción, así como una manera de celebrar las buenas noticias, expresar amor y mostrar a otras personas que nos preocupamos por ellas. Es una forma de moneda social e identidad cultural y mucho más. De hecho, vivimos en una sociedad centrada en la comida, donde comer y beber ahora se incorporan a casi todas las ocasiones sociales imaginables. Dadas estas realidades, no es de extrañar que a muchas personas les resulte tan difícil mejorar sus hábitos alimentarios. Después de todo, a nadie le gusta sentirse privado de los alimentos que le gustan o sentirse excluido de eventos sociales o de celebración.

La buena noticia es que no es necesario. Es posible consumir una dieta saludable con muchos de tus alimentos favoritos y aun así proteger tu hígado, tu peso y tu salud en general. No es tan difícil como puede parecer al principio, pero requiere cierta planificación y previsión. Ambos planes de alimentación de los capítulos 9 y 10 se adhieren a los principios descritos en el capítulo 7, siguiendo un patrón de alimentación principalmente de estilo mediterráneo, con muchas frutas y verduras ricas en antioxidantes, pescado y otros alimentos cargados de ácidos grasos omega-3, probióticos en alimentos fermentados, etc.

Pero también contienen un poco de todo para satisfacer tu paladar y mantener tu salud en buen estado.

Como ambos planes están diseñados para proteger el hígado, requieren modificaciones específicas en tu dieta que quizá no esperes. Éstos incluyen lo siguiente:

1. **Elimina la mayoría de los alimentos blancos.** El tofu, la coliflor, la cebolla, las judías blancas y los palmitos pueden permanecer. Pero el pan blanco, la pasta, el arroz y las galletas saladas, así como las patatas y otros alimentos ricos en almidón o azucarados deben eliminarse porque hacen que la insulina y el azúcar en la sangre suban en una gran montaña rusa, lo que con el tiempo aumenta las posibilidades de desarrollar resistencia a la insulina y sufrir daño hepático. Nota: Las pastas a base de legumbres, como las hechas con judías negras, lentejas rojas y edamame, están de moda en este momento; como están cargadas de proteínas (aproximadamente 20 gramos por porción) y de fibra (generalmente más de 10 gramos por porción) y tienen menos carbohidratos que la pasta tradicional, no aumentarán tus niveles de insulina ni de azúcar en la sangre.

2. **El desayuno no es una opción.** Es un requisito. Recomiendo comenzar el día con una fuente de proteínas, como huevos y una verdura varios días a la semana, porque la proteína ayuda a prevenir los antojos posteriores y comer verdura ayuda a establecer el tono de una alimentación saludable para el día (además, te da una ventaja en tu consumo diario de verduras). El resto de los días, comienza con una fuente saludable de cereales integrales o probióticos para alimentar tu cuerpo. ¡Incorpora café o té verde y tendrás un desayuno energizante!

3. **Considera las grasas trans como venenos.** Son esencialmente toxinas porque son dañinas para los vasos sanguíneos y para el hígado. Adquiere el hábito de leer las etiquetas de los alimentos envasados y evita cualquier cosa que contenga las palabras «aceites parcialmente hidrogenados». Además, mantente alejado de los alimentos fritos, que a menudo dependen de aceites hidrogenados, como patatas fritas, aros de cebolla, palitos de mozzarella y otros platos fritos.

4. **Mejora tus macronutrientes.** Cambia los carbohidratos simples por los complejos (como cereales integrales y verduras), las fuentes de proteínas ricas en grasas por las magras (pescado, tofu, huevos, legumbres y aves sin piel) y las grasas no saludables por las saludables monoinsaturadas y poliinsaturadas (como el aceite de oliva orgánico prensado en frío, los aguacates, las nueces y las semillas). Mientras que los carbohidratos, las proteínas y las grasas saludables harán feliz a tu hígado, los carbohidratos con almidón, las proteínas llenas de grasa, las grasas trans y las grasas saturadas lo enfadarán (¡y tal vez lo inflamarán!).

5. **Incluye cinco alimentos de diferentes colores en tu dieta diaria.** Las frutas y verduras de colores brillantes están repletas de antioxidantes y compuestos vegetales que promueven la salud llamados fitoquímicos. Los alimentos con diferentes tonalidades (arándanos, naranjas, tomates rojos, pimientos amarillos, espinacas, berenjenas moradas, etc.) suelen contener diferentes tipos de fitoquímicos. Cuantos más productos de colores distintos haya en tu dieta, mejor le irá a tu salud. Por lo tanto, elige un boniato en lugar de una patata blanca y col rizada o incluso romana en lugar de lechuga iceberg.

6. **Come hasta que ya no tengas hambre.** Al contrario de lo que mucha gente cree, el objetivo realmente no es llenarse (eso es una señal de que has comido demasiado). El objetivo es estar satisfecho, es decir, gratamente saciado. Okinawa, donde la gente suele vivir hasta los cien años, existe un concepto que se conoce como *hara hachi bu*: indica a las personas que coman hasta que estén llenas en un 80 %. Si aún no lo has hecho, te sugiero que pruebes este enfoque comiendo lenta y conscientemente, masticando bien los alimentos y prestando atención a las señales de tu cuerpo. Esto te ayudará a alcanzar la satisfacción sin consumir alimentos ni calorías innecesarios (y al mismo tiempo te ahorrará la tarea de tener que contarlas).

7. **Elige alimentos con menos de seis ingredientes.** Esta estrategia te ayudará a frenar la ingesta de alimentos altamente procesados que tienen aditivos, conservantes, rellenos y otros ingredientes artificiales. Si una lista de ingredientes contiene elementos que no puedes pronunciar o no puedes identificar, piénsatelo dos veces antes de

comprarlos e introducirlos en tu organismo. Como regla general, los alimentos que tienen listas de ingredientes relativamente cortas tienden a ser más saludables y nutritivos. ¡Quédate con ésos!

8. **Opta por alimentos orgánicos siempre que sea posible.** Sí, suelen ser más caros, pero no siempre mucho y, a menudo, vale la pena el coste añadido. Después de todo, le estarás haciendo un favor a tu organismo, especialmente a tu hígado, si minimizas tu consumo de pesticidas. Una de las mejores maneras de hacerlo es confiar en los datos de pruebas de residuos de pesticidas del Environmental Working Group (Grupo de Trabajo Ambiental). Entre los diez peores infractores: manzanas, melocotones, nectarinas, fresas, uvas, apio, espinacas, pimientos morrones, pepinos y tomates cherri. Vale la pena cambiar estos artículos por su variedad orgánica. Entre las formas de productos más limpias se encuentran los aguacates, el maíz dulce, la piña, el repollo, los guisantes dulces congelados, las cebollas, los espárragos, los mangos, las papayas y los kiwis. Por lo tanto, si buscas ahorrar un poco, estos productos cultivados convencionalmente son los ideales. (Consulta www.ewg.org para obtener más información).

9. **Ponte a trabajar en la cocina.** Adopta la máxima «Cocina más, sal a cenar menos» y podrás controlar mejor los ingredientes y las raciones. Cuando comes fuera de casa, es fácil consumir enormes cantidades de calorías, carbohidratos y grasas, una sobrecarga que es dura para el hígado, para el peso y para el resto del organismo. Planea comer en casa al menos seis noches a la semana. Además de preparar comidas saludables, cocinar te permite incorporar hierbas y especias beneficiosas para el hígado, como la cúrcuma (que se encuentra en el curry en polvo), la canela y el jengibre, ingredientes que a menudo se incluyen en las recetas siguientes. Al trabajar con pacientes y clientes, descubrí que es más probable que las personas sigan un régimen de alimentación saludable si consumen hierbas, especias y raíces que les encantan. Si bien he hecho sugerencias sobre cómo darle sabor a los platos en las ideas de comidas que siguen, siéntete libre de incorporar condimentos que se adapten a tus papilas gustativas: todas las hierbas y especias tienen beneficios para la salud, ¡así que realmente no puedes equivocarte!

10. **Acepta el agua como tu nueva mejor amiga.** Consumir más agua significa consumir menos refrescos, zumos o bebidas especiales, una mejora bienvenida para tu bolsillo y tu presupuesto de calorías. Mi política personal es evitar beber calorías tanto como sea posible porque el organismo no compensará las calorías líquidas consumiendo menos calorías procedentes de los alimentos. Las calorías líquidas pueden sumarse rápidamente al exceso de calorías, contribuyendo al aumento de peso. Además, el agua ayuda a mantener todo el cuerpo funcionando de manera óptima, y contribuye a regular el equilibrio de líquidos y electrolitos, y promueve una buena digestión y más.

En el apéndice C, encontrarás un diario semanal para un hígado saludable que te ayudará a monitorizar los cambios que estás realizando, los desafíos a los que te enfrentas y cómo podrías manejarlos de manera diferente.

ALIMENTOS TABÚ

Como ya viste en el capítulo 4, ciertos alimentos causan estragos en el hígado al promover la inflamación interna, aumentar el almacenamiento de grasa y contribuir a un mayor daño hepático, como la fibrosis (cicatrización) y la cirrosis. Aquí hay cinco alimentos que puedes incluir en tu lista de exclusión mientras intentas perder peso o simplemente mejorar tu salud.

Azúcares o jarabes: Azúcar, miel, jugo de caña, concentrado de zumo de frutas, jarabe de cualquier tipo o cualquier cosa que termine en «osa» son todas formas de azúcar añadido en alimentos envasados, como galletas saladas, condimentos, refrescos, zumos, barritas de granola y de cereales. Cuando los comes, pueden provocar picos masivos en los niveles de azúcar e insulina en la sangre, lo que ejerce presión directa sobre el hígado. La fructosa puede ser uno de los peores infractores cuando se incorpora a los alimentos, porque la fructosa procesada (como el jarabe de maíz con alto contenido de fructosa y la fructosa cristalina) se convierte directamente en grasa en el hígado y puede contribuir a una mayor inflamación y daño. (No te preocupes por la fructosa que proviene de las frutas frescas: como la fruta contiene fibra, los efectos sobre el azúcar en sangre y la insulina no son tan extremos).

Exceso de alcohol: Está bien tomar una copa de vino tinto de vez en cuando. Pero demasiado alcohol ejerce una enorme presión sobre el hígado. La mayoría de la gente lo sabe, pero el umbral de cuánto es demasiado probablemente sea más bajo de lo que se piensa: «Exceso» de alcohol significa más de una copa al día para las mujeres y más de dos para los hombres. Si ya padeces la enfermedad del hígado graso no alcohólico (EHGNA) y tienes sobrepeso, el estrés adicional del alcohol podría ser demasiado para tu hígado.

Grasas trans: Nunca se ha encontrado que las grasas trans (en muchos productos horneados envasados, dulces con crema y alimentos fritos) tengan un valor redentor, desde el punto de vista nutricional. Lo que es peor, un estudio de 2010 de la Facultad de Medicina de la Universidad de Cincinnati sugiere que el consumo de grasas trans en la dieta puede provocar fibrosis.

Alto contenido de sodio: En personas con daño hepático existente (debido a una enfermedad del hígado graso o hepatitis, por ejemplo), el consumo excesivo de sodio puede causar más daño al hígado. Dado que la mayor parte del sodio en nuestra dieta proviene de alimentos procesados (sopas enlatadas, aderezos para ensaladas y refrigerios salados como patatas fritas y *pretzels*), seguir una dieta que se base en alimentos integrales (como los planes de alimentación de los capítulos 9 y 10), en lugar de alimentos envasados, te ayudará a reducir significativamente el consumo de sodio. Puede parecer difícil reducir el consumo de sal, pero si dependes más de las hierbas y especias, tu comida tendrá mejor sabor y descubrirás que no echarás de menos la sal.

Cereales blancos: Cualquier cereal al que se le haya eliminado la fibra está esencialmente desprovisto de nutrientes y provocará una respuesta similar a la reacción del organismo a los azúcares simples: picos drásticos en los niveles de azúcar e insulina en la sangre, que ejercen presión directamente sobre el hígado, seguidos por caídas rápidas. En otras palabras, una montaña rusa. Mantente alejado del arroz blanco, el pan y las pastas.

Intercambios inteligentes

Para mantener el hígado (y el resto del organismo) en óptimas condiciones de funcionamiento, tendrás que hacer algunas sustituciones sencillas en tu dieta. Intenta realizar cambios gradualmente. Te acostumbrarás cada vez más a los alimentos beneficiosos para el hígado y también descubrirás que muchos de ellos realmente saben mejor.

Aquí tienes unos cuantos que puedes incluir:

En lugar de...	...consume
Pan refinado blanco o de trigo	Pan 100% integral
Avena instantánea	Avena cortada
Pasta blanca	Pasta de trigo 100% integral o a base de judías
Tortilla de harina	Tortilla de maíz, almendras o arroz integral
Galletas refinadas blancas o de trigo	Galletas saladas a base de semillas y sin cereales
Bagel simple	Magdalena inglesa integral
Pasas	Orejones
Zumo 100% de fruta	Fruta entera
Patatas	Boniatos o ñame
Lechuga iceberg	Verduras de hojas verdes oscuras (espinacas, col rizada, acelgas, mezclum, hojas de mostaza)
Aceite vegetal	Aceite de oliva virgen extra o aceite de canola orgánico prensado con expulsor
Carnes rojas con alto contenido en grasas	Carnes magras o pescados
Muslo de pollo (carne oscura)	Pechuga de pollo (carne blanca)

Frutos secos y semillas cubiertos de chocolate	Frutos secos y semillas crudos
Frutos secos tostados con miel	Frutos secos con canela o cacao sin azúcar
Hamburguesas	Hamburguesas caseras de judías negras
Mariscos de piscifactoría	Mariscos salvajes

Yogur endulzado con azúcar o sucralosa	Yogur entero o bajo en grasa, sin azúcar o endulzado con estevia
Kéfir endulzado con azúcar o sucralosa	Kéfir sin azúcar
Quesos procesados	Quesos añejos, como el parmesano
Bebidas tipo capuchino o moca	Café solo (al que se le puede incorporar bebida de avena sin azúcar y estevia)
Té chai latte	Té verde caliente
Té dulce	Té helado sin azúcar y con limón
Cócteles azucarados o endulzados	Vino tinto

Salsa teriyaki dulce	Salsa de soja baja en sodio
Kétchup	Mostaza
Mayonesa	Aguacate o hummus para untar
Salsa o aderezo a base de crema	Tahíni
Saborizante	Zumo de limón o lima
Chocolate con leche	Chocolate negro (>72% de cacao)
Batido de leche	Leche batida con plátano maduro y cacao
Budín normal o de tapioca	Budín de chía casero
Porción de pastel de frutas	Bayas con chocolate negro derretido

Productos endulzados con sucralosa	Productos endulzados con estevia
Fideos de pasta	Espaguetis de calabacín o verduras en espirales
Batido de todas las frutas	Batido de vegetales con proteínas
Tortitas con sirope	Tostadas francesas integrales con frutos rojos

Estrategias inteligentes para renovar la cocina

Para muchas personas, la cocina es el centro del hogar, el principal lugar de reunión y el entorno donde es más probable comer y socializar. Para alimentar a tu hígado con los alimentos que te ayudarán a prosperar, deberás configurar tu cocina de manera que fomente una alimentación saludable (manteniendo las cosas buenas disponibles) y desalentando el consumo de alimentos que no son buenos para tu hígado. Ahí es donde entra en juego el concepto de renovar la cocina. No necesitarás a un albañil ni a un carpintero para esta versión, sólo un enfoque metódico y organizado para estructurar la cocina de modo que respalde tus objetivos de protección del hígado.

Con ese fin, es aconsejable mantener las encimeras de la cocina libres de tentaciones y comida basura que puedan provocar la necesidad de comer cuando no se tiene mucha hambre. Entonces, ¡mete el tarro de galletas en uno de los armarios! Si deseas mantener algo a la vista, quédate con frutas de colores brillantes en un bol. Un estudio realizado en 2012 por la Universidad Saint Bonaventure de Nueva York descubrió que cuando se ponen frutas en un recipiente visible en la cocina, los residentes aumentaban el consumo de estos alimentos ricos en nutrientes.

En el otoño de 2015, su madre me envió a un joven llamado A. J., de 20 años de edad. A. J. padecía obesidad mórbida. Se estaba preparando para regresar a la universidad y para mudarse a un apartamento en el campus, donde tendría la oportunidad de comprar y cocinar su propia comida y, con suerte, perder algo del peso que había ganado el año anterior. Una de las primeras cosas que hicimos fue ayudarlo a aprender cómo abastecer su cocina de manera saludable, con artículos básicos de despensa y alimentos básicos para el congelador que pudiera tener a mano para preparar comidas rápidas y saludables en caso de apuro (evitando así tener que llamar al repartidor de pizzas). Luego, fuimos al supermercado donde nos concentramos en comprar buenas fuentes de proteínas magras (como pescado salvaje y carne de vacuno alimentada con pasto) y verduras, antes de recorrer los pasillos para encontrar grasas saludables, cereales integrales y alimentos esenciales enlatados. Después de la renovación de la cocina y del recorrido por el supermercado, A. J. se sintió más seguro que nunca de preparar su entorno para el éxito.

Cuando volvimos a encontrarnos un año después, A. J. había perdido 20 kilos simplemente por convertirse en un comprador más inteligente y cambiar la manera en que elegía y preparaba la comida. También dejó de beber ese año y se echó una novia a la que le gustaba cocinar con él. ¡La vida universitaria había mejorado (y era más saludable)!

Lo que sigue son las mejores formas de organizar dos áreas principales de la cocina: el frigorífico y la despensa. Antes de comenzar, compra bolsas para sándwiches y otros recipientes con raciones controladas para que puedas poner ciertos alimentos en compartimentos individuales; deberás hacerlo para cumplir con algunas de las tácticas recomendadas.

La nevera

Regla número uno: asegúrate de que tu nevera y tu congelador estén a la temperatura adecuada para mantener frescos los alimentos perecederos. La nevera debe mantenerse por debajo de los 4 °C y el congelador a -17 °C. No te fíes sólo de la configuración del aparato; compra un termómetro económico para electrodomésticos para poder controlar las temperaturas. Cuando regreses a casa del supermercado, almacena los artículos perecederos de inmediato y cumple con la «regla de las dos horas»: no dejes carnes, aves, mariscos, huevos, productos lácteos u otros artículos que necesiten refrigeración a temperatura ambiente durante más de dos horas, un máximo de una hora en climas cálidos (estas reglas también se aplican a las sobras y a la comida para llevar).

Una vez que hayas solucionado el aspecto de la limpieza, ésta es la mejor manera de configurar la nevera:

Corta los productos con antelación: Una excusa que escucho frecuentemente de los pacientes tiene que ver con no tener tiempo para preparar productos frescos para que puedan consumirse fácilmente. Para que esto resulte muy fácil, recomiendo comprar zanahorias orgánicas enteras o tallos de apio, que deben lavarse y pelarse (en el caso de las zanahorias), y cortarlos con antelación. Puedes mantenerlos frescos envolviéndolos en papel de cocina y colocándolos en bolsas de plástico transpirables hasta durante cinco días en la nevera. Esto hará que te sea más fácil utilizarlos para un refrigerio rápido o puede ahorrarte tiempo en la preparación de la comida.

Utiliza recipientes estratégicamente: Mete los artículos saludables en recipientes de vidrio transparente y los no saludables en recipientes opacos de plástico o cerámica. De esta manera, las sobras saludables y los alimentos preparados se verán fácilmente, mientras que los restos de pastel o de frituras no tan saludables no se verán. Si tienes espacio, te sugiero que guardes las sobras en recipientes más pequeños y en raciones para que puedas calentarlas, en lugar de tener que repartir una o dos raciones de un recipiente enorme cuando llegue el momento de comer.

Mantén accesibles las proteínas: Ten pequeñas porciones de proteínas, como queso en tiras, yogur, bolas de mantequilla de cacahuete en bolsas de plástico reutilizables con una sola porción (consulta la receta de «Bolas de mantequilla de cacahuete»), huevos duros y similares, al alcance de la mano para un refrigerio rápido para llevar.

Pon los productos a la vista: Fuera de la vista suele significar fuera de la mente, así que, en lugar de guardar los productos en los cajones, almacena frutas y verduras coloridas en los estantes a la altura de los ojos (quizá cerca de salsas o cremas para untar, como el yogur bajo en grasa, el hummus y el guacamole). En su lugar, utiliza los cajones para artículos no saludables (como las sobras de lasaña) o para los postres refrigerados. Así como las tiendas de comestibles utilizan la ubicación estratégica de los productos para que sea más probable que los compres, tú puedes utilizar el mismo principio con los artículos más saludables en tu nevera.

Utiliza la puerta de la nevera con prudencia: No guardes huevos ni productos lácteos en la puerta, ya que estos artículos son fácilmente perecederos. En su lugar, pon condimentos aptos para el hígado, como salsa picante (que contiene capsaicina), mostaza amarilla (que contiene cúrcuma), rábano picante, salsa de pescado asiática y salsa de soja sin gluten en la puerta para facilitar el acceso.

Almacena en el congelador: Es el lugar perfecto para almacenar frutas y verduras congeladas que puedes usar en cualquier momento. También es un lugar donde las cosas se «queman», un estado desafortunado que a menudo se descubre cuando limpias el congelador. Para evitar esto, asegúrate de guardar las verduras y las carnes magras al frente y en el centro para que sea fácil recordar que están ahí. Ten siempre a mano al menos una verdura congelada (como brócoli) que puedas tomar si te quedas sin productos frescos en la nevera. Si sueles llevarte el almuerzo al trabajo, considera colocar porciones individuales de alimentos caseros (¡como las sobras!) en recipientes que puedas llevar fácilmente.

INTENTA NO DESPERDICIAR... ¡PERO DEBES SABER CUÁNDO TIRARLO!

Cuando se trata de determinar si los alimentos han pasado ya su mejor momento, existe una enorme confusión entre los consumidores. Una encuesta realizada en 2011 por el Food Marketing Institute encontró que el 91 % de los consumidores dijeron que habían tirado alimentos en su fecha de caducidad porque les preocupaba que se fuera peligroso comérselos. Bueno, aquí hay una sorpresa: las fechas en las etiquetas de los productos alimenticios, incluidas las fechas de «vender antes», «consumir antes» y «mejor antes de», no necesariamente significan lo que tú crees; son meras sugerencias de los fabricantes sobre cuándo un alimento alcanza su máxima calidad, no una indicación de si es seguro comérselo (o no). Sólo la «fecha de caducidad» se relaciona con la seguridad alimentaria, por lo que, si un artículo ya ha pasado esa fecha, deséchalo.

Algunas reglas generales a tener en cuenta para artículos perecederos que requieren refrigeración:

- La leche generalmente es segura durante 2 a 3 días después de la fecha de caducidad; guárdala en la parte trasera del frigorífico, donde la temperatura es más fría.
- Los huevos se pueden consumir de manera segura durante varias semanas después de la fecha de caducidad que figura en la caja.
- El yogur y el requesón sin abrir se pueden consumir 14 días después de la fecha de «consumir antes de» que figura en el paquete.
- El pescado crudo, las aves frescas (no congeladas) y la carne picada deben cocinarse y consumirse dentro de los 2 días posteriores a la compra.
- Los fiambres deben consumirse dentro de los 3 a 5 días posteriores a la apertura del paquete. Lo mismo ocurre con las carnes recién cortadas de la tienda.

Si alguna vez tienes dudas sobre si un alimento es apto para el consumo, deja que tus sentidos te guíen: si ha adquirido un color extraño o se ha cuajado, o si huele a podrido o a rancio, lo mejor que puedes hacer es tirarlo a la basura o convertirlo en abono, sin probarlo «para estar seguro».

La despensa

Para empezar, es mejor seguir un enfoque tipo «primero en entrar, último en salir». En la clase de ciencias de los alimentos en la escuela de nutrición, aprendimos que los alimentos más duraderos deben colocarse en la parte trasera de la despensa y los que tienen más probabilidades de estropearse o ponerse rancios antes deben estar en la parte delantera. Para ayudar a guiar la elección de alimentos, también puedes utilizar este principio con productos saludables (bajos en calorías y azúcar). Si lo haces, tu despensa puede tener contenedores grandes que almacenen bolsas de frutos secos y palomitas de maíz en proporciones iguales al frente; en la parte posterior encontrarías las barritas de chocolate negro de 30 gramos. Ambos productos son saludables, pero las palomitas de maíz y las nueces son mejores como refrigerio fácil y para llevar, mientras que el chocolate negro es más adecuado para un bocado de vez en cuando, por lo que debes buscarlo para dar con él. Otras formas inteligentes de configurar tu despensa:

Minimiza la variedad: Puede que sea el placer de la vida, pero cuando se trata de comida, tener demasiada variedad puede hacer que comas más y elijas productos menos saludables. Por lo tanto, limita las opciones, especialmente cuando se trata de galletas saladas, *snacks* y cereales, y mejorarás las probabilidades de seguir con tus buenas intenciones de comer.

Recuerda, los artículos a granel pueden convertirse en una trampa: Sí, comprar al por mayor puede ayudarte a ahorrar dinero, pero también puede hacer que comas al por mayor. ¡Que no es lo que quieres! La solución es coger una bolsa de palomitas de maíz de gran tamaño o una caja enorme de cereales y dividir el contenido en raciones individuales en bolsas pequeñas. Si deseas motivarte aún más, puedes escribir algo en la bolsa con un rotulador permanente, como «saboréalo» o «mastica lentamente», que te ayudará a ser responsable de tu ingesta planificada.

Abastécete de alimentos básicos: Para tener a mano un suministro de ingredientes saludables que te permitan preparar comidas deliciosas y nutritivas en un instante, llena la despensa con los siguientes elementos esenciales:

- Productos enlatados o en tetrabrik: Salsa de tomate sin azúcar añadido, tomates cortados en trozos, tomates triturados, salsa de tomate, puré de tomate, calabaza, salmón salvaje enlatado, sardinas enlatadas, atún enlatado; frijoles negros bajos en sodio, judías pintas, judías rojas, garbanzos, lentejas, frijoles refritos sin grasa, leche de coco orgánica, sopas a base de caldo bajo en sodio. Dado que el revestimiento de muchas latas contiene BPA, también puedes buscar estos productos envasados en tetrabriks.
- Pastas: Pastas a base de legumbres (como frijoles negros, lentejas rojas y edamame), pasta de arroz integral, pasta 100% integral.
- Arroz y cereales integrales: Arroz integral, arroz rojo, arroz negro, arroz salvaje, *freekeh*, farro, cebada, cuscús perlado integral, mijo.
- *Snacks* saludables: Galletas de linaza, *pretzels* de espelta, chips de coco crudos sin azúcar, bolsas de palomitas de maíz preparadas (sólo con aceite o sal o hechas con aire).
- Bebidas no lácteas (que no necesitan ser refrigeradas hasta que se abren): Bebida de almendras sin azúcar, bebida de anacardo sin azúcar, bebida de cáñamo sin azúcar.
- Aceites y grasas: Aceite de oliva, aceite de coco, aceite de aguacate.
- Vinagres: Vinagre balsámico, vinagre de sidra, vinagre de vino blanco, vinagre de arroz.
- Hierbas y especias: Orégano, romero, cúrcuma o curry en polvo, pimienta negra, tomillo, canela, comino, chile en polvo, pimentón.
- Frutos secos y semillas: Almendras crudas sin sal, cacahuetes sin sal, mantequilla de cacahuete sin azúcar añadido, mantequilla de almendras, mantequilla de anacardos, anacardos crudos sin sal, pistachos sin sal, semillas de chía, semillas de lino.
- Varios: Proteína vegana en polvo, proteína de suero en polvo, guisantes y judías secas.

EL ENIGMA DE LAS CALORÍAS

Probablemente hayas escuchado la expresión «una caloría es una caloría», y es cierto que cualquier caloría que quede después de haber consumido las calorías que necesitamos para obtener energía se almacenará en forma de grasa. Pero hasta ahí llega la validez del argumento de la igualdad. La realidad es que, si bien todas las calorías nos dan energía, no todas las calorías son iguales, y ciertos órganos, incluido el hígado, son especialmente exigentes con las calorías que consumes. En lo que respecta al hígado y al corazón, las calorías de los alimentos ricos en fibra (como cereales integrales, legumbres, verduras y frutas), alimentos ricos en antioxidantes (como frutas y verduras coloridas), fuentes de proteínas magras (como el pescado, el marisco, la pechuga de pollo o de pavo sin piel, los huevos, las legumbres, los frutos secos, las semillas y los productos lácteos bajos en grasa) y las grasas saludables (como las grasas monoinsaturadas y poliinsaturadas) superan a todas las demás. Estas calorías deberían dominar tu dieta el 90% del tiempo; el otro 10% pueden considerarse las calorías «discrecionales», provenientes de dulces o caprichos ocasionales (como una bola de helado o un trozo de pastel de cumpleaños).

El camino hacia una mejor salud y una cintura más esbelta comienza comiendo los alimentos correctos (los que promueven la salud) y evitando los alimentos equivocados (los que pueden secuestrar tu apetito, tu peso y tu salud). Los planes de alimentación descritos en este libro no se centran en la cantidad de calorías, sino en la densidad de nutrientes de las calorías. Esto se debe a que las fuentes saludables de calorías te llenarán y harán que sea menos probable que comas en exceso. Por lo tanto, deja que los alimentos nutritivos ocupen un lugar central en tu vida y presta atención a los efectos que estas estrellas nutricionales tienen en tu cuerpo, incluido cómo te sientes y cómo funcionas, y con el tiempo te sentirás menos tentado por la comida basura y otros alimentos poco saludables. ¡Sentirte bien realmente puede autorreforzarte y ser prácticamente adictivo!

Del *freekeh* al miso, algunos ingredientes nuevos: Algunos de los alimentos de los siguientes planes de alimentación pueden ser nuevos para ti (y tu hígado). La mayoría de ellos se pueden encontrar en tu supermercado habitual o en tu tienda de alimentos naturales local.

Todos ellos se pueden encontrar en línea (a menudo en grandes cantidades y a menor costo). A continuación, se ofrece una breve guía sobre cuáles son estos alimentos inusuales y cómo utilizarlos.

Harina de almendras: La harina de almendras es una harina sin gluten que se elabora convirtiendo las almendras en polvo escaldándolas para quitarles la piel y luego moliéndolas hasta obtener una textura fina. La harina de almendras tiene más grasa que la harina normal para todo uso, pero tiene menos carbohidratos. Además, cuenta con una gran cantidad de vitamina E y, de promedio, unos 6 gramos de proteína por porción. Puedes comprar harina de almendras en cualquier supermercado, pero mejor aún, puedes hacer harina de almendras en tu propia cocina con almendras crudas y una picadora de buena calidad.

Galletas de proteína de almendras: En lugar de utilizar cereales, estas galletas están hechas de almendras, de semillas y especias, para crear un refrigerio crujiente y sabroso que contiene mucha proteína. Muchas tiendas de comestibles venden estas galletas. A menudo se encuentran cerca de los productos sin gluten.

Cereales antiguos: Cereales como la quinoa, la espelta, el mijo, la cebada, el bulgur, el *freekeh*, el farro, el *kamut*, el amaranto y el trigo sarraceno se consideran «antiguos» porque poco han cambiado en los miles de años transcurridos desde que los humanos comenzaron a consumirlos. Esto contrasta con cultivos más comerciales, como el trigo y el maíz, cuyas formas originales han sido alteradas drásticamente debido a la cría selectiva en la agricultura. Los cereales antiguos son excelentes fuentes de fibra y de cereales integrales intactos y, a menudo, también tienen un mayor contenido de proteínas y micronutrientes. La mayoría son tan fáciles de preparar como el arroz blanco y son un excelente cambio para incorporar más nutrición y sabor a tus comidas.

Pasta a base de legumbres: Ahora disponibles en muchas tiendas de comestibles tradicionales, estos fideos con forma de pasta están hechos completamente de frijoles negros, soja, lentejas u otras legumbres. Las pastas a base de legumbres incorporan proteínas y fibra y también reducen los carbohidratos en una comida. Se pueden utilizar de manera similar a las pastas tradicionales, pero la textura puede variar según el tipo de legumbre que se utilice. ¡Están completamente libres de cereales!

Arroz negro: A veces llamado arroz prohibido, el arroz negro tiene un sabor terroso y a nuez. Está cargado de fibra y vitamina B, y las investigaciones sugieren que puede contener más antioxidantes que combaten el cáncer que los arándanos o las moras. Puedes encontrar arroz negro en la mayoría de las tiendas naturistas y puedes usarlo en lugar de otros tipos de arroz en las recetas.

Brocolini: Un híbrido entre el brócoli normal y el brócoli chino (gai-lan), el brocolini tiene floretes más pequeños y tallos más largos y delgados, y un sabor ligeramente más dulce y una textura más tierna que el brócoli. Tiene un perfil nutricional similar al brócoli y se puede saltear, cocinar al vapor, asar o guisar.

Tortillas de arroz integral: Elaboradas con arroz integral en lugar de harina de trigo o de maíz, las tortillas de arroz integral ofrecen una fuente alternativa de cereales integrales y mucha fibra, manteniendo la misma funcionalidad que las tortillas tradicionales. Se pueden encontrar en la zona de panes de muchas tiendas naturistas y con los productos sin gluten en las tiendas de alimentación tradicionales.

Cacao en polvo: Polvo elaborado a partir de la molienda de granos de cacao enteros tostados que se utilizan para hacer chocolate, el cacao en polvo puede proporcionar el sabor del chocolate en batidos, sin los aditivos contenidos en el chocolate comercial. Con un sabor más rico y amargo que el chocolate con leche, el cacao en polvo es una buena fuente de potasio, zinc y antioxidantes. Las tiendas naturistas venden cacao en polvo en paquetes o bolsas.

Semillas de chía: Una antigua semilla mexicana de la planta *Salvia hispanica,* las semillas de chía proporcionan una fuente vegetal de ácidos grasos omega-3 (además de fibra y proteínas) muy adecuados en batidos, ensaladas y arroces. También se puede utilizar para espesar sopas y salsas, ya que se hincha hasta convertirse en una sustancia parecida a un gel cuando se sumerge en líquido. A diferencia de las semillas de lino, las semillas de chía no necesitan molerse primero para obtener los beneficios del omega-3. Hoy en día, las semillas de chía se pueden encontrar en la mayoría de las tiendas de comestibles.

Coco rallado: También llamados coco deshidratado, son trozos secos que se pueden incorporar fácilmente a batidos y ensaladas o usarse para hornear. El coco rallado se vende por bolsas en la mayoría de las tiendas de comestibles, así como a granel en las tiendas naturistas. Antes de comprarlo, revisa los ingredientes y elige una marca que no tenga azúcar añadido.

Edamame: Un nombre elegante para las semillas de soja tiernas que se han cosechado antes de que los granos hayan tenido la oportunidad de endurecerse. El edamame generalmente se hierve o se cuece al vapor en la vaina y se sirven con sal. Utilizado a menudo en la cocina japonesa, el edamame se ha vuelto bastante popular como guarnición o refrigerio también en Estados Unidos. Son una excelente adición a las ensaladas (incluso puedes preparar una salsa a base de edamame). Los encontrarás frescos o congelados en la mayoría de las tiendas de comestibles.

Corazones de cáñamo: Son la parte interna de las semillas de cáñamo, o semillas de cáñamo «descascaradas», que se digieren más fácilmente. Los corazones de cáñamo, que tienen un rico sabor a nuez similar al de los piñones, son una excelente fuente de ácidos grasos omega-3 y omega-6 de origen vegetal y son una proteína completa. Se pueden incorporar a ensaladas, batidos de proteínas, avena o muchas otras comidas para obtener un impulso nutricional.

Aceite de oliva infusionado: Hay disponible una variedad de aceites de oliva virgen extra, incluidos algunos con sabores añadidos, como albahaca, limón, ajo o romero. Como estos aceites de oliva brindan sabor sin ingredientes ni calorías adicionales, son una excelente opción para aderezos para ensaladas caseros.

Jícama: Un tubérculo que parece un cruce entre una patata y un nabo, la jícama cruda tiene un sabor ligeramente dulce y una textura crujiente similar a una castaña de agua. Tiene un alto contenido de vitamina C y fibra, es muy baja en grasa y, cuando se tritura o se corta en rodajas finas, es una excelente aportación a ensaladas o *wraps*. Encontrarás jícama en la sección de verduras de la mayoría de las tiendas de comestibles.

Kéfir: Producto a base de leche fermentada, el kéfir es una gran fuente de probióticos y proteínas. Tiene un sabor similar al yogur, pero una consistencia mucho más fina, parecida a la de una bebida. Puede consumirse solo, añadirse a recetas o mezclarse en batidos. El kéfir está disponible en la mayoría de las tiendas de comestibles, generalmente en botellas de 100 cc en la sección de lácteos. También está disponible el kéfir sin lácteos.

Puerros: Junto con las cebolletas, el ajo, las cebollas y las chalotas, los puerros son miembros de la familia de vegetales *Allium* (parecen cebolletas extragrandes). Cortarlos, saltearlos o asarlos realmente resalta su sabor dulce y fragante. Se pueden comer solos o añadirlos a muchos platos diferentes. Los encontrarás en la sección de verduras de la mayoría de las tiendas de comestibles.

Alternativas a la leche: Para aquellos que no pueden (o no quieren) beber leche de vaca, hay una variedad de alternativas no lácteas ampliamente disponibles, y su popularidad está creciendo debido a su alto contenido de nutrientes. Además, suelen tener menos calorías y menos azúcar (siempre que elijas los que no tienen azúcar añadido). En particular, la bebida de avena y vainilla sin azúcar es una opción deliciosa, con sólo 30 calorías por taza y una textura cremosa. Otros ejemplos son la bebida de soja, de coco, de anacardo y de arroz. Muchos vienen en cajas de cartón estables que no necesitan ser refrigeradas hasta que se abren.

Miso: Una pasta salada compuesta de soja fermentada, sal y malta de arroz. El miso viene en variedades roja, marrón, amarilla o blanca. Se utiliza comúnmente para hacer sopa, pero también se puede incorporar a aderezos para ensaladas, mezclar con aguacate como condimento e incluso incorporar a guisos y otras sopas. Es una gran fuente de isoflavonas, vitamina B, probióticos y enzimas.

Levadura nutricional: Normalmente utilizada como alternativa al queso en dietas veganas, la levadura nutricional es una levadura desactivada que viene en copos y se vende en tiendas naturistas. No fermenta panes ni otros productos horneados como lo hace la levadura activada. En cambio, se puede utilizar como aderezo en lugar del queso parmesano. Tiene un sabor a queso y nuez.

Proteínas en polvo: Las proteínas en polvo, que van desde las fuentes de origen vegetal (como la soja y los guisantes) hasta las fuentes de lácteos y huevos (como el suero y la clara de huevo), ofrecen una manera fácil de aumentar la ingesta de proteínas sin incorporar mucha grasa. Por lo general, se añade a los batidos, pero también se puede utilizar en *parfaits* de yogur o barritas energéticas caseras. Cuando compres proteínas en polvo, busca aquéllas con las listas de ingredientes más cortas y evita los ingredientes que no puedas pronunciar, así como aquéllos con sabores, edulcorantes y colorantes artificiales o una larga lista de hierbas y suplementos. Las proteínas en polvo suelen venderse en tiendas naturistas o grandes almacenes.

Quinoa: Cereal integral que se puede consumir de manera similar al arroz ya que tiene un sabor suave, la quinoa es el único cereal que es una proteína completa. En los últimos años, ha ganado popularidad en Estados Unidos y está ampliamente disponible en las tiendas de comestibles.

Verduras marinas: Las algas nori, la espirulina y otras son muy nutritivas y se pueden incorporar fácilmente a batidos de proteínas, ensaladas, salteados y otras recetas. Las algas deshidratadas se venden en paquetes de diferentes tamaños en la mayoría de las tiendas de comestibles (busca en el pasillo de comida étnica e internacional). Los diferentes tipos tienen distintos sabores, pero la mayoría son bastante suaves, lo que significa que puedes usarlas de manera similar a otras verduras. En las recetas que siguen, encontrarás vegetales marinos enumerados como «algas», «nori» o «espirulina».

Verduras «espiralizadas»: Dispositivo económico que se puede comprar en tiendas de artículos para el hogar o en línea, el espiralizador puede transformar verduras frescas, como calabacines, zanahorias y pepinos, en hebras largas y delgadas que parecen fideos. Las verduras en espiral tienen una textura excelente, especialmente cuando sustituyen a la pasta.

Semillas germinadas: Semillas que han comenzado a germinar o a «brotar». Las semillas germinadas contienen muchos nutrientes en un paquete pequeño. Lo más probable es que estés familiarizado con los brotes de alfalfa o los brotes de soja. De esta manera se pueden preparar muchas otras legumbres y semillas, incluidas lentejas, guisantes, garbanzos y semillas de girasol. Además, algunos panes integrales contienen semillas germinadas. Los brotes son un excelente añadido a ensaladas y sándwiches.

Tahíni: Pasta hecha de semillas de sésamo, el tahíni tiene mucho cobre y magnesio, los cuales son necesarios para mantener el cuerpo en óptimas condiciones, así como altas cantidades de calcio y zinc. Si bien es posible que estés familiarizado con el tahíni como ingrediente del hummus, también es una excelente adición a salsas, aderezos, guisos, sopas, adobos e incluso productos horneados. Puedes encontrarlo en la mayoría de las tiendas de comestibles.

Tempe: Fuente de proteína de origen vegetal elaborada a partir de soja, el tempe es más duro que el tofu y tiene un sabor a nuez. También es un alimento fermentado y, por tanto, una gran fuente dietética de probióticos. Lo encontrarás en la sección vegetariana refrigerada de la mayoría de las tiendas de comestibles.

Wasabi en polvo: Elemento básico del sushi, el wasabi es un tipo de rábano japonés con un sabor fuerte y picante. Cuando se seca, se convierte en un polvo que se puede incorporar fácilmente a aderezos, adobos y salsas. Se puede encontrar en tiendas especializadas en especias, mercados asiáticos y algunas tiendas naturistas.

Za'atar: Esta sabrosa mezcla de Oriente Medio de semillas de zumaque, tomillo, sal y semillas de sésamo se puede espolvorear sobre pan, huevos o verduras al vapor; mezclado con adobo para pollo; o espolvoreado con aceite de oliva virgen extra y utilizado como salsa para pan integral. Además de ofrecer una infusión de sabor delicioso, las bayas de zumaque y el tomillo se han relacionado con una menor incidencia de patógenos transmitidos por los alimentos. El *za'atar* se puede encontrar en tiendas de especias, mercados de Oriente Medio y en muchas tiendas de comestibles en el pasillo de las especias.

Lleva de viaje a tu dieta saludable

Si bien establecer un hogar saludable es esencial para un hígado sano, no podemos quedarnos en casa todos los días en nuestro ambiente cómodo y bien controlado. Tenemos trabajos, planes de viaje, obligaciones sociales y horarios que nos sacan de nuestro entorno y nos arrojan a otros. Para mantener el rumbo de tu plan de protección del hígado, necesitarás armarte con herramientas y tácticas que te ayudarán a sobrevivir en el mundo exterior. Para ayudarte a ti y a tu hígado a manteneros en mejor forma cuando dependas de otra persona para cocinar tus alimentos, sigue los siguientes pasos:

Planifica con anticipación: Muchos restaurantes ahora publican sus menús e información nutricional en línea, lo que te brinda la oportunidad de elegir tanto un restaurante como una comida que se ajusten a tu plan de alimentación saludable. Elige establecimientos con menús variados y evita los bufés libres o lugares donde los alimentos fritos dominen más de la mitad del menú. Una vez que hayas elegido un restaurante, llama con anticipación y haz preguntas como: «¿El chef puede modificar los elementos del menú según necesidades o solicitudes dietéticas específicas?» o «¿Puedo traer mi propio aderezo para ensaladas?».

Reserva cuando puedas: Si llegas a un restaurante y descubres que hay una espera de una hora para que te den una mesa, es probable que cuando te toque sentarte sientas mucha hambre incluso si ya picaste algo con anticipación. O bien, puedes dirigirte al bar para tomar una copa y tal vez un aperitivo mientras esperas. Incluso puedes decidir otra cosa para comer cuando veas y huelas lo que otros comensales han pedido. El resultado: toda tu buena planificación se va por la ventana, todo porque no pudiste sentarte de inmediato. Hacer una reserva puede evitar que se dé este escenario. (Es una buena idea llevar contigo un refrigerio pequeño, como una bolsa de almendras de una sola ración, por si acaso).

Primero el refrigerio: Cuando llegas a un restaurante sintiéndote hambriento, es fácil comer en exceso (¡especialmente si no tienes una reserva y tienes que esperar que te asignen la mesa!). Por eso es inteligente tomar un pequeño refrigerio con anticipación. Comer algo que incluya una proteína y un carbohidrato complejo (como yogur bajo en grasa y bayas o hummus y zanahorias *baby)* de antemano debería ayudarte a entrar a un restaurante con la moderación intacta.

Establece un modelo de éxito «en la mesa»: Para empezar, debes ser la primera persona en la mesa en hacer el pedido porque la presión de los compañeros no termina en la escuela secundaria. Las investigaciones sugieren que, si estás con un grupo de personas, pedir primero puede ayudarte a mantenerte fiel a lo que quieres comer y evitar dejarte influenciar por lo que piden las demás personas. Para reducir las porciones, ayuda encontrar un aliado con quien compartir un plato principal. No dudes en crear tu propia comida: la gente suele considerar las «guarniciones» como formas de mejorar el plato principal, pero puedes preparar una comida saludable a base de vegetales combinando un par de guarniciones que te atraigan, en lugar de pedir un plato principal.

Pregunta al camarero (pero no seas grosero): No dudes en hacer preguntas para determinar qué hay realmente en un plato en particular. Si algo se sirve con una «salsa ligera», no te tomes la descripción al pie de la letra: pregunta qué contiene. Además, no tengas miedo de hacer peticiones especiales, como pedir que un trozo de pescado se cocine a la parrilla o a la plancha en lugar de freírlo, un plato de pasta con más verduras y menos pasta, o que te sirvan una salsa como acompañamiento en lugar de sobre el pescado, o que te preparen algo con aceite de oliva en lugar de mantequilla.

Come y bebe despacio: Mantén las prácticas de alimentación consciente que utilizas en casa, es decir, come despacio, deja el tenedor entre bocado y bocado y disfruta de los otros aspectos importantes de la comida, como la conversación y la compañía. Si bebes alcohol, limítate a un cóctel o a una copa de vino o de cerveza y da muchos sorbos de agua entre cada sorbo de alcohol.

Sé exigente con los postres: Si te preguntan si te gustaría ver una carta de postres, rechaza cortésmente la oferta, simplemente dile que estás demasiado lleno después de la deliciosa comida. Si debes comer postre, elige fruta fresca (como mezcla de bayas) o un sorbete. O comparte un postre más rico con uno de tus compañeros de cena y disfruta de unos bocados. Todos merecemos un capricho de vez en cuando, la clave es limitar la cantidad que se consume.

Renovar tu cocina, incorporar regularmente alimentos sabrosos y saludables en sus comidas y comer de manera inteligente en los restaurantes le brindará a tu cuerpo el combustible adecuado para que puedas sentirte y funcionar de la mejor manera. Tanto si quieres mejorar tu dieta para perder peso como si simplemente quieres proteger tu hígado (junto con el resto de tu cuerpo), querrás poner en práctica los principios que acabas de leer. En los siguientes dos capítulos obtendrás información privilegiada sobre cómo hacer que estas estrategias funcionen para tus objetivos personales.

PARTE TRES

Crea un futuro saludable para tu hígado

Capítulo 9

El plan de alimentación «Ama a tu hígado»

Cuando se trata de mejorar sus hábitos alimentarios, muchas personas piensan que eso significa que pasarán hambre continuamente o tendrán que privarse de alimentos sabrosos. ¡Eso simplemente no es cierto! Como ya has visto en los capítulos anteriores, es completamente posible seguir un régimen de alimentación saludable que proporcione muchos nutrientes y mucho placer mientras proteges el hígado, la salud general y el peso. Como ya habrás aprendido, en lo que respecta a tu hígado, la clave para comer bien es consumir muchos alimentos ricos en nutrientes y antioxidantes que apoyen tu hígado y evitar alimentos que puedan dañar ese órgano vital.

El plan de cuatro semanas que sigue está diseñado para ayudarte a mantener el peso, mientras que el plan del capítulo 10 está formulado para ayudarte a perder peso. Aunque contar calorías no forma parte de la ecuación, en caso de que tengas curiosidad, éste contiene aproximadamente entre 1800 y 2100 calorías por día: de 400 a 500 para el desayuno, el almuerzo y la cena respectivamente, más de 400 a 500 para las meriendas y el picoteo. Debes elegir este plan si tu peso está en el rango normal (o cerca de él), tanto si siempre has estado ahí como si has perdido peso y ahora quieres mantener el peso actual, y deseas mejorar la salud de tu hígado.

Los siguientes planes de alimentación y recetas te proporcionarán una gran cantidad de alimentos que promueven la salud. Son deliciosos, fáciles de preparar y saciantes. Al eliminar alimentos que puedan dañar tu hígado y alimentar a este valioso órgano con alimentos que te ayudarán a prosperar, estarás potenciando los poderes del mago detrás del telón, el que controla gran parte del destino de tu salud, de manera increíble. El plan de cuatro semanas incluye más de ochenta comidas y refrigerios para elegir. Estas ofertas de menú te brindarán una poderosa explosión nutricional en cada bocado. (¡Tus papilas gustativas también estarán bastante satisfechas!).

Algunas notas rápidas sobre bebidas y refrigerios:

Bebidas: Bebe mucha agua y bebidas sin calorías (como agua mineral con una rodaja de limón o de lima o té helado), así como té y café calientes si te gustan estas bebidas.

Refrigerios: ¿Necesitas un refrigerio? Sigue con los alimentos que aman al hígado y que ya conoces, como frutos secos, frutas, hummus o incluso un pequeño trozo de chocolate negro.

Si deseas perder peso, lo mejor que puedes hacer es consultar el plan de dieta del capítulo 10. ¡Buen provecho!

NOTA: Encontrarás que todas las recetas del siguiente plan con un *
están marcadas como LYL[1] en el apéndice A, «Recetas», al final del libro.

SEMANA 1

Lunes

DESAYUNO: 2 tostadas con canela y moras (hechas de pan integral bañado en 2 huevos, mezclados con canela molida y 2 cucharadas de yogur bajo en grasa y cocido en 2 cucharaditas de aceite de coco, luego cubierto con ½ taza de moras frescas).

ALMUERZO: Rollo de mantequilla de cacahuete y frutas (preparado untando 2 cucharadas de mantequilla de cacahuete sin azúcar añadido en una tortita integral y cubriéndolo con ½ taza de rodajas de fresa o plátano); de acompañamiento, ½ taza de rodajas de manzana con canela molida o un yogur natural.

---

1. Acrónimo de «*Love your liver*», el título del capítulo. *(N. del T.)*.

Cena: 1 taza de pollo salteado con espárragos, pimientos y anacardos*
sobre 1 taza de *freekeh* o quinoa cocida.

Para picar: ½ plátano en rodajas, con 30 gramos de chocolate negro
derretido encima o ½ taza de sandía.

Martes

Desayuno: 1 taza de copos de avena, cocida en bebida de avena sin
azúcar o anacardos con canela molida, un puñado de nueces y
½ plátano en rodajas.

Almuerzo: 1 tazón de judías verdes y quinoa.*

Cena: 120 gramos de salmón escalfado con ½ alcachofa al horno* y
½ taza de arroz salvaje pilaf.

Para picar: 1 manzana mediana con 1 cucharada de mantequilla de
cacahuete sin azúcar añadido o 3 zanahorias enteras, cortadas en
palitos, con ½ taza de hummus de judías blancas.*

Miércoles

Desayuno: Un batido de kéfir de 220 gramos (pon ½ taza de kéfir,
½ taza de arándanos y/o frambuesas y 1 cucharadita de miel en una
batidora y mezcla hasta obtener la consistencia deseada; 1 cucharadita de proteína de suero en polvo, opcional).

Almuerzo: 2 tazas de *bok-choy* braseado, mezclado con ½ taza de tofu
al ajillo* y 1 taza de arroz integral cocido.

Cena: 1 taza de espaguetis integrales, cubiertos con 3 albóndigas de
pavo con espinacas,* 1 taza de col rizada y 1 taza salsa de tomate sin
azúcar añadido, con guarnición de brócoli al vapor.

Postre o dulce: 1 bocadito de *brownie* de aguacate.*

Para picar: 30 gramos de semillas de soja o 1 taza de yogur bajo en
grasa cubierto con ½ taza de frambuesas y 1 cucharada de semillas
de chía.

Jueves

Desayuno: Burrito elaborado con 1 huevo revuelto con 1 cucharada
de aceite de oliva, mezclado con ½ taza de tomate picado, 2 cucharadas de perejil y ¼ de taza de frijoles negros y envuelto en una
tortilla de trigo integral o de arroz integral.

ALMUERZO: 1 taza de ensalada de mango, aguacate y frijoles negros*
con 1 cucharada de corazones de cáñamo.

CENA: 1 taza de sopa de maíz fácil,* 120 gramos de atún asado en
1 cucharada de aceite de oliva con ensalada de hojas de diente de
león.*

PARA PICAR: 240 gramos de batido verde* o de 10 a 12 galletas integrales con 1 cucharada de mantequilla de almendras.

Viernes

DESAYUNO: *Parfait* de yogur elaborado con 1 taza de yogur bajo en
grasa, ¼ de taza de arándanos, ¼ de taza de frambuesas, ¼ de taza
de moras y 30 gramos de nueces picadas.

ALMUERZO: 120 gramos de pollo asado con 1 taza de brócoli estofado
sobre 1 taza de quinoa cocida.

CENA: 2 tacos de pescado,* más ½ taza de chips de tortilla horneados,
½ taza de salsa y ¼ de taza de guacamole como acompañamiento.

PARA PICAR: Té verde y una naranja o manzana mediana.

Sábado

DESAYUNO: Sándwich de huevo florentino elaborado con 1 huevo frito con 1 cucharadita de aceite de oliva, con ¼ de taza de espinacas
en un panecillo 100 % integral.

ALMUERZO: Sándwich de tempe (un trozo de tempe de 120 gramos, de
cualquier sabor, asado con 1 cucharada de aceite de oliva, 2 rebanadas de pan de masa madre 100 % integral) con 1 taza de coles de
Bruselas asadas* con ajo.

CENA: 1 hamburguesa de lentejas con chía,* cubierta con ½ taza de
espinacas, 1 rodaja de tomate y 2 cucharadas de albahaca picada en
un panecillo integral, 1 taza de boniatos fritos al horno.

PARA PICAR: ½ taza de chips de remolacha asados caseros* o 30 gramos
de almendras crudas.

Domingo

DESAYUNO: Huevos revueltos (1 huevo más 2 claras) encima de
120 gramos de salmón ahumado; ½ taza de fresas frescas de acompañamiento.

ALMUERZO: 1 taza de quinoa cocida, hecha con bebida de avena sin azúcar, con manzanas picadas, ¼ de cucharadita de canela molida y 30 gramos de nueces picadas.

CENA: Pizza de pita con verduras (2 mitades de pita integral, cada una con ¼ de taza de salsa para pizza baja en azúcar, 2 cucharadas de queso *mozzarella* y 3 hojas de espinacas, cocidas en un horno tostador), 2 tazas de ensalada de verduras con 2 cucharadas de aderezo balsámico.

PARA PICAR: ¼ de taza de hummus de edamame* con 10 o 12 galletas integrales o 1 *muffin* de calabacín mediano.*

SEMANA 2

Lunes

DESAYUNO: 1 huevo pasado por agua con ½ aguacate en rodajas y un *muffin* inglés 100% integral (incorpora 1 cucharada de aceite de oliva al *muffin* tostado).

ALMUERZO: 1 taza de copos de avena, cocida en bebida de avena sin azúcar con un puñado de almendras fileteadas y ½ taza de manzana picada.

CENA: 2 tazas de calabacín en espiral con 1 taza de salsa de tomate sin azúcar añadido, 2 cucharadas de queso parmesano y 120 gramos de pollo asado o salmón salvaje.

PARA PICAR: 6 albaricoques cubiertos de chocolate negro o un plátano entero con 1 cucharada de mantequilla de cacahuete sin azúcar añadido.

Martes

DESAYUNO: 1 taza de cereal integral triturado con 2 cucharadas de nueces picadas, ½ taza de arándanos y 1 taza de bebida de avena sin azúcar.

ALMUERZO: Hamburguesa de salmón salvaje (a la parrilla o a la plancha) en un pan integral con una guarnición de rúcula y tomates (1 taza de rúcula, ½ taza de tomates cherri enteros y 2 cucharadas de aceite de oliva con infusión de limón).

Cena: 120 gramos de pechuga de pollo asada con 1 taza de ensalada de remolacha y naranja sobre quinoa cocida.

Para picar: 15 galletas de proteína de almendras sin cereales con ½ taza de requesón bajo en grasa o 1 taza de yogur griego natural bajo en grasa con ½ taza de frambuesas y 1 cucharada de miel o un puñado de nueces.

Miércoles

Desayuno: 1 taza de avena remojada de la noche a la mañana* con mantequilla de almendras.

Almuerzo: Sándwich de tempe (un trozo de tempe de 120 gramos, de cualquier sabor, asado en 1 cucharada de aceite de oliva, sobre 2 rebanadas de pan de masa fermentada 100 % integral con 2 cucharadas de aguacate untado* y ½ taza de espinacas encima).

Cena: 1 taza de arroz integral hervido con 1 cucharada de aceite de oliva con infusión de ajo y ½ taza de frijoles rojos mezclados (reserva aproximadamente 1 cucharada del líquido de la lata de frijoles y mézclalo con el arroz integral); calienta la mezcla en una sartén e incorpora 2 tazas de col rizada hasta que se ablande.

Para picar: 2 bolas de mantequilla de cacahuete* o 1 manzana honeycrisp orgánica con 2 cucharadas de mantequilla de cacahuete sin azúcar añadido y canela molida.

Jueves

Desayuno: Huevos revueltos (1 huevo entero y 1 clara de huevo) con 1 cucharada de aceite de coco con 2 rebanadas de pan tostado integral y ½ taza de fresas.

Almuerzo: 1 taza de sopa de judías negras* cubierta con 2 cucharadas de yogur griego natural bajo en grasa y cilantro picado.

Cena: Un trozo de 150 gramos de salmón salvaje, salteado, servido con ½ taza de pasta de edamame con 2 cucharadas de salsa pesto y 1 taza de brócoli al vapor.

Para picar: Una pieza de 30 gramos de chocolate negro con 70 % de cacao con ½ taza de moras o 3 ½ tazas de palomitas de maíz en bolsa (variedad simple sólo con aceite y sal marina).

Viernes

DESAYUNO: 1 *muffin* inglés integral con 2 cucharadas de mantequilla de anacardo natural y una guarnición de ½ taza de manzana picada.

ALMUERZO: 2 tazas de ensalada mezclum o una mezcla de espinacas y col rizada con ½ aguacate picado, ¼ de taza de pimiento naranja picado y 2 cucharadas de semillas de calabaza germinadas con 2 ½ cucharadas de aceite de oliva y 1 cucharada de vinagre balsámico de higos con 120 gramos de pollo asado rebanado.

CENA: Tacos de frijoles y tofu (utiliza ½ taza de frijoles negros de la sopa del día anterior; incorpora ½ taza de tofu en dados salteados en 1 cucharada de aceite de oliva y ponlos en 2 tortillas de maíz), acompañados con queso *cheddar* bajo en grasa, cebolletas y tomates picados.

PARA PICAR: ¼ de taza de hummus* con 15 galletas de semillas sin cereales o 1 taza de palitos de zanahoria; o una barra de queso en tiras con 1 pera.

Sábado

DESAYUNO: *Parfait* de yogur (1 taza de yogur griego natural bajo en grasa con ½ taza de bayas mixtas, 1 cucharadita de jarabe de arce puro y 2 cucharadas de almendras fileteadas).

ALMUERZO: Rollitos de pavo y acelgas (enrolla 120 gramos de pavo sin nitratos en rodajas con tiras de acelgas, corta 1 rebanada de queso *cheddar* blanco orgánico y 1 ½ cucharadas de aguacate).*

CENA: 1 taza de espaguetis de soja y limón con rúcula,* cubierto con 2 cucharadas de semillas de cáñamo.

PARA PICAR: 1 taza de requesón bajo en grasa con 1 cucharada de miel o ½ taza de frambuesas y 1 o 2 puñados de láminas de almendras crudas.

Domingo

DESAYUNO: 2 trozos pequeños de tortilla de verduras* más 1 rebanada de pan de cereales germinados y un chorrito de aceite de oliva.

ALMUERZO: 1 taza de ensalada de remolacha y naranja* con un panecillo pequeño 100 % integral y media lata de 180 gramos de salmón salvaje.

CENA: 2 rebanadas de pizza vegetal fácil.*

PARA PICAR: 1 taza de ensalada de frutas cubierta con 2 cucharadas de nueces picadas o 2 bolas de mantequilla de cacahuete.*

SEMANA 3

Lunes

DESAYUNO: 3 tortitas de trigo sarraceno (de 10 centímetros), cubiertas con ½ taza de frambuesas, ½ taza de arándanos y 2 cucharaditas de jarabe de arce puro.

ALMUERZO: 1 ½ tazas de sopa de frijoles negros* con 8 galletas integrales.

CENA: 120 gramos de pechuga de pollo al horno con 1 taza de zanahorias moradas asadas (consulta la receta de tubérculos asados*) y ½ taza de quinoa cocida.

PARA PICAR: 1 lata de sardinas con 8 galletas saladas 100 % integrales o 1 taza de chips de remolacha asada.*

Martes

DESAYUNO: Burrito picante (revuelve 1 huevo y 1 clara de huevo con 3 cucharadas de queso *cheddar* bajo en grasa; ponlo en una tortilla de maíz con ¼ de taza de salsa, ¼ de taza de granos de maíz y un chorrito de salsa picante).

ALMUERZO: 1 tazón cremoso de quinoa y cacahuete con boniatos.*

CENA: Hamburguesa de salmón (utiliza la variedad silvestre congelada) con una guarnición de brócoli y ½ taza de arroz integral cocido.

PARA PICAR: Ajo asado (corta la parte superior de una cabeza de ajo, rocíala con aceite de oliva y ásala envuelta en papel de aluminio a 200 °C durante 25 minutos) con 6 a 8 galletas de harina de almendras o tantos palitos de pimiento como desees con ¼ de taza de hummus.*

Miércoles

DESAYUNO: Batido energizante de col rizada.*

ALMUERZO: Sándwich de mantequilla de almendras y frambuesas (pon 1 cucharada de mantequilla de almendras y ¼ de taza de frambuesas o rodajas de pera en 2 rebanadas de pan 100 % integral).

Cena: 2 tazas de espaguetis de calabaza con 1 taza de salsa de tomate sin azúcar añadido y 3 albóndigas de pavo con espinacas.* (Para preparar los espaguetis de calabaza: corta la calabaza por la mitad a lo largo y quítale las semillas; unta la pulpa de la calabaza con aceite de oliva extra virgen y colócala boca abajo en una bandeja para hornear. Hornéala a 200 °C de 30 a 45 minutos, o hasta que esté tierna; utiliza un tenedor para sacar las hebras).

Para picar: 1 puñado de pistachos con 1 manzana pequeña o ¼ de taza de edamame seco.

Jueves

Desayuno: 1 taza de cereales de trigo triturados con 3 cucharadas de nueces, 1 cucharada de semillas de chía y ½ taza de fresas con 1 taza de bebida de avena sin azúcar.

Almuerzo: 1 ½ tazas de sopa de lentejas vegetariana baja en sodio de lata, con 1 taza de espinacas picadas, más un pequeño panecillo de masa madre integral como acompañamiento.

Cena: 120 gramos de pollo al horno con ½ taza de pasta de frijoles negros cocidos mezclada con ¼ de taza de pesto de frasco y 1 taza de coles de Bruselas asadas.*

Para picar: 1 manzana y 1 barra de queso en tiras o 1 o 2 puñados de cacahuetes tostados.

Viernes

Desayuno: 1 taza de avena cocida cortada con ½ taza de bayas frescas y 2 cucharadas de nueces.

Almuerzo: 120-150 gramos de salmón al horno con 1 taza de brocolini al vapor y ½ taza de quinua cocida con 1 cucharada de aceite de oliva.

Cena: 1 taza de sopa de lentejas rojas* y ½ taza de coliflor al curry.*

Para picar: 2 trufas veganas* o 1 rama de apio con 2 cucharadas de mantequilla de almendras y 1 cucharada de semillas de lino.

Sábado

Desayuno: 1 huevo entero y 2 claras revueltos con ½ taza de setas *shiitake* y ¼ de cebolla picada. Sírvelos con 1 rebanada de pan tostado integral o envuelto en una tortita de arroz integral.

ALMUERZO: Sándwich abierto de aguacate (1 rebanada de pan tostado integral, cubierta con ½ aguacate en rodajas, ¼ de taza de brotes de brócoli y 3 cucharadas de hummus;* añade ¼ de taza de cebolla morada cruda en rodajas, si lo deseas).

CENA: 1 ½ tazas de vegetales asados (pimientos rojos en rodajas, champiñones, cebollas, calabacines, marinados en 2 cucharadas de aceite de oliva, 1 cucharada de zumo de limón, 1 ½ cucharaditas de cúrcuma, sal y pimienta, y luego asados) servidos sobre 1 taza de farro cocido.

PARA PICAR: 1 plátano triturado, con 1 cucharada de mantequilla de cacahuete sin azúcar añadido y 1 cucharada de chispas de chocolate derretido encima o 1 taza de cerezas.

Domingo

DESAYUNO: *Parfait* de granada (mezcla 1 taza de yogur griego natural bajo en grasa con 1 cucharada de miel, 1 cucharadita de extracto puro de vainilla y 3 cucharadas de nueces picadas; incorpora ½ taza de semillas de granada por encima).

ALMUERZO: Sándwich de berenjena a la parrilla (corta la berenjena en rodajas finas y úntala con aceite de oliva con ajo, luego cocínala a la parrilla o saltéala ligeramente; colócala sobre 2 rebanadas de pan de cereal germinado tostadas con 3 cucharadas de aguacate y ½ taza de espinacas).

CENA: 2 rebanadas de pizza de calabacín con pesto,* más una sencilla ensalada verde con aderezo balsámico para obtener un impulso antioxidante aún mayor.

PARA PICAR: 1 kiwi mediano con 2 a 3 higos secos medianos o 1 porción de *pretzels* 100 % integrales con ½ taza de hummus de edamame.*

SEMANA 4

Lunes

DESAYUNO: Sándwich abierto de plátano (corta 1 plátano a lo largo, unta 1 cucharada de mantequilla de almendras en cada lado, incorpora 1 cucharadita de cerezas secas y 1 cucharadita de semillas de cáñamo).

ALMUERZO: 1 taza de ensalada de *freekeh* con moras* con 3 albóndigas de pavo con chía.*

CENA: 1 taza de calabacín en espirales, salteado ligeramente en aceite de oliva, sazonado con sal y pimienta; sírvelo con 3 gambas salvajes grandes a la plancha, cubiertas con 1 taza de rúcula y un chorrito de aceite de oliva con zumo de limón.

PARA PICAR: 1 manzana entera al horno con canela molida o 1 taza de garbanzos crujientes.*

Martes

DESAYUNO: 1 taza de cereales de trigo rallados con ¼ de taza de coco rallado sin azúcar añadido, 3 cucharadas de semillas de cáñamo y 1 taza de bebida de avena sin azúcar.

ALMUERZO: 1 taza de ensalada tibia de champiñones y col rizada* con ½ taza de tempe en dados.

CENA: 2 brochetas de verduras y gambas (una combinación de gambas, trozos de pimiento morrón, tomates y cebolla, sazonados con sal y pimienta) con 1 taza de arroz integral cocido.

PARA PICAR: 3 ½ tazas de palomitas de maíz simples o 1 taza de bayas mixtas con ½ taza de yogur griego bajo en grasa.

Miércoles

DESAYUNO: 1 tazón de desayuno tropical.*

ALMUERZO: 1 ½ tazas de ensalada de col rizada y manzana.*

CENA: 1 taza de pasta de frijoles negros con 1 taza de brocolini al vapor, 1 cucharada de aceite de oliva con infusión de ajo y de 120 a 150 gramos de pechuga de pollo, asada o al horno, sazonada con sal y pimienta.

PARA PICAR: ½ taza de chips de remolacha asada* o 2 bolas de mantequilla de cacahuete.*

Jueves

DESAYUNO: 1 huevo frito, con un *muffin* inglés 100% integral, cubierto con 1 rebanada de queso *cheddar* bajo en grasa.

ALMUERZO: 1 taza de lentejas cocidas con una porción de 120 a 150 gramos de salmón a la plancha y ½ taza de zanahorias ralladas.

Cena: 1 filete de coliflor grande* con 1 taza de tofu en dados, salteado en 1 cucharada de aceite de coco y sazonado con sal y pimienta.

Para picar: 1 taza de *pretzels* 100 % integrales o de espelta más ¼ de taza de hummus* o ¼ de taza de mezcla de frutos secos saludables (hecha con ½ taza de semillas de calabaza germinadas, ½ taza de anacardos crudos, ½ taza de almendras y ½ taza de chispas de chocolate negro).

Viernes

Desayuno: 1 taza de avena remojada de la noche a la mañana;* disfrútala fría o caliéntala en el microondas.

Almuerzo: Boniato relleno (cocina en el microondas 1 boniato mediano hasta que esté bien cocido; córtalo y rellénalo con ½ taza de frijoles negros, ¼ de taza de queso *cheddar* bajo en grasa y ¼ de taza de yogur griego).

Cena: Hamburguesa de atún* servida en pan de pita 100 % integral con ½ taza de brotes de brócoli; combínalo con 1 taza de brócoli al vapor.

Para picar: 8 orejones bañados en ¼ de taza de chocolate negro derretido o ½ taza de pera y manzana picadas, espolvoreados con canela molida.

Sábado

Desayuno: 1 huevo ligeramente frito en 1 cucharadita de aceite de oliva, cubierto con ½ taza de brotes de brócoli y sazonado con sal y pimienta; combínalo con 1 o 2 rebanadas de pan de cereales germinados.

Almuerzo: 1 hamburguesa de salmón salvaje congelado, cocido y servido en un panecillo 100 % integral con ensalada de col rizada y espinacas (encima 1 taza de col rizada y 1 taza de espinacas con 2 cucharadas de aceite de oliva, 2 cucharaditas de vinagre balsámico de higos, 1 cucharadita de miel y sal y pimienta).

Cena: 3 tacos de pollo con acelgas.*

Para picar: 1 barrita de calabaza* o 1 taza de chips de tortilla horneados con ½ taza de salsa.

Domingo

DESAYUNO: Huevos revueltos (1 huevo entero más 2 claras) con arroz integral, con una pizca de queso *cheddar* bajo en grasa.

ALMUERZO: 1 tazón cremoso de quinoa y cacahuete con boniatos.*

CENA: 1 taza de pasta de edamame con 1 taza de salsa de tomate sin azúcar añadido, 3 cucharadas de queso parmesano y 1 taza de brócoli al vapor.

PARA PICAR: 1 huevo duro con ½ aguacate cortado en rodajas y un chorrito de aceite de oliva, aderezado con sal y pimienta, o 1 taza de yogur desnatado con ½ taza de moras y 1 cucharadita de miel.

CAPÍTULO 10

La dieta del hígado delgado

Si deseas perder peso, has venido al lugar correcto, ¡éste es el capítulo! Sin embargo, no voy a mentirte: perder peso no es fácil, como muchos de mis pacientes saben muy bien. Pero tampoco tiene por qué ser tan difícil como parece. El proceso de adelgazamiento puede caer en algún punto entre los dos extremos del espectro, en la zona gris, pero sólo si se desarrolla la mentalidad adecuada. Para perder peso y no recuperarlo, necesitarás cambiar tus hábitos alimentarios, pero también deberás modificar tu comportamiento en otras áreas de tu vida. Ésa es la clave para un éxito duradero en la pérdida de peso, y te prometo que puedes encontrar esa clave y ponerla en práctica para lograr una mejor salud para ti. En mi trabajo, he ayudado a innumerables personas a perder peso y mejorar su salud, y te ayudaré a hacerlo a ti también.

Vale la pena el esfuerzo porque perder el exceso de peso tiene muchos efectos dominó positivos: para el hígado, el corazón, el cerebro y prácticamente todas las demás partes de tu organismo. Si tienes sobrepeso, una reducción de peso, incluso pequeña, puede generar grandes beneficios para tu hígado, reduciendo la inflamación del hígado, la acumulación de tejido cicatricial (fibrosis) y los depósitos de grasa, y aliviando la resistencia a la insulina y otros marcadores del síndrome metabólico. Estas últimas afecciones desempeñan funciones de apoyo en la enfermedad del hígado graso no alcohólico (EHGNA). Como ya sabes, dos de las mejores formas de revertir la enfermedad del hígado graso son mediante cambios en la dieta y el ejercicio que conduzcan a

189

la pérdida de peso. De hecho, las investigaciones han encontrado que entre las personas con EHGNA, perder peso puede llevar a la desaparición completa de esa enfermedad. ¡Adelgazar es realmente así de poderoso!

En un nivel fisiológico básico, la pérdida de peso no implica más que ingerir menos calorías de los alimentos de las que gastas a través de las funciones corporales y actividades físicas normales. El equilibrio de estas influencias simplemente necesita caer hacia el lado correcto del punto de apoyo (se queman más calorías de las que se consumen) para que se produzca la pérdida de peso. Si el equilibrio se inclina hacia el lado equivocado (se consumen demasiadas calorías y se queman muy pocas), el exceso de calorías se almacena en forma de grasa, ¡lo cual es una mala noticia para el hígado y la cintura!

Para adoptar un enfoque constante y sostenible para perder peso, recomiendo apuntar a un déficit calórico de 500 calorías por día. Esto te permitirá perder al menos 500 gramos por semana (ya que 500 gramos de grasa corporal equivalen a 3500 calorías), que es una tasa de pérdida de peso constante y sostenible. Puedes hacerlo reduciendo 500 calorías de tu dieta diaria, quemando 500 calorías adicionales al día mediante ejercicio o adoptando el enfoque combinado reduciendo 250 calorías de tu ingesta de alimentos y quemando 250 adicionales mediante actividad física. Mi opinión es que este último enfoque es mejor porque: (a) hacer una reducción de 250 calorías en la ingesta de alimentos no es tan perjudicial para el sistema como lo es una reducción de 500 calorías; y (b) incorporar ejercicio al régimen ayuda a prevenir la pérdida de masa muscular y proporciona beneficios protectores adicionales para el hígado y el sistema cardiovascular, como se ha descrito antes. La buena noticia es que no es necesario contar calorías. ¡Ya lo he hecho yo por ti en este plan!

El siguiente plan de pérdida de peso te proporcionará entre 1200 y 1600 calorías al día, lo que te ayudará a lograr una pérdida de peso duradera sin que te sientas privado de nada. Si tu objetivo es perder medio kilo por semana y establecer metas razonables y alcanzables a largo plazo, estarás preparándote para el éxito. Entonces, si tu objetivo general es perder 18 kilos, un buen enfoque es esforzarte por perder 5 kilos en los siguientes dos meses, luego repetir y esforzarte por alcanzar el siguiente hito (otros 5) a partir de ahí. De hecho, las investigaciones sugieren que las personas que pierden peso de manera gradual y constante son más capaces de mantenerlo a largo plazo. Una vez que alcances el peso ideal, querrás volver al plan de alimentación «Ama a tu hígado» (consulta el capítulo 9) para un mantenimiento de por vida.

Después de años de ver a personas luchar con sus objetivos de pérdida de peso, he adquirido una valiosa perspectiva sobre estrategias que pueden ayudar a facilitar el proceso de pérdida de peso. Lo creas o no, a menudo son las pequeñas cosas las que frustran los objetivos de pérdida de peso de las personas, ya sea el sándwich habitual (rico en grasas y calorías), los condimentos que hacen que las comidas sean más sabrosas, el hábito de beber demasiadas calorías o picar mucho entre horas, u otros factores. He incorporado estos conocimientos en este plan para que no tengas que pensar en ellos.

Además de contener una reducción de calorías (de las que consumes ahora), este plan de pérdida de peso contiene muchos alimentos ricos en probióticos, frutas y verduras ricas en antioxidantes, cereales integrales ricos en fibra y en ácidos omega-3 antiinflamatorios (amantes del pescado, ¡regocijaos!). Carece de alimentos proinflamatorios (como azúcares simples, carbohidratos refinados o procesados, la mayoría de las grasas saturadas y grasas trans) que dañan el hígado y varios aspectos de la salud cardiovascular, y contiene alimentos que ayudan a regular los niveles de azúcar en la sangre y el control de los lípidos, lo que es importante porque la reducción de los factores de riesgo de enfermedades cardiovasculares y diabetes tiende a ir de la mano con la mejora de la salud del hígado. Encontrarás cantidades moderadas de grasas saludables (en forma de semillas y aceite de oliva, en particular) y hierbas y especias que promueven la salud para mantener las comidas deliciosas y nutritivas. Todos estos enfoques están diseñados para mejorar la condición del hígado y al mismo tiempo ayudar a adelgazar, lo que a su vez mejorará el bienestar de este órgano vital.

Después de divorciarse, Melissa, de 67 años, estaba lista para perder peso (tenía 10 kilos de más, principalmente alrededor de su abdomen) y seguir con su vida, razón por la cual vino a verme hace un par de años. Madre de cinco hijos adultos, seguía un riguroso programa de voluntariado en varias organizaciones sin fines de lucro. La dieta de Melissa dependía de su congelador y microondas para las primeras comidas del día y de eventos especiales para las cenas. Aparte de hacer yoga de vez en cuando, no hacía ejercicio ni hacía mucho para controlar su estrés. También consumía alcohol al menos cinco noches a la semana, en eventos.

Para ayudarla a adelgazar, la animé a comenzar a comer alimentos reales (en lugar de comidas congeladas) y la ayudé a descubrir cómo navegar en un menú de eventos especiales para poder obtener las comidas más saludables posibles. Lo primero que hizo Melissa fue recibir una clase de cocina saludable. Poco a poco, cambió a una dieta más basada en vegetales, llena de frutas y verduras coloridas, fibra, grasas saludables y libre de aditivos y conservantes. A través de la clase de cocina, conoció a mujeres que eran corredoras y, a los pocos meses, Melissa corrió su primera carrera de 5 km. También empezó a controlar sus comidas con un teléfono inteligente.

¡SUPERCONSEJOS!

A continuación, te presento algunas estrategias útiles que pueden ayudarte a mantenerte al día con tu plan:

Confía en aquéllos en quienes confías: Háblale a tu círculo más cercano de familiares y amigos de tus objetivos de pérdida de peso y promoción de la salud y pídeles que te apoyen en el viaje y te ayuden a evitar las tentaciones a las que deseas resistir. Si puedes decirles específicamente cómo pueden ayudarte (por ejemplo, no regalarte dulces), será aún mejor. Con suerte, esta solicitud proactiva evitará el sabotaje involuntario de otras personas.

Bebe un vaso grande de agua antes de las comidas: Probablemente sepas que consumir líquidos espesos, como sopa o jugo de verduras, antes de una comida puede ayudar a frenar la ingesta de alimentos durante la comida, pero el agua también puede hacerlo. Un estudio de 2010 de Virginia Tech encontró que cuando los adultos con sobrepeso bebían medio litro de agua antes de cada comida, consumían menos calorías de sus comidas y perdían un

44% más de peso después de doce semanas que sus contrapartes que no bebían. Esto puede deberse a que beber agua antes de una comida disminuye la sensación de hambre y aumenta la sensación de saciedad, señalan los investigadores.

Recuerda que esta no es tu última oportunidad de comer: Si deseas seguir comiendo, pero crees que ya has comido suficiente, presiona el botón de «Pausa». Es posible que tu cerebro no haya alcanzado a tu estómago y no haya registrado plenitud. Muchas personas comen tan rápido que pasan por alto las señales de saciedad de su cuerpo. Haz otra cosa durante un tiempo y comprúebalo tú mismo: si todavía tienes hambre dentro de, digamos, una hora, tómate un refrigerio pequeño y saludable.

Después de trabajar conmigo durante seis meses, su nivel de colesterol había bajado, su nivel de hemoglobina A1C (un marcador del control del azúcar en la sangre) había disminuido y había perdido 12 kilos. Tenía un aspecto increíble y dijo que se sentía como «una versión más fuerte, más sana y más vibrante» de sí misma. Melissa, una historia de éxito inspiradora, atribuye su pérdida de peso y transformación al hecho de que finalmente aprendió a comer y cocinar de manera saludable, a salir a cenar de manera inteligente y a obtener el valioso apoyo de amigos preocupados por su salud.

Lo que sigue es un plan de cuatro semanas diseñado para ayudarte a perder peso y prevenir o revertir la EHGNA. Aquí hay algunas pautas a tener en cuenta al mirar los planes de menú:

- **La proteína es la pieza central de cada desayuno.** Los alimentos ricos en proteínas, como los huevos, los productos lácteos bajos en grasa (el yogur, por ejemplo) y el tofu, pero no las carnes procesadas, son una parte importante del desayuno por varias razones: son fáciles de preparar, están repletos de nutrientes (como la colina en los huevos; después de todo, se ha demostrado que las deficiencias de colina en el cuerpo causan efectos adversos en el hígado) y llenan y sacian, lo que los hace útiles para el control del azúcar en la sangre. Varios estudios han demostrado que comer huevos por la ma-

193

ñana puede ayudar en la batalla contra el hartazgo y también puede ayudarte a resistir los antojos de comida basura más tarde durante el día. (Por cierto, no hay razón para evitar comer huevos regularmente porque no parecen causar efectos adversos al colesterol como todos pensamos alguna vez; ahora se sabe que las grasas saturadas y las grasas trans son las culpables de la dieta que elevan el colesterol en la sangre). Otros estudios sugieren que consumir proteínas en el desayuno puede ayudar a perder peso.

- **La dieta del hígado delgado es baja en azúcar y carece de cereales refinados.** Todos los alimentos que disfrutarás en este plan son integrales, sin procesar. Teniendo esto en cuenta, resiste la tentación de incorporar azúcar o edulcorantes artificiales a algunos de los artículos (como el café o el yogur). Este principio también se aplica a los artículos que quizá tengas que comprar, como la mantequilla de cacahuete (lee la etiqueta y asegúrate de que no se le haya incorporado azúcar). Ésta es una de las razones por las que el plan no permite productos anormalmente libres de grasa (como aderezos para ensaladas, pudines o galletas sin grasa), que a menudo nadan en azúcar para compensar el sabor que se pierde al eliminar la grasa. Este plan te ayudará a eliminar el exceso de azúcar y a entrenar tus papilas gustativas y tu cerebro para que ya no lo quieran ni lo necesiten.

- **Sazona la comida con hierbas y especias que mejoren el hígado.** Éstas se incorporan a muchas recetas y está bien incorporar más hierbas, raíces y especias deliciosas, como tomillo, romero, comino, orégano, cilantro, cebollino, perejil, albahaca, jengibre, canela y ajo, a tu gusto. Ten en cuenta: la curcumina (que se encuentra en la cúrcuma) puede prevenir o tratar el daño hepático causado por formas avanzadas de enfermedad del hígado graso, según una investigación de la Universidad de Saint Louis. Según una investigación de Irán, el consumo de canela parece disminuir las anomalías del colesterol, los marcadores inflamatorios y las enzimas hepáticas elevadas en personas con EHGNA. Y la piperina, un componente de la pimienta negra, puede prevenir la formación de nuevas células grasas, lo que beneficiará a tu hígado y al resto de ti, así que siéntete libre de incorporarlas a tu comida.

- **Permítete una comida trampa.** Pero no dejes que se convierta en un fin de semana de trampas. Cuando intentas perder peso, es importante mantener la coherencia en tus hábitos alimentarios, pero está bien darse un capricho de vez en cuando. Les digo a mis pacientes que no hay nada malo en hacer una comida trampa una vez a la semana donde pueden consumir lo que quieran, pero en unas cantidades razonables. Una de mis pacientes se come una hamburguesa con queso y patatas fritas todos los sábados por la noche, mientras que otra elige un pequeño helado con chocolate caliente los viernes con su hijo. Incluir estos placeres placenteros en tu plan puede ayudarte a mantenerte encaminado a largo plazo.

- **Reduce la velocidad.** Al masticar bien la comida y dejar el tenedor entre bocado y bocado, naturalmente comerás más despacio, dándole a tu estómago tiempo suficiente para enviar un mensaje al cerebro de que ya has comido suficiente. De esta manera, consumirás menos calorías y obtendrás mucha satisfacción. Tu intestino tendrá tiempo suficiente para secretar las hormonas grelina y leptina, que envían señales de hambre y saciedad al cerebro, antes de que hayas comido demasiado. A menudo les pregunto a mis pacientes cómo saben cuándo dejar de comer, y las respuestas más comunes son cuando se acaba la comida de mi plato o cuando estoy lleno. Un enfoque más saludable es comer hasta que ya no tengas hambre, en lugar de hasta sentirte completamente lleno, una táctica que tendrá un efecto positivo en tu peso. Masticar la comida lentamente y hacer pausas entre bocados te ayudará a lograrlo.

- **Piensa en las bebidas.** Bebe mucha agua y bebidas sin calorías (como agua mineral con una rodaja de limón o lima o té helado), así como té y café calientes si es que te gustan. Con moderación, el café es particularmente beneficioso para el hígado y puede ayudar a reducir la inflamación. Todas estas bebidas pueden ayudarte a perder kilos no deseados porque no contienen calorías, siempre y cuando no se añadan edulcorantes.

Cuando surgen los antojos de un alimento en particular (generalmente productos dulces o salados), las personas a menudo piensan que es una señal de que su cuerpo necesita ese alimento o sabor en particular. Pero eso no es cierto. Simplemente significa que tu mente o tu boca quieren ese artículo en particular por razones psicológicas. Para evitar que los antojos saboteen tus esfuerzos por adelgazar, come alimentos integrales con regularidad para mantener el hambre bajo control las 24 horas del día y mantenerte bien hidratado.

Cuando surjan antojos, haz una pausa para ver si pasan naturalmente y, mientras tanto, realiza una actividad absorbente. Si el antojo no desaparece, intenta sustituirlo por una opción saludable: para satisfacer un antojo dulce, cómete un plato de jugosos trozos de mango; para saciar tu deseo de algo salado, una taza de sopa de miso puede ser la solución. Si es innegable que tu antojo es de chocolate, puedes comerte un trozo pequeño, o una trufa vegana o un par de almendras horneadas con canela (que contienen cacao en polvo) y disfrutar del sabor. Y después, ¡a otra cosa!

- **Come cada 4 horas.** Ya sea una comida o un refrigerio, comer algo cada 4 horas te ayuda a mantener niveles estables de azúcar en la sangre y a evitar tener demasiada hambre y comer en exceso más tarde. La razón por la que los expertos en nutrición advierten contra salir a cenar, al cine o al supermercado con el estómago vacío es porque el hambre es muy poderosa: puede hacer que recurras a alimentos con almidón o azúcar que aumentarán tu nivel de azúcar en la sangre y te harán sentir bien casi de inmediato debido a ese rápido aumento del azúcar en sangre. Los momentos de hambre intensa rara vez te llevan a llenarte de brócoli. Parte de un buen plan de control de peso es evitar pasar hambre extrema.
- **Sube el volumen.** Consumir verduras, frutas, cereales integrales y proteínas magras te ayudará a comer menos al llenarte con un mayor volumen de comida. Los productos que contienen una canti-

dad sustancial de agua (como las sopas) o de aire (como los batidos) harán lo mismo. Este principio es una parte esencial de este plan de pérdida de peso, que proporciona alimentos que te llenan.

- **Date un respiro de 5 minutos.** A veces, todo lo que necesitas es un cronómetro para acabar con un antojo, ya que muchos antojos pasan en 5 a 10 minutos. Así, si configuras un cronómetro para esa cantidad de tiempo y te distraes mientras tanto (doblando la ropa, poniéndote al día con tus correos electrónicos personales, organizando fotos recientes o completando cualquier otra tarea), es muy probable que tu ansia por galletas, patatas fritas, o algo más se disipe cuando suene el timbre. (Consulta el cuadro de más arriba para obtener más consejos sobre cómo controlar los antojos).

- **Di adiós para siempre a los malos hábitos.** Es cierto que los viejos hábitos pueden tardar en desaparecer, pero es fundamental enterrarlos si se quiere perder peso de una vez por todas. En un estudio publicado en una edición de 2011 del *New England Journal of Medicine,* investigadores de la Facultad de Medicina de Harvard descubrieron que las personas tenían más probabilidades de ganar pequeñas cantidades de peso a lo largo de los años si aumentaban el consumo de patatas fritas y bebidas azucaradas, disminuían la actividad física, aumentaban el tiempo que pasaban viendo televisión y dormían demasiado (más de 8 horas por noche) o muy poco (menos de 6 horas). Lo más alarmante es que los investigadores descubrieron que las personas podían comenzar a ver cambios en su peso a los pocos meses de adoptar estos comportamientos dañinos. La conclusión: si deseas mantener el exceso de peso para siempre, no permitas que los malos hábitos vuelvan a formar parte de tu rutina.

Estrategias inteligentes para controlar las porciones

Mejorar la dieta y perder peso no se trata sólo de lo que se elige comer. Estos objetivos también requieren que se preste atención al tamaño de las porciones. No es ningún secreto que vivimos en una época en la que la distorsión de las porciones es común, pero eso no significa que tengas que sucumbir a ese patrón. Aquí tienes cinco maneras de evitarlo por el bien de tu cintura y tu hígado.

Reduce el tamaño de los platos y de los tazones: Brian Wansink, PhD, y sus colegas de la Universidad de Cornell han realizado una extensa investigación sobre cómo el tamaño del plato influye en la cantidad que comen las personas y en cómo controlan las raciones. Han descubierto, una y otra vez, que cuanto más grande es el plato, más comida es probable que la gente ponga en él y más probabilidades hay de que se la coman. Cambiar los platos principales por platos de ensalada más pequeños puede hacer maravillas cuando se trata de satisfacer tus ojos y tu estómago. Lo mismo ocurre con la sustitución de tazones enormes por otros más pequeños.

Visualiza las proporciones de las raciones en la vida real: Dado que no es realista tener tazas y cucharas medidoras, es útil imaginar cómo debería verse una porción adecuada en relación con los objetos cotidianos. Algunos ejemplos: una ración de pescado tiene aproximadamente el tamaño de una chequera; una porción de carne o de pollo se parece a una baraja de cartas o a la palma de tu mano; una porción adecuada de arroz, pasta, legumbres y verduras es aproximadamente del tamaño de un puño; una ración de fruta tiene aproximadamente el tamaño de una pelota de tenis; 2 cucharadas de mantequilla de cacahuete son del tamaño de una pelota de pimpón; y una porción de aceite es del tamaño de tu pulgar.

Invierte en bolsas de plástico para sándwiches: En lugar de comer alimentos que vienen directamente en una caja grande, divide porciones de cereales o galletas integrales o *pretzels* en bolsas de plástico para sándwiches con cierre y luego ponlas en una caja de zapatos en la despensa. El simple hecho de ver cuánto es una porción, en lugar de comer sin pensar de la bolsa, te ayudará a mantener bajo control el consumo. Por supuesto, también puedes comprar artículos en bolsas individuales, pero pagarás más por la conveniencia de optar por la ruta empaquetada.

Come refrigerios a base de alimentos que tengas que esforzarte más para llevarte a la boca: Comer cacahuetes o pistachos con cáscara, palomitas de maíz que hayas cocinado en la sartén en lugar del microondas y alimentos que deban pelarse o cortarse (una naranja o un mango, por ejemplo) elimina las oportunidades de comer sin pensar. Además, el trabajo que supone tener que preparar estos elementos para metértelos en la boca ralentiza naturalmente el proceso de alimentación, lo que a su vez ayuda a frenar la ingesta.

Evita una configuración de estilo familiar: En lugar de colocar platos para servir en la mesa, mantenlos en la encimera de la cocina. Pon la comida en platos allí y luego llévalos a la mesa. Es un ajuste simple que te ayuda a controlar el consumo y te disuade de buscar segundas raciones sin pensar sólo porque la comida está en la mesa. Si sientes la necesidad de tener algo en la mesa, conviértelo en una ensalada o una verdura sin almidón (como brócoli o espárragos al vapor), ya que es difícil comer demasiado de estos alimentos (dado lo saciantes y relativamente bajos en calorías que son). Si quieres ir un paso más allá (y evitar la tentación de rebañar las ollas y sartenes), puedes guardar rápidamente las sobras en el frigorífico para otro día.

El plan de alimentación de cuatro semanas

Sin más preámbulos, aquí tienes un plan de alimentación de cuatro semanas que le demostrará a tu hígado el amor que se merece y al mismo tiempo te ayudará a perder peso. ¡Buen provecho!

Nota: Encontrarás que todas las recetas del siguiente plan con un * están marcadas como SL² en el apéndice A al final del libro.

SEMANA 1

Lunes
DESAYUNO: 1 vasito de quiche sin corteza* con ¼ de taza de puerro picado y ¼ de taza de tomates secos picados.

---

2. Acrónimo de «*Skinny Liver*», el título de libro. (*N. del T.*).

Para picar: 6 nueces enteras y 1 naranja.

Almuerzo: Ensalada griega (2 tazas de verduras de hojas verdes, 3 aceitunas picadas, ¼ de taza de tomate picado, ¼ de taza de pepino picado, 1 cucharada de queso feta y 2 cucharadas de aderezo balsámico), cubierta con 120 gramos de tiras de pollo asado.

Cena: Pizza con masa de coliflor* con 1 taza de salsa de tomate sin azúcar añadido y 1 taza de espinacas picadas.

Postre o dulce: ½ taza de arándanos silvestres con 1 taza de yogur griego bajo en grasa

Martes

Desayuno: 1 huevo duro picado y 1 rodaja de aguacate, envuelto en una tortilla o en un *wrap* de arroz integral.

Para picar: 1 manzana mediana y 1 cucharada de mantequilla de cacahuete sin azúcar añadido.

Almuerzo: ¼ de taza de hummus* con 3 zanahorias enteras y ½ sándwich de pavo en pan integral (120 gramos de pavo, 3 rodajas de aguacate, 1 rodaja de tomate).

Cena: 120 gramos de salmón asado con 1 taza de brócoli con ajo al vapor y ½ taza de quinoa cocida.

Postre o dulce: ½ pomelo y 30 gramos (un puñado pequeño) de almendras.

Miércoles

Desayuno: ½ taza de avena tradicional, cocida en bebida de avena sin azúcar, cubierta con 2 cucharadas de almendras fileteadas y ¼ de taza de moras.

Para picar: ½ taza de arándanos silvestres y 1 taza de yogur natural bajo en grasa con 1 cucharadita de canela molida.

Almuerzo: Ensalada de calabacín y farro* con 3 gambas grandes a la plancha encima.

Cena: 120 gramos de hamburguesa magra de vacuno alimentado con pasto, envuelta en hojas de mostaza, con ½ taza de boniatos fritos* (unos 8 trozos).

Postre o dulce: ½ taza de pudín de semillas de chía.*

Jueves

DESAYUNO: 3 claras de huevo revueltas con 2 cucharadas de chiles jalapeños enlatados y ½ taza de salsa.

PARA PICAR: 30 gramos (un puñado) de pistachos.

ALMUERZO: 120 gramos de pechuga de pavo con 2 tazas de rúcula, ¼ de taza de apio, 2 cucharadas de arándanos secos, 1 cucharadita de zumo de limón, 1 cucharada de aceite de oliva extra virgen y 2 palitos de pan integrales o 4 biscotes integrales.

CENA: 1 ½ tazas de estofado de garbanzos* con una guarnición de 1 taza de acelgas al vapor y 4 trozos de pita integral (1 pita pequeña cortada en 4 trozos).

POSTRE O DULCE: ¼ de taza de mezcla de frutos secos (semillas de girasol, almendras y orejones, picados).

Viernes

DESAYUNO: 1 rebanada de pan tostado integral, cubierta con 1 cucharada de mantequilla de almendras y ½ taza de fresas en rodajas a un lado.

PARA PICAR: ¼ de taza de hummus* con ½ taza de palitos de pimiento rojo.

ALMUERZO: 2 tazas de ensalada de espinacas tiernas con 120 gramos de tempe salteado y 1 cucharada de aceite de oliva extra virgen con sabor a albahaca.

CENA: Salteado hecho con 2 cucharadas de ajo picado, 2 cucharadas de jengibre picado, ½ taza de tofu en dados, ½ taza de guisantes, ½ taza de zanahoria rallada, más de ½ taza de arroz integral cocido.

POSTRE O DULCE: ½ taza de frambuesas con 1 cucharada de chispas de chocolate negro con 70 % de cacao.

Sábado

DESAYUNO: Batido de proteínas, elaborado con proteína en polvo sin azúcares añadidos (como el chocolate Orgain), ½ plátano, 1 taza de bebida de avena y hielo.

PARA PICAR: ½ taza de edamame al vapor.

ALMUERZO: ½ taza de ensalada de pollo* sobre 1 pastel de arroz integral con ½ taza de ensalada de frutas.

Cena: 1 porción de salmón asado con hierbas y coles de Bruselas.*

Postre o dulce: 4 dátiles medjool.

Domingo

Desayuno: Tortilla de clara de huevo con pimiento rojo y calabacín (hecha con 3 claras de huevo, ½ taza de pimiento rojo cortado en dados, ½ taza de calabacín picado).

Para picar: 2 ramas de apio enteras con 1 cucharada de mantequilla de nueces, espolvoreadas con 1 cucharadita de semillas de linaza.

Almuerzo: 1 hamburguesa vegetariana encima de 2 tazas de ensalada de espinacas, con ¼ de taza de moras, ¼ de taza de frambuesas y 2 cucharadas de aceite de oliva con limón aderezado todo con 1 cucharada de vinagre balsámico.

Cena: 120 gramos de filete de atún a la parrilla con ½ taza de brócoli al vapor y ½ taza de cuscús integral perlado.

Postre o dulce: 3 tazas de palomitas de maíz SkinnyPop.

SEMANA 2

Lunes

Desayuno: Revuelto de tofu (hecho con ½ taza de tofu extrafirme en dados y ½ taza de claras de huevo revueltas, salteado en 1 cucharada de aceite de oliva y sazonado con cúrcuma molida); ½ taza de arándanos de acompañamiento a un lado.

Para picar: 1 manzana mediana con 1 cucharada de mantequilla de cacahuete sin azúcar añadido.

Almuerzo: 1 ½ tazas de sopa de miso con espinacas y tofu,* y de 3 a 4 tiras de algas con ½ taza de guisantes asiáticos y zanahorias.

Cena: 1 taza de *Pad Thai* de pollo y brócoli.*

Postre o dulce: ¼ de taza de garbanzos crujientes.*

Martes

Desayuno: Tortilla de verduras con albahaca (1 huevo entero, 1 clara de huevo, ½ taza de tomate picado, ½ taza de albahaca picada, ¼ de taza de requesón bajo en grasa); ½ pera.

Para picar: 1 ½ tazas de palomitas de maíz con queso (espolvoreadas con levadura nutricional).

Almuerzo: ½ taza de ensalada de atún blanco* sobre 1 pastel de arroz integral, ensalada pequeña con vinagre balsámico.

Cena: 1 taza de chili de 3 frijoles* espolvoreado con 2 cucharadas de queso *cheddar* bajo en grasa.

Postre o dulce: ½ plátano bañado en 1 cucharada de chispas de chocolate derretido.

Miércoles

Desayuno: Tazón de batido (preparado con 1 taza de yogur natural bajo en grasa, ¼ de taza de arándanos, ¼ de taza de frambuesas y 2 cucharadas de nueces picadas).

Para picar: 1 taza de arándanos silvestres.

Almuerzo: 1 taza de ensalada Waldorf de manzana, pera y jícama,* con 1 taza de sopa de maíz fácil.*

Cena: 120 gramos de salmón Arlene* con 6 piezas de brocolini, rociado con 1 cucharadita de aceite de oliva virgen extra y ½ taza de arroz integral cocido.

Postre o dulce: 1 paquete pequeño (10 gramos) de algas tostadas.

Jueves

Desayuno: 1 huevo duro, rociado con 1 cucharadita de aceite de oliva, pimienta, 1 rebanada de pan tostado de cereales germinados con 1 rebanada de aguacate untado; 1 mandarina.

Para picar: 1 bola de mantequilla de cacahuete.*

Almuerzo: 2 tazas de rúcula con ¼ de taza de queso parmesano rallado, 2 cucharadas de cerezas secas, 2 cucharadas de pistachos y 1 cucharada de aceite de oliva virgen extra con infusión de limón.

Cena: 1 taza de espaguetis de calabaza tailandesa con cacahuete,* con 4 tiras de pechuga de pollo asada en brochetas estilo satay.

Postre o dulce: ½ pomelo.

Viernes

DESAYUNO: Tortilla rápida (elaborada con 3 claras de huevo y 2 cucharadas de queso *cheddar* bajo en grasa, cocida durante 1 minuto en el microondas en una cazuela).

PARA PICAR: 6 nueces enteras.

ALMUERZO: 1 hamburguesa de atún sobre 1 taza de espinacas al vapor, ½ taza de ensalada de frutas.

CENA: 1 taza de tubérculos gratinados* con 2 tazas de rúcula rociadas con 2 cucharadas de aceite de oliva extra virgen con infusión de limón.

POSTRE O DULCE: ½ taza de pudín de semillas de chía* con ¼ de taza de moras.

Sábado

DESAYUNO: 1 huevo duro con 1 taza de avena tradicional, cubierto con ½ taza de manzana picada y ½ taza de frambuesas.

PARA PICAR: 8 galletas de linaza con 1 cucharada de mantequilla de almendras.

ALMUERZO: 2 tazas de ensalada crujiente de garbanzos* con 2 cucharadas de vinagre balsámico.

CENA: 120 gramos de hamburguesa de pavo picante* con 10 espárragos asados.

POSTRE O DULCE: ½ taza de *mousse* de tofu y chocolate expreso.*

Domingo

DESAYUNO: 2 tortitas (de 10 centímetros) ricas en proteínas (hechas con una mezcla para tortitas de trigo sarraceno sin azúcar añadido, como Bob's Red Mill), con 1 cucharada de proteína de guisante en polvo incorporada, cubiertas con ½ taza de frambuesas.

PARA PICAR: 30 gramos (un puñado) de pistachos.

ALMUERZO: 120 gramos de ensalada de pollo* en ½ pita integral, con 1 taza de brócoli al vapor.

CENA: 120 gramos de trucha al horno con 1 taza de coles de Bruselas asadas* y 1 boniato mediano al horno.

POSTRE O DULCE: ½ taza de frambuesas mezcladas con 1 cucharada de nueces picadas y 1 cucharadita de chocolate negro derretido.

Lunes

DESAYUNO: 1 huevo cocido a fuego lento, con 1 taza de espinacas con ajo madurado, envuelto con 1 rebanada de queso *cheddar* bajo en grasa en una tortilla o envoltura de arroz integral.

PARA PICAR: 1 taza de yogur griego bajo en grasa con ½ taza de plátanos y canela molida.

ALMUERZO: 1 taza de requesón bajo en grasa, ½ manzana (cortada en dados), ½ taza de piña, ¼ de taza de nueces, canela molida.

CENA: Sándwich de champiñones portobello,* ½ taza de boniatos fritos* (alrededor de 8 trozos).

POSTRE O DULCE: 30 gramos de almendras al horno con canela.*

Martes

DESAYUNO: 2 vasitos de quiche vegetariana de quinoa.*

PARA PICAR: 1 manzana mediana más 1 cucharada de mantequilla de cacahuete sin azúcar añadido.

ALMUERZO: 120 gramos de pollo asado con 2 tazas de ensalada romana, ½ taza de arándanos, tomates cherri y aceite de oliva con limón.

CENA: 3 albóndigas de pavo con chía* con ½ taza de pasta de frijoles negros, ½ taza de salsa marinada sin azúcar añadido y una ensalada verde mixta como acompañamiento.

POSTRE O DULCE: 1 manzana pequeña al horno, espolvoreada con canela molida.

Miércoles

DESAYUNO: 3 rebanadas de salmón ahumado encima de 1 *bagel* integral fino, con 1 cucharada de queso crema bajo en grasa.

PARA PICAR: De 6 a 10 galletas integrales con 2 cucharadas de hummus de frijoles negros.

ALMUERZO: 1 taza de sopa de calabaza,* cubierta con ½ taza de quinoa cocida y ½ taza de espinacas salteadas.

CENA: 1 pastel de salmón* con 2 tazas de ensalada mixta con 2 cucharadas de vinagreta balsámica.

POSTRE O DULCE: 3 tazas de palomitas de maíz.

Jueves

Desayuno: 2 huevos revueltos con 1 ½ cucharaditas de cúrcuma molida en 1 cucharadita de aceite de oliva extra virgen.

Para picar: 1 taza de requesón con ½ taza de melocotón en dados.

Almuerzo: 1 taza de avena cocida cortada con ½ taza de manzana picada y 1 cucharadita canela molida.

Cena: 120 gramos de filete asado de falda de bovino alimentado con pasto, con 1 taza de coliflor asada y 1 taza de brócoli al vapor.

Postre o dulce: 2 dátiles medjool rellenos con 1 cucharadita de mantequilla de cacahuete sin azúcar añadido.

Viernes

Desayuno: Pudín de semillas de chía,* cubierto con ¼ de taza de nueces picadas y ¼ de taza de orejones picados (puedes añadir 1 cucharada de miel para endulzarlo, si lo deseas).

Para picar: ¼ de taza de hummus de edamame* con 12 chips de tortilla horneados.

Almuerzo: Media lata de 170 gramos de salmón salvaje sobre 1 taza de pesto de col rizada y ensalada de cebada.*

Cena: 1 ½ tazas de sopa de miso con espinacas y tofu,* con 2 bolas de arroz integral.*

Postre o dulce: 30 gramos de barrita de chocolate.*

Sábado

Desayuno: 1 huevo escalfado, 60 gramos de salmón ahumado sobre 1 pastel de arroz integral.

Para picar: 1 taza de ensalada tibia de champiñones y col rizada.*

Almuerzo: 1 taza de ensalada de brócoli,* cubierta con 1 cucharada de semillas de calabaza.

Cena: ½ taza de frijoles negros con 1 taza de quinoa cocida y ½ taza de trozos de aguacate, cubiertos con 1 cucharadita de aceite de oliva extra virgen.

Postre o dulce: 1 naranja.

Domingo

DESAYUNO: Batido de col rizada rico en proteínas (elaborado con 1 taza de col rizada rallada, 1 manzana picada, 1 taza de pepino picado, 1 cucharada de proteína de guisante en polvo).

PARA PICAR: 5 sardinas en 5 a 6 galletas saladas 100 % integrales.

ALMUERZO: 1 taza de ensalada de mango y quinoa* con una guarnición de 8 a 12 chips de tortilla horneados y ½ taza de salsa.

CENA: 1 taza de tofu al curry, anacardos y brócoli salteados* encima de ½ taza de arroz negro cocido.

POSTRE O DULCE: ½ taza de pudín de semillas de chía.

SEMANA 4

Lunes

DESAYUNO: 1 rebanada de tostada francesa (de pan integral sin gluten, bañada en 1 huevo y espolvoreada con canela molida), cocida en una sartén antiadherente, cubierta con ½ taza de fresas en rodajas.

PARA PICAR: ½ taza de sandía.

ALMUERZO: 1 *wrap* de mantequilla de cacahuete y plátano (1 *wrap* enrollado de arroz integral con 1 cucharada de mantequilla de cacahuete sin azúcar añadido y ½ plátano en rodajas).

CENA: 1 taza de ensalada de gambas salvajes y frijoles negros* con 1 taza de brócoli al vapor.

POSTRE O DULCE: ½ taza de *mousse* de tofu y chocolate expreso.*

Martes

DESAYUNO: 1 huevo revuelto con 1 rebanada de pan tostado con cereales germinados, untado con aguacate.

PARA PICAR: 1 manzana mediana con 1 cucharada de mantequilla de cacahuete sin azúcar añadido.

ALMUERZO: 1 ½ tazas de ensalada de remolacha asada.*

CENA: 120 gramos de filete de atún a la parrilla con 2 tazas de espinacas salteadas con ajo picado, 1 taza de farro cocido con 1 cucharada de aceite de oliva extra virgen con ajo.

POSTRE O DULCE: 6 nueces enteras y 4 albaricoques.

Miércoles

DESAYUNO: 1 *wrap* de mantequilla de cacahuete (hecho con 1 cucharada de mantequilla de cacahuete sin azúcar añadido, 1 plátano en rodajas, 1 cucharadita de miel y 1 *wrap* de arroz integral).

PARA PICAR: ¼ de taza de hummus de frijoles negros* y 2 *pretzels* de espelta medianos.

ALMUERZO: 1 taza de lentejas al curry* con ½ taza de pimiento rojo cortado en dados.

CENA: 120 gramos de tofu con costra de semillas de sésamo* con ½ taza de ensalada de algas* y 1 rollito de primavera de vegetales.

POSTRE O DULCE: 1 manzana pequeña y 1 cucharada de mantequilla de cacahuete sin azúcar añadido.

Jueves

DESAYUNO: *Wrap* de huevo con queso (1 clara de huevo revuelta con 2 cucharadas de queso *cheddar* bajo en grasa, metida en ½ pita integral).

PARA PICAR: 1 taza de yogur griego bajo en grasa con ½ taza de frambuesas frescas.

ALMUERZO: 1 taza de ensalada de coles de Bruselas ralladas* con una hamburguesa vegetariana en un pan integral.

CENA: 1 batata mediana rellena con ½ taza de pavo picado cocido y ½ taza de brócoli al vapor.

POSTRE O DULCE: 30 gramos de almendras al horno con canela.*

Viernes

DESAYUNO: Gachas de avena (hecha con ½ taza de avena cocida en 1 taza de bebida de avena sin azúcar), cubierta con ½ taza de fresas frescas en rodajas.

PARA PICAR: 2 tazas de palomitas de maíz preparadas en horno de aire.

ALMUERZO: 1 taza de sopa de calabaza,* cubierta con ½ taza de picatostes integrales o 6 galletas integrales grandes.

CENA: 120 gramos de pechuga de pollo asada o al horno encima de 1 taza de judías verdes y coliflor asadas, sazonadas con 1 y ½ cucharaditas de cúrcuma molida y ½ taza de arroz integral cocido.

POSTRE O DULCE: ½ pomelo.

Sábado

DESAYUNO: Revuelto de tofu del sudoeste (½ taza de tofu en dados, 1 huevo entero, revuelto con ½ pimiento rojo picado y cúrcuma), envuelto en un *wrap* de arroz integral.

PARA PICAR: 1 manzana y 1 cucharada de mantequilla de cacahuete sin azúcar añadido.

ALMUERZO: 1 taza de tofu braseado en dados encima de 1 taza de ensalada de brócoli.*

CENA: 120 gramos de salmón asado con 1 taza de judías verdes al vapor, 1 panecillo integral pequeño.

POSTRE O DULCE: Nueces cubiertas de chocolate (6 nueces enteras bañadas en ½ onza de chispas de chocolate negro derretido).

Domingo

DESAYUNO: *Parfait* de manzana y canela (preparado con 1 taza de yogur natural bajo en grasa, 1 cucharadita de extracto puro de vainilla, ½ taza de manzana picada, 2 cucharadas de nueces y 1 cucharadita de canela molida).

PARA PICAR: ½ taza de bayas mixtas espolvoreadas con 2 cucharadas de almendras fileteadas.

ALMUERZO: ½ taza de atún blanco sobre 7 galletas saladas 100 % integrales o sin gluten y 1 ensalada pequeña.

CENA: Minipizzas marinara de espinacas (2 mitades de un *muffin* inglés 100 % integral, tostado y cubierto con salsa de tomate sin azúcar añadido, hojas tiernas de espinaca y una pizca de queso *mozzarella*), con una pequeña ensalada con 2 cucharadas de vinagreta balsámica.

POSTRE O DULCE: 1 bola de mantequilla de cacahuete.*

HERRAMIENTAS PODEROSAS

A veces, incluso los planes mejor trazados pueden fracasar si no se cuentan con las herramientas de apoyo adecuadas a tu disposición. Para preparar el terreno para que tu plan de pérdida de peso tenga éxito y ayudarte a alcanzar el objetivo de adelgazar más fácilmente, aquí te presento algunas herramientas que pueden facilitarle la mejora de tus hábitos alimentarios y de ejercicio:

- **Una báscula precisa:** Pésate al menos una vez por semana. Para realizar un seguimiento preciso de tu progreso en la pérdida de peso, hazte amigo de tu báscula. Subirse a la báscula una vez por semana te ayuda a detectar aumentos furtivos de peso (que puedes corregir) y puede motivarte a continuar con el buen trabajo cuando veas los resultados de los cambios que has realizado. Un estudio finlandés de 2014 encontró que cuando las personas que intentaban mejorar su salud se pesaban diariamente, perdían peso, mientras que tendían a ganar peso cuando hacían descansos de más de un mes para pesarse. Una cinta métrica también es útil para controlar los cambios en el contorno de la cintura y las caderas.

- **Una hoja de consejos para el manejo del estrés:** Encontrar formas efectivas de aliviar el estrés es una parte esencial para lograr perder peso porque cuando estás estresado, los niveles de cortisol (una hormona del estrés) en tu cuerpo aumentan, lo que a su vez promueve el aumento de peso, especialmente alrededor del abdomen. Entonces, si tratas de adelgazar mientras dejas que el estrés tome la delantera, estás trabajando con propósitos opuestos a tus objetivos. El primer paso es identificar los desencadenantes del estrés (encontrarás una hoja de seguimiento de los desencadenantes del estrés en el apéndice B). El siguiente es armarse con herramientas que alivien efectivamente el estrés. Como señala Dan Buettner, autor de *The Blue Zones*, las personas más longevas del mundo han encontrado maneras de «reducir el ritmo» y deshacerse del estrés: «Los habitantes de Okinawa se toman unos momentos cada día para recordar a sus antepasados, los adventistas rezan, los ikarianos se echan una siesta, y los sardos tienen su hora feliz». Haz una lista de estrategias que te funcionen, ya sea tomar un lujoso baño de burbujas, jugar con tu querida mascota, escuchar música relajante, dar un paseo por la naturaleza o cualquier otra cosa, y colgarla en un lugar visible de tu casa. Tu estado de ánimo y tu cuerpo (incluido tu hígado) agradecerán el recordatorio.

- **Un rastreador de actividad:** Llevar un registro de cuántos pasos das en un día te motiva a dar más, según una investigación de la Universidad de Michigan. Puedes utilizar un podómetro simple o un dispositivo más complicado que también registre tu kilometraje y tus patrones de sueño. Sea cual sea la ruta que elijas, utiliza tu rastreador de actividad con regularidad e introduce los datos en la aplicación para bajar de peso de tu teléfono inteligente (¡mi favorita es la aplicación Lose It!) para obtener más refuerzo positivo para seguir moviéndote. A lo largo de los años, los estudios han descubierto que el autocontrol continuo (de los hábitos alimentarios y del ejercicio) ayuda a las personas a perder el exceso de peso y a no recuperarlo. También encontrarás un diario semanal del hígado saludable en el apéndice C, para ayudarte a controlar lo que estás haciendo, los desafíos a los que te enfrentas y lo que podrías hacer de manera diferente.

CAPÍTULO 11

Juntar las piezas

Después de cinco años de matrimonio, Nathan, de 40 años, un abogado trabajador y padre de dos hijos, había ganado tanto peso que tuvo que comprarse pantalones dos tallas más grandes. Siempre tenía hambre y sus antojos estaban fuera de control. Nathan estaba quemando la vela por ambos extremos, a menudo trabajando hasta la una de la madrugada y despertándose a las seis para llegar a la empresa a una hora respetable. Cuando vino a verme, su colesterol LDL (el «malo») estaba ligeramente elevado y su colesterol HDL (el «bueno») estaba demasiado bajo; esto le preocupaba porque su padre había muerto de un infarto cuando tenía poco más de 50 años. Por encima de todo, Nathan quería controlar su hambre, mejorar sus hábitos alimentarios y recuperar su energía porque se sentía agotado.

Los primeros pasos fueron mejorar sus opciones de cereales (reemplazar los blancos por los integrales), eliminar la carne roja y cambiar los refrescos gaseosos por agua mineral natural con sabores. Nathan también empezó a caminar al menos tres días a la semana. Después de hacer estos cambios, su energía comenzó a aumentar y su peso bajó un poco, pero su hambre voraz y sus antojos seguían ahí. Después de analizar más profundamente sus hábitos de sueño, insté a Nathan a que tuviera como prioridad dormir al menos siete horas por noche, ya que un sueño insuficiente puede causar estragos en los niveles hormonales y aumentar el hambre. Una vez que comenzó a hacerlo, perdió el resto del exceso de peso y sus factores de riesgo de enfermedades cardíacas también disminuyeron.

Como descubrió Nathan, realizar múltiples mejoras en el estilo de vida a menudo tiene un impacto más poderoso que adoptar una sola medida por sí sola. En su caso, la combinación de una dieta más saludable, ejercicio regular y un mejor sueño sumó mayores beneficios para la salud, un peso más saludable y más energía, algo que no había podido lograr simplemente cambiando su dieta. A medida que comiences a seguir una dieta protectora del hígado y un plan de ejercicios, también querrás participar en otras formas de apoyar la salud de este órgano esencial y tu bienestar general.

En otras palabras, es hora de elaborar un plan completo de protección del hígado que probablemente funcione para ti personalmente. Para poner en marcha el motor del cambio, aquí hay un calendario de cuatro semanas con listas de «tareas pendientes» sobre cómo combinar los diferentes elementos que crearán un estilo de vida saludable para tu hígado hoy, mañana y en el futuro previsible. Para ayudarte a perfeccionar el proceso, utiliza el diario del hígado saludable del apéndice C.

Semana 1: ¡Empieza a moverte!

Las investigaciones muestran que el ejercicio regular juega un papel importante en la curación del hígado, y varios tipos de ejercicio pueden ayudar de diferentes maneras. Esta semana te centrarás en prepararte y motivarte para sumergirte en un plan de actividad física que beneficiará a tu hígado, un pequeño paso cada vez.

Día 1. Obtén autorización: Descubre si estás físicamente preparado y eres capaz de comenzar un programa de ejercicios realizando un examen completo por parte de tu médico. Asegúrate de informar a tu médico sobre cualquier problema de salud actual o forma de dolor crónico y pregúntale si existen restricciones en los tipos de actividades que puedes realizar en función de estos problemas. Si no obtienes luz verde para hacer ejercicio de inmediato, averigua qué debes hacer para obtenerlo.

Día 2. Redefine «ejercicio»: Si no te gustan los entrenamientos formales en el gimnasio o las intensas fiestas de sudor, haz una lista de las actividades físicas de las que disfrutas, como bailar, trabajar en el jardín, caminar, andar en bicicleta o hacer otra cosa. El ejercicio adecuado para ti es el que realmente haces con regularidad, no necesariamente el que te recomienda tu mejor amigo o vecino. También es útil descubrir cómo hacer que el movimiento te resulte más divertido, tal vez creando una lista de reproducción alegre o invitando a un grupo de amigos a hacer una caminata.

Día 3. Realiza una breve ráfaga de actividad antes de comer: Un estudio de 2014 realizado en Nueva Zelanda encontró que realizar seis sesiones intensas de un minuto de caminata en una pendiente, seguidas de un minuto de caminata lenta o sesiones alternas de caminata intensa, caminar lentamente y hacer ejercicios de resistencia treinta minutos antes de una comida ayuda a mejorar el control del azúcar en sangre entre las personas con resistencia a la insulina. Los investigadores denominaron a este protocolo «refrigerios de ejercicio». Mi consejo es intentar hacer este ejercicio breve e intenso antes de la cena varias veces por semana, además del programa de ejercicio habitual. También puedes incorporar este enfoque en tus días de «descanso».

Día 4. Ponte fuerte durante tu tiempo de inactividad: Durante tu programa de televisión favorito (o durante los anuncios publicitarios) o incluso durante una llamada telefónica con un amigo, haz una serie de sentadillas, estocadas, flexiones de bíceps, fondos de tríceps y planchas frontales y laterales para desarrollar masa muscular y fuerza y tonificar tus músculos. En lugar de sentarte y leer un libro, lee mientras pedaleas en una bicicleta estática o caminas en una cinta. ¡Cada pequeño movimiento y entrenamiento de fuerza cuenta!

Día 5. Establece tu horario de entrenamiento: Programar los entrenamientos en tu calendario o agenda como si fueran citas médicas o de negocios importantes hará que sea más probable que trates ese tiempo como sagrado y realmente hagas los entrenamientos. Tómate unos minutos hoy para programar ejercicios aeróbicos, sesiones de entrenamiento de fuerza y otras actividades físicas para los próximos treinta días, y promete cumplir con esas citas que promueven la salud.

Día 6. Realiza el seguimiento: Cómprate un podómetro o un rastreador de pasos (o realiza un seguimiento de tu actividad en tu teléfono inteligente) y apunta a diez mil pasos al día, además de tu plan de ejercicio estructurado. Puedes hacerlo caminando para hacer recados, estacionando el coche más lejos de las entradas de las tiendas y utilizando las escaleras en lugar de los ascensores. Una vez que des este paso, será definitivo: ¡algo que hacer todos los días!

Día 7. Haz estiramientos: Después de hacer algo físico, dedica unos minutos a estirar los principales grupos de músculos de la cabeza a los pies para mejorar tu rango de movimiento y reducir el dolor muscular posterior al ejercicio. De esta manera, estarás listo y dispuesto y podrás seguir con el programa de ejercicios. La flexibilidad es a menudo el factor de *fitness* olvidado, pero puede afectar a cómo te sientes, te mueves y funcionas en la vida cotidiana. El sitio web de la Clínica Cleveland (www.clevelandclinicwellness.com) proporciona buenas guías para realizar estiramientos básicos, o puedes consultar el libro *Full-Body Flexibility* de Jay Blahnik.

Semana 2: Desintoxica y reorganiza tu hogar

Un hígado «puro» comienza con un ambiente limpio y una dieta limpia. Esta semana te centrarás en eliminar las toxinas de los productos de limpieza del hogar, así como de los alimentos, en tu casa y en añadir más opciones amigables para el hígado.

Día 1. Revisa la despensa: Limpia tu despensa eliminando los alimentos procesados (como macarrones con queso en caja, galletas saladas hechas con harina blanca refinada, *snacks* basura y cualquier cosa cargada de azúcar). Desecha cualquier cosa que tenga prohibiciones para el hígado (cualquier tipo de azúcar o jarabe, o grasas saturadas excepto el aceite de coco) en sus primeros cinco ingredientes;

que no sea 100 % cereal integral; que haya sido alterado significativamente de su estado natural (como mantequilla de cacahuete baja en
grasa, mantequilla en aerosol, aderezo para ensaladas sin grasa o cualquier cosa con edulcorantes artificiales); y *snacks* que no contengan
fibra natural.

Día 2. Renueva la nevera: No es necesario que la compra de alimentos sea 100 % orgánica. Mi consejo es utilizar las guías para comprado-
res del Grupo de Trabajo Ambiental sobre pesticidas en los productos
agrícolas –la «Doce Sucios» y los «Quince Limpios» (www.ewg.org)–
para decidir por qué artículos orgánicos vale la pena pagar un precio
adicional. También recomiendo comprar productos lácteos orgánicos
para evitar el consumo innecesario de hormonas, así como aves orgánicas y carne vacuna orgánica alimentada con pasto para reducir el riesgo
de exposición a antibióticos, hormonas y bacterias.

Pon los alimentos más saludables al frente y en el centro de la nevera. Por ejemplo, tener una jarra con agua fresca, así como bayas, pepino, gajos de cítricos o menta en el estante superior es una excelente
manera de recordar que debes saciar tu sed y alejarte de la comida si no
tienes realmente hambre. También soy fanática de las bebidas carbo-
natadas que tienen sabor sin edulcorantes artificiales. Simplifica los
refrigerios teniendo verduras frescas cortadas (zanahorias, pimientos,
apio y similares) a tu alcance, cerca de un recipiente con hummus o
mantequilla de almendras. Otras buenas opciones para mantener en
los estantes a la altura de los ojos incluyen huevos duros, palitos de
queso en tiras y un plato de frutos rojos variados.

**LOS «DOCE SUCIOS» Y LOS «QUINCE LIMPIOS»
DEL GRUPO DE TRABAJO AMBIENTAL**

Doce sucios	*Quince limpios*
• Fresas	• Aguacates
• Manzanas	• Maíz dulce
• Nectarinas	• Piña
• Melocotones	• Repollo

- Apio
- Uvas
- Cerezas
- Espinacas
- Tomates
- Pimientos dulces
- Tomates cherri
- Pepinos
- + Pimientos picantes
- + Col rizada

www.ewg.org

- Guisantes dulces congelados
- Cebollas
- Espárragos
- Mangos
- Papayas
- Kiwis
- Berenjenas
- Melón dulce
- Pomelo
- Melón cantalupo
- Coliflor

Día 3. Limpia tus suministros: Revisa los productos de limpieza de tu casa y deshazte de aquellos que estén cargados de químicos tóxicos (si la etiqueta contiene las palabras «peligro», «advertencia» o «precaución», eso es un aviso). Reemplázalos con soluciones de limpieza orgánicas o de origen natural (pista: cuantos menos ingredientes haya en la etiqueta y menos ingredientes no puedas pronunciar, mejor). Las soluciones a base de agua son generalmente menos dañinas. Además, reemplaza las botellas de agua de plástico y los recipientes de plástico para almacenar alimentos, que a menudo contienen el compuesto químico bisfenol A (BPA), por otros de vidrio o cerámica.

Día 4. ¡Vuélvete salvaje!: Siempre que sea posible, elige salmón salvaje, trucha arcoíris, bagre y otros peces silvestres porque algunos peces de piscifactoría están contaminados con sustancias químicas tóxicas llamadas PCB (bifenilos policlorados). Para evitar otro contaminante ambiental común, selecciona pescados con bajo contenido de mercurio, como anchoas, merluza, perca, abadejo, salmón, sardinas, gambas, lenguado, y tilapia. Para obtener una lista más completa, consulta la «Consumer Guide to Mercury in Fish» (Guía del consumidor sobre el mercurio en el pescado) del Natural Resources Defense Council (Consejo de Defensa de los Recursos Naturales): www.nrdc.org/health/effects/mercury/guide.asp

Día 5. Cambia tus suplementos: Revisa el botiquín o la alacena de la cocina, o dondequiera que guardes los suplementos nutricionales, y desecha los que se haya descubierto que causan daño hepático. Éstos incluyen kava, efedra, cartílago de tiburón, escutelaria, chaparral, yohimbe y poleo, solos o en combinación con otros ingredientes. Además, verifica las fechas de caducidad de todos los frascos de suplementos y desecha los que hayan pasado su mejor momento.

Día 6. Hazlo pequeño: Utiliza platos de ensalada o de postre en lugar de platos de almuerzo para las comidas y, naturalmente, así recortarás las raciones incluso si te comes una segunda ración. También ayuda tener a mano algunos objetos cotidianos como referencias útiles sobre el tamaño adecuado de una porción de carne, pescado, hummus, queso o aceite.

> **RECUERDA:**
> 1 porción (90 gramos) de carne o pollo = una baraja de cartas
> 1 porción (90 gramos) de pescado = una chequera
> 30 gramos de nueces = una pelota de golf
> 30 gramos de queso = 3 dados
> 1 cucharada de aceite o hummus = una ficha de póquer

Día 7. Opta por los productos de temporada: Llena la cocina de hierbas, raíces y verduras frescas que sean de temporada. En invierno, busca calabazas, boniatos y nabos; en primavera, abastécete de alcachofas, espárragos, albahaca, helechos de violín, puerro salvaje y tomillo; en verano, opta por maíz, okra, hinojo y calabacín frescos; y en otoño, calabaza bellota, coles de Bruselas, col rizada, limoncillo y acelgas.

Semana 3: Enamórate de nuevo de tu cama

Al dormir es cuando tu cuerpo se recarga, tus células se renuevan y los nuevos conocimientos se consolidan en la memoria. Si no le das a tu cuerpo y a tu mente el descanso y relajación que necesitan, terminarás (¡literalmente!) poniendo a tu cuerpo en un estado de estrés al desencadenar la liberación de hormonas del estrés. Esta semana, concéntrate en volver a estar en contacto con tu cama.

Día 1. Establece reglas con su familia para la hora de acostarte: Calcula cuánto sueño necesitan todos los miembros de tu familia y luego establece la hora de acostarte y despertarte en consecuencia. Durante treinta a sesenta minutos antes de la hora de acostarte, establece rutinas relajantes (quizá darte un baño relajante, poner música suave, leer un libro y cosas por el estilo) para tus hijos y para ti. Mantén horarios y rutinas constantes para preparar el escenario para que cada miembro de la familia duerma mejor noche tras noche. Si las mascotas te despiertan con frecuencia durante la noche, entrénalas para que duerman en su propia cama o en una jaula, en lugar de hacerlo contigo. Si eso no ayuda lo suficiente, considera desterrar a tus mascotas del dormitorio.

Día 2. Crea una cama soporífera: Para mejorar la calidad de tu vida nocturna, es inteligente tomar medidas para hacer de tu dormitorio un ambiente de ensueño. Evalúa el colchón para ver si es o no todo lo cómodo que podría ser. Debes despertarse sintiéndote renovado y bien descansado, no rígido ni dolorido (si es así, puede que sea el momento de invertir en un colchón nuevo; la mayoría tiene una vida útil de unos ocho años, según la NSF, National Sleep Foundation). Depende de ti si prefieres almohadas suaves o firmes, pero debes reemplazarlas cuando pierdan su forma o se vuelvan grumosas. Elige sábanas que te resulten agradables, ya sea que estén hechas de algún tipo de algodón, poliéster, seda, lino, bambú, de una mezcla o de franela para el invierno. Del mismo modo, elige una manta de lana, algodón o forro polar, según lo que más te convenga.

Día 3. Atenúa las luces: Advertencia, las luces brillantes pueden interferir con la liberación de melatonina del cuerpo. Un estudio de 2011 del Hospital Brigham and Women's de Boston encontró que cuando las personas estaban expuestas a la luz estándar de una habitación antes de acostarse, la liberación de melatonina en sus cuerpos se acortaba en unos noventa minutos, en comparación con cuando pasaban tiempo en una habitación con poca luz. Por eso es inteligente que hagas una evaluación de la iluminación para asegurarte de que tu dormitorio no sea demasiado brillante. Una vez que llegue el momento de irte a la cama, tu dormitorio debe estar lo más oscuro posible. Para que eso suceda, coloca atenuadores en las lámparas y ajústalas a niveles de luz más bajos unas horas antes de acostarte. Retira de tu dormitorio toda tecnología que produzca luz. Si el despertador es brillante, colócalo al otro lado de la habitación frente a la cama y aléjalo de ti o considera cambiarlo por un reloj que simule la luz del Sol de la mañana cuando llega el momento de levantarte. Si las farolas o las luces de edificios o casas cercanas entran sigilosamente en tu dormitorio, considera instalar cortinas opacas para eliminar la luz no deseada. Si el baño está adjunto a tu dormitorio, mantén la puerta cerrada y utiliza una luz nocturna activada por movimiento para brindarte suficiente luz para ver hacia dónde vas y qué estás haciendo.

Día 4. Controla la temperatura: Este día buscarás la temperatura del dormitorio adecuada para ti (una que no sea ni demasiado caliente ni demasiado fría) y la ropa óptima para dormir. Muchas personas descubren que mantener su dormitorio fresco (alrededor de 18 °C) prepara el escenario para dormir mejor, según la NSF. Elige pijamas u otra ropa para dormir que esté hecha de una tela que sea agradable al tacto, ya sea algodón, seda, satén o bambú (que es hipoalergénico). En los meses más fríos, los pijamas de franela pueden ayudarte a mantenerte abrigado mientras duermes. Si tiendes a tener calor o sudas durante la noche mientras duermes, la ropa de dormir que absorbe la humedad puede ser tu mejor opción porque alejará la humedad de tu piel.

Día 5. Elimina las distracciones: Utilizar el teléfono, tableta, libro electrónico o incluso un televisor cerca de la hora de acostarse puede hacer que acabes contando ovejas cuando llegue el momento de acostarte. La razón: la luz emitida por estos dispositivos puede suprimir la liberación de melatonina en el cuerpo, que induce el sueño. La solución es que impongas una regla de no tecnología al menos una o dos horas antes de acostarte. Eso significa nada de correos electrónicos, ni televisión, ni libros electrónicos, ni ordenadores portátiles, ni teléfonos móviles. En su lugar, opta por una actividad relajante que te ayude a reparar la jornada laboral y te dé ganas de dormir. Si desconectarte de la tecnología una o dos horas antes de acostarte te parece imposible, al menos destierra la tecnología del dormitorio por las noches.

Día 6. Controla los estimulantes: Identifica estimulantes en tu rutina nocturna y elimínalos. Recuerda: beber té o café o comer helado o yogur con sabor a chocolate o café por la noche podría interferir con su sueño, por lo que es mejor evitar estos alimentos y bebidas entre cuatro y seis horas antes de acostarte. Del mismo modo, la nicotina de los cigarrillos tiene un efecto estimulante, así que evita fumar (lo que deberías hacer de todos modos) por la noche, como mínimo. Además, ten en cuenta que, si bien el alcohol puede provocarte sueño al principio, puede tener un efecto estimulante unas horas más tarde, provocando un sueño fragmentado, otra buena razón para mantener el consumo al mínimo. Por otro lado, recuerda que algunos somníferos, como Tylenol PM, contienen paracetamol junto con difenhidramina (un antihistamínico sedante). En grandes dosis, el paracetamol es tóxico para el hígado, especialmente cuando se combina con alcohol, y esto es cierto tanto si tomas una fórmula diurna como si es nocturna.

Día 7. Date un capricho: Para preparar el escenario para dormir mejor, establece rituales nocturnos que te hagan sentir bien y te tranquilicen la mente. Estos podrían incluir tomar un baño tibio, estirarte o hacer yoga, escuchar música relajante, usar aromaterapia, respirar profundamente o meditar o leer un libro agradable que no sea demasiado estimulante. Participar en actividades que relajen la mente y el cuerpo te ayudará a realizar el viaje al país de los sueños con mayor facilidad.

Semana 4: Encuentra tu válvula de descompresión

No es el estrés de tu vida lo que te enferma, te irrita o te agota: ¡es tu respuesta! Durante la semana 4, obtendrás las herramientas que necesitas para reconocer y gestionar mejor tu estrés a partir de ahora. (El uso de la hoja de seguimiento de los desencadenantes del estrés, que se encuentra en el apéndice C, puede ayudar a este respecto).

Día 1. Ponte en contacto con tu respiración: Nacemos sabiendo respirar, pero, lo creas o no, muchas personas no respiran correctamente (respiran de manera demasiado superficial). Respirar profundamente es uno de los antídotos más poderosos contra el estrés: cuando inspiras lenta y profundamente por la nariz, dejando que el aire llene los pulmones a medida que se expande la parte inferior del abdomen, y luego espiras lentamente por la boca, obtendrás el intercambio adecuado de oxígeno para el dióxido de carbono saliente. Este intercambio ralentizará los latidos del corazón y la presión arterial e inducirá la respuesta de relajación, un estado de profunda calma. Tómate un descanso de cinco a diez minutos dos o tres veces al día para comprobar cómo respiras y procura respirar profundamente. Eso te permitirá gestionar mejor el estrés y ayudará a disiparlo.

Día 2. Haz pausas para meditar: La meditación puede proporcionar una poderosa fuente de calma y alivio del estrés, en cualquier momento, en cualquier lugar y sin costo alguno. Pregúntaselo a Krista, una ama de casa de 46 años de edad con dos hijos, que venía a verme desde hacía seis meses con el objetivo de perder 7 kilos, los últimos restos de su «peso de bebé». Aunque no quería admitirlo, la vida era estresante para ella. Además de tener dos hijos pequeños, su madre enferma vivía con la familia y el marido de Krista viajaba por negocios cuatro o cinco días a la semana. Krista había reducido las calorías, pero a menudo comía por motivos emocionales (normalmente dulces) y constantemente ponía excusas de que nunca tenía tiempo ni energía para hacer ejercicio. Algunas de sus razones eran legítimas, pero al menos tres días a la semana tenía una niñera que cuidaba a sus hijos y tenía un gimnasio bastante amplio en su casa.

Dado que el manejo del estrés era claramente un desafío para ella, finalmente accedió a ver a un experto en *mindfulness* para una sesión. Después de eso, Krista comenzó a meditar tres veces al día, además de hacer ejercicios de respiración y ejercicios de visualización guiada. A los pocos meses, empezó a hacer ejercicio físico de nuevo y sus hábitos alimentarios y el control de las porciones también mejoraron. Cuando le pregunté qué marcaba la diferencia, lo atribuyó a su práctica de meditación por haberla ayudado a estar más abierta a los pasos que debía seguir para perder el exceso de peso. En retrospectiva, se dio cuenta de que había estado operando en piloto automático, lo que creaba desafíos en el control de peso de los que ni siquiera había sido consciente.

Aquí tienes una técnica de meditación sencilla. Para obtener los beneficios, practica dos o tres veces al día para mantenerte centrado, tranquilo y concentrado.

1. Encuentra un lugar tranquilo y pacífico (una habitación o simplemente un rincón de una habitación) donde puedas estar solo.
2. Siéntate en una silla de respaldo recto o con las piernas cruzadas en el suelo, con la espalda recta, las manos en las rodillas o los muslos y los ojos cerrados.
3. Para comenzar a despejar tu mente a través de la meditación de atención plena básica, concéntrate en el ritmo natural de tu respiración. Cuando te vengan a la mente pensamientos, déjalos simplemente pasar sin juzgarlos ni involucrarlos, como si fueran hojas flotando en un arroyo, y regresa tu atención a la respiración.

Día 3. Da un paseo por la naturaleza: Además de tu plan de ejercicio habitual, realizar caminatas cortas en áreas verdes (como un parque, el bosque o un sendero) puede ayudar a aliviar el estrés. Para maximizar la experiencia, es útil implicar los sentidos: mira las flores, el follaje, la vida silvestre o las vistas a tu alrededor; quítate los auriculares y escucha el canto de los pájaros o el susurro del viento entre los árboles; huele las rosas, las lilas o la madreselva al pasar; y disfruta del calor del Sol o del frescor de la brisa en tu piel. Pasar tiempo en la naturaleza puede distraer tu mente de las preocupaciones cotidianas y llevarla a un lugar de tranquilidad. Aunque haga frío afuera, date una vuelta por la manzana y aprecia la luz y el paisaje invernal.

Día 4. Utiliza la imaginación para unas vacaciones al mediodía: Aprovechar el poder de las imágenes guiadas para dirigir la mente a un lugar más tranquilo puede ayudarte a relajarte rápidamente. Prueba este ejercicio de diez minutos:

1. Elige una silla cómoda en un espacio tranquilo y siéntate en una posición que te resulte cómoda.
2. Cierra los ojos, respira lenta y profundamente y visualiza el lugar más relajante que puedas imaginar, ya sea el océano tranquilo y claro alrededor de una isla tropical o una vista espectacular desde la cima de una montaña.
3. Mientras visualizas esa escena relajante, intenta reclutar todos tus sentidos para imaginar cómo es el lugar, qué sonidos escucharías, qué olores experimentarías y cómo notarías el aire contra tu piel. Disfruta de esas sensaciones y déjate llevar por la realidad, en unas merecidas minivacaciones mentales.

Día 5. Crea un conjunto de herramientas para aliviar el estrés. Haz una lista de estrategias fiables que te ayuden a controlar la tensión: tal vez escribir en un diario, escuchar música relajante, llamar a un viejo amigo, hacer ejercicios de relajación muscular progresiva y cosas por el estilo. Pégala en la puerta de la nevera para que puedas recurrir a una de esas estrategias saludables en lugar de comer por razones emocionales la próxima vez que tu medidor de estrés registre una sobrecarga.

Día 6. Identifica un pasatiempo satisfactorio que te haga disfrutar: Podría ser tejer, dibujar, fotografiar, cocinar o hacer cualquier otra cosa. Implicar la mente en una actividad fascinante que realmente te atraiga puede ayudarte a lograr el «flujo», un estado mental en el que estás tan inmerso y concentrado en lo que estás haciendo que pierdes la noción del paso del tiempo, lo que naturalmente tiene un efecto aliviador del estrés. Es más, las actividades que te sitúan en esa zona óptima tienden a ser intrínsecamente gratificantes y generan sentimientos de serenidad y satisfacción. Identifica las actividades que provocan este tipo de efecto en ti y haz un esfuerzo por reservar tiempo de manera regular para participar en ellas.

Día 7. Identifica a tu persona de referencia: Saber que tienes una persona fiable y que te apoya incondicionalmente, a quien puedes recurrir cuando estás en un aprieto o te sientes triste, o cuando necesitas consejos sobre cómo continuar con los cambios saludables en tu estilo de vida que tratas de hacer puede ayudarte a manejar mejor el estrés y avanzar hacia tus objetivos relacionados con la salud. Es mejor buscar a alguien que tenga en mente tus intereses óptimos y pueda servirte de animador, y que te motive a mantener el rumbo y a hacerte responsable de tus acciones. Si la persona realmente comparte tu objetivo de estar más saludable, ése puede ser el escenario más ideal de todos. A veces, incluso un compañero cibernético puede impulsarte a conseguir grandes logros. Un estudio de 2012 de la Universidad Estatal de Michigan encontró que tener un compañero virtualmente presente ayudó a los participantes a mantener los ejercicios de plancha por más tiempo y a trabajar más duro que aquellos que emprendieron el desafío por su cuenta. Esto significa que si tienes dificultades para encontrar a alguien que te ayude a superar los desafíos, siempre puedes solicitar la ayuda de un entrenador en línea o de alguien de tu red social.

Tomar medidas para mejorar tus hábitos de vida semana tras semana y día a día hará que la tarea sea mucho menos desalentadora y mucho más manejable. El objetivo es aprovechar las estrategias que implementaste el día anterior para continuar haciendo cambios en un patrón ascendente y sinérgico que proporcionará un refuerzo positivo incorporado. Continúa con el buen trabajo todos los días y, antes de que te des cuenta, habrás desarrollado hábitos saludables que mejorarán el estado de tu hígado y el resto de tu organismo, así como tu mente. En última instancia, esto se traducirá en una mejor salud general, un aumento de energía y una resolución fortalecida que te ayudará a seguir con tu plan de protección del hígado para sentirte bien a largo plazo.

CAPITULO 12

Otros tratamientos

Hace unos años, Jim, de 59 años, ingeniero informático, acudió a la clínica hepática de la Clínica Cleveland para ser evaluado porque experimentaba molestias abdominales. Durante muchos años, había tenido niveles anormales de enzimas hepáticas y un índice de masa corporal (IMC) de 45, que se considera obesidad mórbida, un estado que lo llevó a desarrollar la enfermedad del hígado graso. Una ecografía abdominal reveló que el hígado de Jim tenía una textura áspera que concuerda con la cirrosis hepática. Afortunadamente, no tenía complicaciones por cirrosis hepática como ascitis (acumulación de líquido en el abdomen), sangrado gastrointestinal o confusión mental por acumulación de toxinas en el cuerpo (afección llamada «encefalopatía hepática»).

En ese momento, su hígado parecía estar compensando razonablemente bien el daño que había sufrido y todavía funcionaba bastante bien. Pero si Jim no hubiera tomado medidas drásticas para revertir el daño, habría empeorado, preparándolo para una posible insuficiencia hepática o la posibilidad de necesitar un trasplante de hígado. Afortunadamente, este padre casado y con dos hijos estaba motivado para mejorar su salud porque quería vivir lo suficiente para jugar con sus nietos. Para iniciar el proceso, Jim decidió someterse a una cirugía de baipás gástrico y perdió 20 kilos en un período de 3 meses después de la cirugía.

Gracias a su importante pérdida de peso, la presión arterial previamente elevada de Jim volvió a la normalidad y pudo dejar de tomar el medicamento para la hipertensión que había estado tomando antes de la cirugía. A los seis meses y al año después de la cirugía, Jim regresó a la clínica para hacerse evaluaciones de seguimiento y sus niveles de enzimas hepáticas fueron normales en ambas ocasiones. En su visita de seguimiento de los dos años, le realizaron una biopsia hepática, que mostró que la cirrosis había regresado a un estado más leve de fibrosis en etapa 3, lo que sigue siendo motivo de preocupación, pero un paso importante en la dirección correcta.

En general, el tratamiento para la enfermedad del hígado graso no alcohólico (EHGNA) no suele implicar medicamentos ni cirugía. Como has podido comprobar, se basa principalmente en modificar tus hábitos de vida mejorando la alimentación, haciendo más ejercicio y perdiendo el exceso de peso. Pero si las medidas de estilo de vida por sí solas no ayudan lo suficiente con la reducción de peso y la pérdida de grasa del hígado, es posible que sean necesarias medidas más estrictas, como lo fueron para Jim.

La medicación importa

La realidad es que no se han aprobado medicamentos específicos para el tratamiento de la EHGNA o de la esteatohepatitis no alcohólica (EHNA). Pero para los casos graves de EHNA que no responden suficientemente a los cambios en el estilo de vida o la pérdida de peso, los medicamentos pueden ser beneficiosos en algunos casos.

Agentes sensibilizantes a la insulina y agentes hipolipemiantes. Para empezar, los agentes sensibilizadores a la insulina y los agentes hipolipemiantes pueden beneficiar al hígado de las personas que padecen EHGNA, así como diabetes o anomalías del colesterol. Como ya has visto, la resistencia a la insulina y el síndrome metabólico se asocian comúnmente con la EHGNA y la EHNA, por lo que tiene sentido que los medicamentos sensibilizadores a la insulina, como la metformina, la pioglitazona y la rosiglitazona, puedan ayudar. Un estudio italiano realizado en 2005 comparó los efectos de administrar a pacientes no diabéticos con EHGNA 2 gramos de metformina u 800 UI de vitamina E al día o una dieta de reducción de peso: después de doce meses, los niveles de aspartato aminotransferasa (AST) mejoraron en los tres grupos, en conjunto con la pérdida de peso, pero los efectos fueron mayores en el grupo de la metformina, del cual el 56 % también experimentó la normalización de sus niveles de alanina aminotransferasa (ALT). A un subconjunto de pacientes que recibieron metformina se les realizaron biopsias de hígado y se encontró que tenían una disminución significativa de la grasa hepática y la fibrosis. Dado que la mayoría de los pacientes no diabéticos con EHNA tienen intolerancia a la glucosa (o resistencia a la insulina), la metformina tiene el beneficio adicional de reducir el riesgo de desarrollar diabetes en toda regla. Sin embargo, otros estudios no han encontrado un beneficio significativo al administrar metformina a personas con EHGNA o EHNA, por lo que no se garantiza que los efectos sean seguros.

Ha habido un interés considerable en otra clase de agentes sensibilizadores a la insulina llamados tiazolidinedionas, que incluyen los fármacos pioglitazona y rosiglitazona, para el tratamiento de la EHNA. Al igual que la metformina, estos fármacos sensibilizan el hígado a la insulina y reducen los niveles de enzimas hepáticas. Las tiazolidinedionas parecen tener un efecto más favorable sobre la infiltración de grasa en el hígado (esteatosis) que sobre la inflamación, la prominencia o la fibrosis. Desafortunadamente, sus efectos beneficiosos sobre el hígado se detienen cuando se suspenden los medicamentos, lo que sugiere que se requiere un tratamiento a largo plazo para mantener los efectos terapéuticos. Esto es preocupante porque ha habido dudas sobre la seguridad a largo plazo de la rosiglitazona, en particular, cuando se trata de enfermedades cardiovasculares, insuficiencia cardíaca congestiva, cáncer de vejiga y pérdida ósea. Debido al mayor riesgo de problemas cardíacos, la rosiglitazona ya no se vende en Europa y se utiliza de manera muy restrictiva en Estados Unidos.

Recientemente, se descubrió que la liraglutida, otro fármaco que se usa para tratar la diabetes tipo 2, es beneficiosa en el tratamiento de la EHNA. En teoría, este fármaco de acción prolongada debería reducir la grasa en el hígado y disminuir los niveles de enzimas hepáticas al mejorar la resistencia a la insulina, y existe cierta evidencia de que esto puede ser cierto. Un estudio de 2015 realizado en varios lugares diferentes del Reino Unido encontró que cuando los pacientes con sobrepeso y EHNA recibieron 1,8 mg de liraglutida al día (en forma de inyecciones) durante cuarenta y ocho semanas, el 39 % de ellos experimentó la resolución de su EHNA, en comparación con el 9 % de aquellos que recibieron un placebo. De manera similar, en un pequeño estudio piloto de 2015, investigadores de Japón administraron liraglutida a personas cuyos niveles de azúcar en sangre o niveles de enzima hepática ALT no habían mejorado lo suficiente con modificaciones en el estilo de vida después de veinticuatro semanas. Después de recibir liraglutida durante veinticuatro semanas adicionales, los pacientes experimentaron mejoras significativas en su IMC, niveles de grasa abdominal, niveles de enzimas hepáticas y anomalías del azúcar en sangre. En ambos estudios, el tratamiento fue bien tolerado, seguro y eficaz. Es necesario realizar más investigaciones antes de que este medicamento se utilice ampliamente, pero hasta ahora los resultados son alentadores.

Estatinas. En una línea de ataque completamente diferente, varios estudios pequeños preliminares han sugerido que las estatinas, utilizadas principalmente para tratar anomalías del colesterol, pueden reducir las enzimas hepáticas elevadas y mejorar la apariencia del tejido hepático (cuando se observa con un microscopio) en personas con EHGNA o EHNA. Un estudio japonés de 2011 encontró que cuando los pacientes con EHNA que también tenían anomalías en el colesterol recibieron estatinas diariamente, sus niveles de enzimas hepáticas y perfiles de lípidos mejoraron significativamente después de un año. Más recientemente, un estudio de 2014 de la Universidad de Hiroshima en Japón investigó el uso de un fármaco anticolesterol más antiguo llamado Probucol, que es un poderoso antioxidante, en personas que tienen EHNA y niveles elevados de colesterol: después de tomar 500 mg del fármaco al día durante cuarenta y ocho semanas, sus niveles de enzimas hepáticas, niveles de colesterol total e índices de resistencia a la insulina disminuyeron, y sus puntuaciones de EHGNA y sus etapas de fibrosis también mejoraron.

Antioxidantes

Dado que el estrés oxidativo excesivo (un desequilibrio entre la producción de radicales libres dañinos y la capacidad del cuerpo para contrarrestar o neutralizar sus efectos) puede provocar daños en las células hepáticas y la progresión de la enfermedad en personas con EHNA, no sorprende que algunos antioxidantes potentes puedan ser beneficiosos en el tratamiento de EHNA.

Vitamina E. En el ensayo clínico más grande realizado hasta el momento, cuyos resultados se publicaron en una edición de 2010 del *New England Journal of Medicine*, los investigadores descubrieron que administrar a adultos con EHNA 800 UI de vitamina E al día durante noventa y seis semanas conducía a una tasa de mejora significativa mayor en su condición que un placebo, incluyendo reducciones en el contenido de grasa en el hígado, inflamación y enzimas hepáticas elevadas. Una de las mayores preocupaciones con los suplementos de vitamina E es que la ingesta de dosis altas puede estar asociada a un mayor riesgo de mortalidad prematura por cualquier causa, aunque la investigación sobre este tema ha arrojado resultados mixtos. Sin embargo, debido a que se ha descubierto que los suplementos de vitamina E son tan efectivos para reducir la grasa, la inflamación y la distensión hepática, e incluso para resolver la EHNA en algunos pacientes que la padecen, la vitamina E (800 UI diarias) debe considerarse como una primera opción en la línea de farmacoterapia para pacientes no diabéticos con EHNA que ha sido confirmada mediante biopsia.

Éste fue el caso de Paul, de 55 años, que había sido remitido al doctor Hanouneh porque se sospechaba que padecía la enfermedad del hígado graso. Su salud había sido estable hasta unos tres meses antes, cuando comenzó a tener dolores de cabeza y fue a ver a su médico de atención primaria. A Paul, terapeuta respiratorio, casado y con dos hijos pequeños, se le descubrió hipertensión, un IMC de 38 y obesidad abdominal significativa. Una serie de análisis de sangre iniciales revelaron que su nivel de azúcar en sangre en ayunas era normal, sus triglicéridos estaban moderadamente elevados a 220 mg/dl y su colesterol HDL (el «bueno») estaba por debajo de los 25 mg/dl. Los análisis de sangre de seguimiento indicaron que sus enzimas hepáticas estaban elevadas: su AST era 110 (el límite superior normal es 40) y su ALT era 145 (el límite superior es 56). Su consumo de alcohol era de ligero a moderado y los resultados de sus pruebas de detección de hepatitis B y C fueron negativos. Una ecografía mostró hígado graso, por lo que Paul se sometió a una biopsia de hígado, que mostró que el 35 % del tejido hepático que normalmente elimina toxinas estaba ocupado por grasa, junto con inflamación y fibrosis en etapa 1.

A Paul le aconsejaron que perdiera peso modificando su dieta y haciendo ejercicio mediante un estricto programa de pérdida de peso. Debido a que existía una sensación de urgencia para detener el daño a su hígado, se le inició un protocolo de 800 UI de vitamina E al día para ayudar a su hígado mientras perdía peso. Le avisaron de que grandes dosis de vitamina E podrían estar asociadas con un mayor riesgo de ataque cardíaco o accidente cerebrovascular y un mayor riesgo de cáncer de próstata. Después de un año en el programa de pérdida de peso, perdió 12 kilos, lo que resultó en una normalización completa de sus niveles de enzimas hepáticas. En ese momento, dejó de tomar vitamina E para evitar los riesgos de efectos adversos a largo plazo.

Coenzima Q10. Otro poderoso antioxidante, la coenzima Q10 (también conocida como «ubiquinona») es una sustancia similar a una vitamina que se encuentra en nuestras células y ayuda en el proceso de convertir los alimentos en formas utilizables de energía. También puede desempeñar un papel en revertir la gravedad de la EHGNA. En un estudio de Irán de 2015, los investigadores administraron a cuarenta y un hombres y mujeres con EHGNA 100 mg de coenzima Q10 al día durante doce semanas. Al final del estudio, sus niveles de enzimas hepáticas mejoraron, sus medidas de inflamación disminuyeron y la gravedad de su EHGNA también se redujo. Otro estudio realizado en Irán encontró que tomar 100 mg de coenzima Q10 durante sólo cuatro semanas provocó una disminución significativa en los niveles de AST entre pacientes con EHGNA.

Nuevos medicamentos. Mientras tanto, el desarrollo de tratamientos farmacológicos para la EHGNA grave está ganando terreno y la Administración de Alimentos y Medicamentos ha concedido el estatus de vía rápida a un nuevo programa diseñado para acelerar la revisión de nuevos medicamentos que se están desarrollando para tratar la EHGNA y la EHNA. Varios estudios recientes ya han encontrado que la pentoxifilina, un agente antiinflamatorio, conduce a la pérdida de peso, mejora la función hepática y reduce la acumulación de grasa y la inflamación en personas con EHNA. Y un estudio reciente encontró que un medicamento llamado «ácido obeticólico», un señalizador de ácidos biliares, mejora la EHNA en muchos casos, pero los beneficios a largo plazo y el perfil de seguridad necesitan más investigación. Con más estudios en marcha, es de esperar que surjan nuevos tratamientos para estas enfermedades potencialmente mortales.

Cirugía bariátrica

Cuando las modificaciones en el estilo de vida, la pérdida de peso o los medicamentos no pueden revertir el daño causado por la EHNA, la cirugía bariátrica puede ser una opción para algunas personas, como fue en el caso de Jim. Si bien no existen ensayos controlados aleatorios que hayan evaluado alguna forma de cirugía bariátrica del intestino anterior (como la banda gástrica ajustable y el baipás gástrico en Y de Rouxen) para tratar específicamente la EHGNA o la EHNA, existe cada vez más evidencia de su eficacia en este contexto. Varios estudios han realizado una comparación del antes y el después del hígado en personas con obesidad grave que se sometieron a cirugía bariátrica: en un estudio de 2009, investigadores de Francia examinaron los efectos de la cirugía bariátrica en 381 pacientes con obesidad grave que tenían fibrosis y EHNA. Cinco años después de la cirugía, hubo una mejora significativa en la prevalencia y gravedad del contenido de grasa y la distensión hepática y la gran mayoría de los pacientes vieron sus condiciones rebajadas a niveles bajos de EHGNA. Mientras tanto, un estudio francés de 2015 encontró que cuando las personas con obesidad mórbida y EHNA se sometieron a cirugía bariátrica, perdieron cantidades significativas de peso y obtuvieron mejoras importantes en sus niveles de enzimas hepáticas y su resistencia a la insulina. En el seguimiento de un año, la EHNA había desaparecido por completo en el 85 % de los pacientes y la fibrosis se redujo en el 34 % de los pacientes.

OTRAS ENFERMEDADES DEL HÍGADO, OTRAS INTERVENCIONES

Así como las causas de las diversas enfermedades hepáticas varían, los tratamientos también varían. La hepatitis C ahora puede tratarse y curarse en tan sólo entre ocho y doce semanas, gracias a cinco medicamentos diferentes cuyo uso ya está aprobado en Estados Unidos (advertencia: muchos de los medicamentos son muy caros). El tratamiento para la enfermedad hepática relacionada con el alcohol, incluida la hepatitis alcohólica y la enfermedad del hígado graso alcohólico, se centra en abstenerse de consumir alcohol y permitir que el hígado se regenere y se cure a sí mismo. Cuando se trata de colangitis biliar primaria (CBP), el tratamiento tiene como objetivo retardar la progresión de la enfermedad, aliviar los síntomas (como la picazón) y prevenir complicaciones con el uso de medicamentos como el ursodiol (para mejorar la capacidad de funcionamiento del hígado).

Por el contrario, el tratamiento de la hemocromatosis (una afección genética que implica una sobrecarga de hierro) implica reducir la cantidad de hierro acumulado en el hígado. Esto a menudo se hace mediante flebotomía (extracción de una pequeña cantidad de sangre cargada de hierro en un procedimiento similar a la donación de sangre) o terapia de quelación (que se basa en un medicamento que hace que el cuerpo expulse el hierro a través de la orina o las heces). De manera similar, el tratamiento de la enfermedad de Wilson utiliza varios métodos (incluidos medicamentos como la penicilamina, la trientina y el acetato de zinc) para eliminar el exceso de cobre del cuerpo.

La verdad sobre los trasplantes

Es importante recordar que el hígado es un órgano extraordinariamente resistente, capaz de reconstruirse y regenerarse utilizando sus propias células para reemplazar el tejido que perdió debido a la enfermedad, hasta que vuelve a su tamaño original. Pero en algunas enfermedades del hígado, este órgano vital puede dañarse tanto que llega a un punto sin retorno: ahí es cuando el sujeto en cuestión se convierte en candidato para un trasplante de hígado.

Por sí sola, la cirrosis no implica necesariamente la necesidad de un trasplante de hígado. Algunos pacientes que tienen cirrosis hepática sin complicaciones no experimentan una alteración completa de la función ni un deterioro total del hígado. De hecho, en muchos tipos de enfermedad hepática, existe la posibilidad de mejorar incluso después de que se hayan producido complicaciones: si un paciente alcohólico experimenta deterioro del hígado, junto con ictericia y otros signos de enfermedad hepática avanzada, es posible que experimente una resolución de estos síntomas y regeneración del hígado tras la abstinencia prolongada de alcohol. Por lo tanto, en algunos casos en los que los pacientes tienen un marcado deterioro del hígado, la perspectiva de un trasplante de hígado puede diferirse o incluso descartarse por completo si las terapias médicas (como los agentes antivirales orales para la infección por hepatitis B o los corticosteroides para la hepatitis autoinmune) son eficaces.

Pero cuando la cirrosis y las complicaciones que a menudo la acompañan llegan a cierto punto, como en la enfermedad hepática terminal, es hora de conversar seriamente con tu médico sobre la posibilidad de someterte a un trasplante de hígado. Cuando la EHGNA y la EHNA progresan hasta el punto de llegar a la cirrosis hepática con complicaciones como ascitis, encefalopatía hepática, hemorragia por várices (ruptura y sangrado de venas inflamadas) o disfunción hepática grave, se puede considerar el trasplante. La buena noticia es que la tasa de supervivencia a un año después de un trasplante de hígado es superior al 90 % y la tasa de supervivencia a cinco años es superior al 70 %. Estas cifras son sorprendentes, especialmente en comparación con la tasa de mortalidad de casi el 100 % asociada con la enfermedad hepática terminal que no se trata con un trasplante de hígado.

Después de un trasplante de hígado, los pacientes deben tomar medicamentos contra el rechazo durante el resto de su vida. Desafortunadamente, estos medicamentos no están exentos de efectos secundarios. El tacrolimus, el medicamento antirrechazo más utilizado, se asocia a la toxicidad renal, por lo que se debe controlar de cerca la función renal en los pacientes que toman el medicamento. Además, el medicamento también está relacionado con un mayor riesgo de una nueva aparición de diabetes después de un trasplante de hígado, por lo que también se debe controlar de cerca el nivel de azúcar en la sangre. Por el contrario, el uso de la ciclosporina, otro fármaco antirrechazo de uso común, se asocia a un mayor riesgo de hipertensión después de un trasplante de hígado.

Dado que los medicamentos antirrechazo provocan inmunosupresión, aumentan el riesgo de complicaciones infecciosas después de un trasplante de hígado, por lo que no es inusual que los receptores de trasplantes reciban antibióticos profilácticos, como el Bactrim, durante el resto de su vida. Pero eso no los protege de otras infecciones (de virus u hongos, por ejemplo), por lo que es importante recordar que esta mayor vulnerabilidad persiste, razón por la cual los pacientes trasplantados deben recibir una vacuna anual contra la gripe y la vacuna contra la neumonía. Debido a estos riesgos potenciales a largo plazo, todos los pacientes con trasplante de hígado deben ser monitorizados estrecha y regularmente por su equipo de trasplante de hígado durante el resto de su vida.

También es importante reconocer que a menudo hay una larga lista de espera para un trasplante de hígado, por lo que no todos los que lo necesitan lo recibirán a tiempo. Es más, no todas las personas con complicaciones debidas a la cirrosis hepática son buenos candidatos para un trasplante. En quienes padecen obesidad mórbida o tienen complicaciones graves relacionadas con la diabetes o enfermedades cardíacas, someterse a un trasplante de hígado puede ser demasiado arriesgado para que la opción sea viable. Esto es algo que sólo tu médico puede determinar. Pero, en primer lugar, lo ideal es evitar que se produzca ese escenario de amenaza triple (o cuádruple).

Si bien es reconfortante saber que se están desarrollando tratamientos más agresivos y efectivos para la EHGNA, la EHNA y otros trastornos hepáticos, es mejor hacer todo lo posible para proteger la salud y la integridad de este órgano vital ahora, mucho antes de que el hígado rechace la función y se encamine hacia una grave degeneración. Incluso si ya tienes uno de estos trastornos hepáticos, puedes tomar medidas para poner en marcha la rueda de reversión de la enfermedad (o al menos detener su progresión) y mejorar la salud de este órgano crucial. ¡Por eso es esencial ser proactivo! Dado nuestro estilo de vida colectivo que promueve el desarrollo de la obesidad, todos estamos potencialmente en riesgo de sufrir EHGNA, y EHNA en particular, lo que significa que todos deberíamos hacer un esfuerzo para mejorar nuestra dieta y hábitos de ejercicio, controlar nuestro peso de manera más efectiva y evitar exposiciones tóxicas. Podría ser una cuestión de vida o muerte, porque realmente todo nuestro cuerpo depende de la salud, el bienestar y la funcionalidad de este órgano indispensable.

CONCLUSIÓN

Un hígado para toda la vida

> *¿Vale la pena vivir la vida? Todo depende del hígado.*
> —William James, psicólogo y filósofo estadounidense

Nuestra esperanza es que a estas alturas hayas adquirido un nuevo respeto por tu hígado, uno de los órganos del cuerpo que más trabaja. Nuestra esperanza es que después de leer este libro te sientas motivado a brindarle a este órgano crucial el cuidado y la alimentación adecuados que necesita y merece para mantenerse sano y prosperar, y para que tú también te mantengas sano y próspero de por vida. Como has visto, este órgano mágico es el maestro silencioso pero poderoso detrás del escenario, desempeña un papel vital e inestimable en la capacidad de tu organismo para realizar más de trescientas tareas, que involucran procesos metabólicos, efectos desintoxicantes, funciones digestivas y más. Y, sin embargo, aunque está en servicio las 24 horas del día, los 7 días de la semana, queda en gran medida olvidado en el ruido y el caos de la vida diaria.

Hasta cierto punto, es parte de la naturaleza humana dar por sentado lo que no podemos ver o sentir, y esa tendencia puede influir en por qué no prestamos suficiente atención al hígado. Pero la verdad es que dependes de tu hígado y, consciente o no, esperas mucho de él porque, como has visto, el hígado es esencial para la salud, el bienestar y la supervivencia. Sin embargo, no puede realizar sus innumerables trabajos sin tu ayuda. Si abusas de tu hígado acumulando

239

demasiada grasa corporal, consumiendo una dieta de comida basura, manteniendo una mentalidad de adicto a la televisión, bebiendo demasiado alcohol o adoptando otros hábitos de estilo de vida poco saludables, puedes desarrollar un hígado graso y de bajo grado. Imagínatelo como un trozo de carne feo, veteado, grisáceo o incluso podrido: no comprarías un bistec con ese aspecto en el supermercado ni lo aceptarías en un restaurante elegante. Entonces, ¿por qué te arriesgarías a dejar que un órgano indispensable, parte de tu propio cuerpo, crezca hasta acabar así?

Es hora de que todos le demos a nuestro hígado el cuidado y el respeto que necesita y merece, antes de que surjan problemas. Como has visto, el enfoque proactivo descrito en este libro no tiene por qué ser tan complicado como podrías haber temido. Empieza por centrarte en lo más fácil (modificaciones sencillas y cotidianas que puedes hacer en tus hábitos) y avanza a partir de ahí. Primero, añade todo el color que puedas del jardín de la Madre Naturaleza (frutas, verduras, frutos secos y semillas). Luego, cambia los cereales refinados por los cereales integrales y las grasas malas por las grasas saludables. Cambia tu hábito nocturno de relajarte con una copa de vino (o dos) por una humeante taza (o dos) de té descafeinado. Empieza a moverte más: no necesitas correr una maratón, simplemente esfuérzate por hacer más actividad física hoy que ayer y, cada día, intenta dar un paso más, otro minuto, otro momento de esfuerzo sin aliento y le harás mucho bien a tu cuerpo. Pero también tómate un tiempo para respirar (¡profundamente!) y descomprimirte con regularidad para que tu estrés psicológico no genere estrés en tu hígado.

Cada semana, vemos personas que han renovado sus hábitos, reducido las toxinas en su entorno, controlado condiciones de salud potencialmente mortales, como la esteatohepatitis no alcohólica (EHNA), y en el proceso han cambiado sus pronósticos de salud. Vemos cuánto valoran las mejoras que son evidentes en los resultados de sus análisis de sangre, en la báscula y en la forma en que se sienten y funcionan. Tú también tienes el poder y los medios para modificar tu estilo de vida de manera que protejas tu hígado y lo ayudes a realizar sus funciones esenciales de manera óptima, tal como lo han hecho muchos de los pacientes descritos en este libro.

Ya sea que las medidas más pertinentes para ti impliquen mejorar la calidad de la dieta, volverte más activo físicamente, perder el exceso de peso, dejar de fumar o reducir tu exposición a sustancias químicas nocivas, estos cambios que promueven la salud tendrán efectos positivos en cadena sobre tu salud, sobre todos tus demás órganos. Así es, beneficiarán al corazón, los pulmones, el sistema digestivo, el cerebro y al resto de tu cuerpo, no sólo porque estas modificaciones en el estilo de vida tendrán una influencia directamente positiva en estos otros sistemas de órganos, sino también porque el estado del hígado puede mejorar. Y esa mejora se ve reflejada en el funcionamiento del cerebro, el corazón, los pulmones, el tracto digestivo y los riñones. Realmente puedes crear una cascada positiva de beneficios para la salud de todo tu cuerpo y en tu mente. Además, estas mejoras en el estilo de vida mejorarán tu energía y tu sensación general de bienestar, y ayudarán a proteger a largo plazo tu salud, vitalidad y longevidad.

A fin de cuentas, ¡ésta es realmente una propuesta sin pérdidas! Eres el único que puede hacer que esto suceda y te instamos a que lo hagas. Piensa en este plan de protección del hígado como en tu billete gratuito hacia una vida más larga, llena de energía y vibrante. Es tuyo, cógelo. Piensa en ello como una inversión para ampliar la calidad de tu vida en el futuro. Si piensas en tu hígado como el ángel guardián de tu salud, será más probable que hagas todo lo posible para proteger su halo y ayudar a este órgano vital a mantenerse saludable. De hecho, al hacer de la salud de tu hígado una prioridad, también estarás haciendo del resto de tu salud y bienestar una prioridad. Y esto preparará el escenario para que prosperes en varios aspectos de la vida, como debe ser. Te animamos a embarcarte en este viaje hacia una persona más feliz y saludable a partir de hoy. ¡Te estaremos animando desde el banquillo!

APÉNDICE A

Recetas

Para mayor claridad, las recetas que siguen se han marcado con un icono para indicar si están incluidas en el plan de alimentación «Ama a tu hígado» LYL (Capítulo 9) o en la dieta del hígado delgado SL (capítulo 10).

DESAYUNO

Batido verde

Batido energizante de col rizada

Tazón de desayuno tropical

Avena remojada de la noche a la mañana

Muffins de calabacín

Vasitos de quiche sin corteza

Vasitos de quiche vegetariana de quinoa

Batido verde ᴸʸᴸ

Repleto de verduras, semillas de cáñamo y espirulina que protegen el hígado, este batido es una excelente manera de comenzar el día o disfrutarlo como un refuerzo al mediodía.

4 RACIONES

1 taza de col rizada bien picada y bien compactada.

1 taza de lechuga romana bien picada y bien compactada.

1 taza de uvas verdes sin semillas.

1 pera bartlett, sin tallo y sin corazón.

1 naranja, pelada y cortada en cuartos.

1 plátano pelado.

1 cucharadita de semillas de cáñamo.

1 cucharadita de espirulina.

½ taza de agua de coco.

2 tazas de hielo.

Mete todos los ingredientes en una batidora y procesa a velocidad baja durante 15 segundos. Aumenta a velocidad media y luego a velocidad alta. Procesa hasta que esté todo bien mezclado.

Batido energizante de col rizada [LYL]

Quizá estés acostumbrado a utilizar aguacate en ensaladas y guacamole; su riqueza cremosa también combina bien con frutas y verduras para un desayuno abundante.

1 RACIÓN

1 plátano congelado picado.

½ taza de yogur natural bajo en grasa.

½ taza de arándanos.

1 taza de col rizada picada envasada.

½ aguacate maduro.

½ taza de bebida de avena sin azúcar.

Mete todos los ingredientes en una batidora y procésalo todo a alta velocidad hasta alcanzar la consistencia deseada. Servir inmediatamente.

Tazón de desayuno tropical [LYL]

La avena integral, una gran fuente de fibra, puede ayudarte a comenzar el día bien nutrido, saciado y con energía, lo que puede ayudarte a pasar la mañana. Con la dulzura del mango y el coco, es una especie de refugio en una isla.

1 RACIÓN

- 1 taza de bebida de avena sin azúcar.
- ½ taza de avena integral.
- ½ taza de mango en trozos.
- 2 cucharadas de nueces picadas.
- 1 cucharada de hojuelas de coco sin azúcar.

Combina la bebida de avena y la avena en un tazón pequeño apto para microondas. Cocina en el microondas a temperatura alta durante 6 minutos. Remueve, luego déjalo reposar durante 2 minutos. Cubre con los trozos de mango, las nueces y las hojuelas de coco.

Avena remojada de la noche a la mañana LYL

Si no tienes tiempo por la mañana y te saltas el desayuno, este sencillo plato es para ti. Para un enfoque aún más fácil, mezcla todos los ingredientes en un frasco y simplemente mete el frasco en tu bolsa al salir por la puerta.

1 RACIÓN

- ½ taza de copos de avena tradicional.
- 1 taza de bebida de avena sin azúcar.
- 2 cucharadas de mantequilla de almendras.
- 1 cucharada de miel.

Mezcla bien todos los ingredientes en un tazón mediano. Tápalo y guárdalo en el frigorífico. Disfrútalo frío o caliente en el microondas a la mañana siguiente.

Muffins de calabacín [LYL]

Prepara una bandeja el fin de semana y congela la mitad en bolsas individuales para obtener una alternativa saludable a las pastas matutinas.

12 MUFFINS

Espray para cocinar con aceite de coco.
1 taza de nueces o pecanas.
2 tazas de harina blanqueada de almendras.
1 cucharadita de pimienta de Jamaica molida.
1 cucharadita de nuez moscada molida.
1 cucharadita de canela molida.
1 ¼ cucharaditas de bicarbonato de sodio.
½ cucharadita de sal marina.
1 cucharadita de extracto puro de vainilla.
2 calabacines grandes o 3 medianos rallados.
4 huevos grandes.
⅓ de taza de puré de manzana.
¼ de taza de aceite de coco extra virgen derretido.

Precalienta el horno a 180 °C. Engrasa un molde para *muffins* de doce piezas con aceite de coco en aerosol.

Muele las nueces o pecanas en la picadora hasta que queden gruesas. Combina las nueces picadas, la harina de almendras, las especias, el bicarbonato de sodio y la sal en un tazón pequeño.

Mientras tanto, mezcla la vainilla, el calabacín rallado, los huevos, el puré de manzana y el aceite de coco en un tazón grande. Incorpora los ingredientes secos a los ingredientes húmedos y remueve hasta que esté todo bien mezclado.

Divide la mezcla en partes iguales en los moldes para *muffins* preparados y hornea durante 30 minutos. Sabrás que están listos cuando al insertar un cuchillo o un palillo en el centro de un *muffin* éste salga limpio. Se pueden conservar en el frigorífico hasta 5 días.

Vasitos de quiche sin corteza [SL]

Los huevos han tenido mala reputación en los últimos años, pero están llenos de proteínas y vitaminas y minerales esenciales. Mézclalos con algunas verduras para preparar este tradicional desayuno favorito.

6 RACIONES

Aceite en aerosol antiadherente.

1 paquete (170 gramos aprox.) de col rizada picada congelada o
    2 tazas de col fresca picada.

2 huevos grandes, más 3 claras grandes.

¼ de taza de puerro picado.

¼ de taza de tomate seco picado.

¼ de taza de pimiento amarillo picado y sin semillas.

Precalienta el horno a 180 °C. Forra un molde para *muffins* de seis piezas con papel para hornear y rocía con aceite antiadherente en aerosol.

Si eliges la col rizada congelada, caliéntela en el microondas durante 2 ½ minutos a temperatura alta y luego escurre el exceso de líquido. Mezcla los huevos, las claras, el puerro, los tomates secos, la col rizada y el pimiento en un bol y mézclalo bien todo. Divide la mezcla en partes iguales en los moldes para *muffins* ya preparados.

Hornea durante 20 minutos, o hasta que al insertar un cuchillo en el centro éste salga limpio.

Nota: Permanecerán frescos en el refrigerador durante unos días, pero no se congelarán bien.

Vasitos de quiche vegetariana de quinoa [SL]

Aquí la quinoa es la estrella. Esta antigua semilla añade un refuerzo de proteínas a este plato con queso y huevo.

6 RACIONES

Aceite antiadherente en aerosol.

½ taza de quinoa cruda enjuagada.

2 cucharadas de aceite de oliva.

1 cebolla vidalia, cortada en rodajas finas.

4 tazas de hojas de espinaca lavadas y desmenuzadas o picadas.

1 diente de ajo picado.

½ chalota picada

Sal marina y pimienta negra recién molida.

½ taza de queso *cheddar* bajo en grasa rallado.

½ taza de queso parmesano rallado.

2 huevos grandes, más 4 claras grandes, ligeramente batidas.

Precalienta el horno a 190 °C. Forra un molde para *muffins* de seis piezas con papel para hornear y rocíalo con aceite en aerosol antiadherente; resérvalo.

Mezcla 1 taza de agua y la quinoa en una cacerola pequeña y déjala hervir. Baja el fuego a lento, tápala y continúa cocinando durante 15 minutos, luego retírala del fuego, retira la tapa y deja que la quinoa cocida se enfríe.

Calienta el aceite de oliva en una sartén grande a fuego medio, incorpora la cebolla y cocínala hasta que esté transparente, de 3 a 4 minutos. Incorpora las espinacas, el ajo y la chalota. Sazona al gusto con sal y pimienta y continúa cocinando hasta que las espinacas se ablanden, aproximadamente 2 minutos más. Retira la sartén del fuego y deja enfriar la mezcla.

Combina la quinoa cocida, la mezcla de espinacas y los quesos en un tazón grande. Vierte los huevos y las claras y mezcla bien para combinar los ingredientes.

Divide la masa de manera uniforme en los moldes para *muffins* preparados. Hornea durante 35 minutos o hasta que la parte superior de la quiche esté dorada.

Nota: Permanecerán frescos en el refrigerador durante unos días, pero no se congelarán bien.

ENSALADAS

Ensalada de brócoli.

Ensalada de algas.

Ensalada Waldorf de manzana, pera y jícama.

Ensalada de coles de Bruselas.

Ensalada de mango, aguacate y frijoles negros.

Ensalada de mango y quinoa.

Ensalada de remolacha y naranja.

Ensalada de remolacha asada.

Ensalada templada de champiñones y col rizada.

Ensalada de pesto de kale y cebada.

Ensalada de col rizada y manzana.

Ensalada de calabacín y farro.

Ensalada de hojas de diente de león con semillas germinadas
de calabaza.

Ensalada de moras *freekeh*.

Ensalada crujiente de garbanzos.

Ensalada de pollo.

Ensalada de atún blanco.

Ensalada de gambas salvajes y frijoles negros.

Ensalada de brócoli [SL]

Aquí el brócoli no es la única estrella. Los pistachos, las zanahorias y el pimiento morrón añaden sabor y textura. Si te sobra aderezo, guárdalo para una simple ensalada verde.

4 RACIONES

1 taza de floretes de brócoli.

¼ de taza de cebolla morada picada.

1 taza de zanahoria rallada.

¼ de taza de pimiento morrón naranja picado y sin semillas.

⅓ de taza de pistachos picados.

1 naranja clementina separada en gajos.

Para el aderezo:

1 cucharadita de ajo fresco picado.

1 cucharada de aceite de oliva virgen extra.

¼ de taza de zumo de naranja recién exprimido.

Pimienta negra recién molida.

Mezcla el brócoli, la cebolla morada, la zanahoria, el pimiento morrón, los pistachos y los gajos de naranja en un tazón grande.

Prepara el aderezo: mezcla los ingredientes del aderezo en un tazón pequeño y sazónalos al gusto con pimienta negra. Vierte el aderezo sobre la ensalada y mezcla bien. Deja que la ensalada se enfríe durante al menos 1 hora para permitir que los sabores se combinen. Sírvela fría.

Ensalada de algas [SL]

Si eres nuevo en el mundo de los vegetales marinos, no te dejes intimidar. Descubrirás que las algas marinas combinan maravillosamente con este aderezo para obtener una manera fácil y deliciosa de incorporar proteínas y nutrientes fundamentales para tu dieta.

4 RACIONES

60 gramos de algas marinas secas mixtas.

Para el aderezo:

2 cucharadas de vinagre de arroz.

1 cucharadita de azúcar de coco.

2 cucharaditas de jengibre molido.

½ cucharadita de wasabi en polvo.

2 cucharaditas de salsa de soja baja en sodio.

1 cucharada de aceite de sésamo tostado.

El zumo de 1 lima

Sal marina

1 zanahoria pequeña, pelada y cortada en rodajas finas como el papel.

5 rábanos rojos en rodajas finas.

1 pepino pequeño pelado y cortado en rodajas finas.

2 cucharaditas de semillas de sésamo negro tostadas.

2 cucharaditas de semillas de cáñamo.

4 cebollas tiernas o cebolletas picadas.

Pon las algas en un bol grande y cúbrelas con agua fría. Déjalas en remojo durante 5-10 minutos, hasta que se ablanden. Escúrrelas en un colador, sécalas y ponlas en un recipiente para servir.

Para hacer el aderezo, mezcla el vinagre, el azúcar de coco, el jengibre, el wasabi en polvo, la salsa de soja y el aceite de sésamo en un tazón pequeño.

Vierte la mitad del aderezo sobre las algas, añade el zumo de lima y remueve suavemente. Prueba y añade un poco de sal si es necesario.

Rodea la ensalada con las rodajas de zanahoria, rábano y pepino. Sazona ligeramente con sal y rocía con el resto del aderezo, luego espolvorea la ensalada con las semillas de sésamo negro, las semillas de cáñamo y las cebollas tiernas.

Ensalada Waldorf de manzana, pera y jícama [SL]

Creé esta receta con el chef Jim Perko. Apareció por primera vez en el sitio web del doctor Oz. Las manzanas y las peras pueden ayudarte a perder peso y brindarte un mejor control del azúcar en la sangre. ¿Qué mejor manera de disfrutarlos que con jícama, que fortalece el hígado?

450 gramos de jícama.

2 tazas de zumo de piña sin azúcar.

3 manzanas fuji.

3 peras de colores variados.

2 tazas de uvas rojas.

½ taza de nueces picadas y tostadas.

¼ de taza de semillas de girasol sin sal.

½ taza de pasas, rojas o amarillas.

350 gramos de mayonesa no láctea.

½ taza de almendras rebanadas y tostadas.

Pela la jícama, córtala en trozos pequeños y luego ponla en un recipiente con el zumo de piña para evitar que se oscurezca, aproximadamente 2 minutos. Escurre la jícama y reserva el líquido para las demás frutas.

Lava, quita el corazón y corta las manzanas en dados y mételas en el zumo de piña reservado para evitar que se oscurezcan, aproximadamente 2 minutos. Escurre las manzanas y reserva el líquido en el bol.

Lava, descorazona y corta en dados las peras y mételas en el zumo de piña para evitar que se oscurezcan. Deja las peras en remojo en el zumo de piña mientras lavas y cortas las uvas por la mitad. Escurre las peras y reserva el líquido en el bol.

Mezcla todos los ingredientes, incluido el zumo de piña reservado, en un tazón grande.

Ensalada de coles de Bruselas ralladas [SL]

Esta sencilla receta muestra estas pequeñas verduras crucíferas en su mejor aspecto: vestidas de manera sencilla, y unos sabores brillantes que realmente resplandecen.

8 RACIONES

750 gramos de coles de Bruselas recortadas y sin las hojas exteriores.

5 cucharadas de aceite de oliva virgen extra.

12 chalotas medianas en rodajas finas (aproximadamente 2 tazas).

6 dientes de ajo cortados en láminas finas.

2 cucharadas de zumo de limón recién exprimido.

Sal marina y pimienta negra recién molida.

Trabaja con porciones pequeñas. Pon las coles de Bruselas en procesador de alimentos equipado con un disco rebanador fino y corta las coles. Alternativamente, córtalas a mano en rodajas finas.

Calienta el aceite de oliva en una olla grande a fuego medio y saltea las chalotas hasta que estén casi traslúcidas, aproximadamente 3 minutos. Añade el ajo y cocínalo, removiendo durante 1 minuto, luego incorpora las coles de Bruselas. Aumenta el fuego a medio-alto y saltea las coles de Bruselas hasta que estén tiernas, aproximadamente 8 minutos. Añade el zumo de limón y luego sazona al gusto con sal y pimienta. Pásalo todo a un bol para servir.

Ensalada de mango, aguacate y frijoles negros [LYL]

¡Esta ensalada ofrece todos los sabores de un buen tex-mex sin todas las calorías! El aguacate proporciona grasas saciantes, la fibra proviene de los frijoles negros y el mango proporciona un dulzor sutil.

6 RACIONES

2 aguacates maduros pero firmes, partidos por la mitad, pelados, sin hueso y en dados.

1 cucharada de zumo de lima recién exprimido.

2 mangos maduros pero firmes, pelados, sin hueso y cortados en dados.

1 lata (400 gramos) de frijoles negros sin sal añadida, escurridos y enjuagados bien.

Para el aderezo de lima:

1 cucharadita de ralladura de lima.

2 cucharadas de zumo de lima recién exprimido.

2 cucharadas de cilantro fresco picado y algo más para decorar.

½ cucharadita de sal marina.

¼ de cucharadita de pimienta negra recién molida.

¼ de cucharadita de azúcar.

3 cucharadas de aceite de oliva virgen extra.

Mezcla suavemente los dados de aguacate con el zumo de lima en un tazón mediano. Incorpora los mangos y revuelve suavemente para mezclarlo todo. Resérvalo.

Prepara el aderezo de lima: bate la ralladura y el zumo de lima, el cilantro, la sal, la pimienta y el azúcar en un tazón grande. Añade el aceite de oliva hasta que la mezcla esté bien combinada y crea un aderezo espeso. Incorpora la mezcla de aguacate y los frijoles negros y remueve suavemente.

Vierte la ensalada en platos individuales, decóralos con cilantro y sirve.

Ensalada de mango y quinoa [SL]

Con frijoles negros y quinoa, esta ensalada es lo suficientemente sustanciosa para una comida. ¡Con mango, coco y lima, es muy refrescante!

6 RACIONES

4 cucharadas de vinagre de vino blanco.

3 cucharadas de aceite de oliva virgen extra.

1 cucharada de zumo de lima recién exprimido.

2 tazas de quinoa cocida, a temperatura ambiente.

1 mango, sin semillas y cortado en dados.

1 puñado de cilantro fresco picado.

1 lata (400 gramos) de frijoles negros, enjuagados y escurridos.

1 pimiento naranja sin semillas y picado.

6 cebollas tiernas en rodajas finas.

3 cucharadas de coco rallado sin azúcar.

Bate el vinagre, el aceite de oliva y el zumo de lima en un tazón pequeño.

Mezcla todos los demás ingredientes, excepto el coco, en un bol grande y luego añade el aderezo a la ensalada. Remueve hasta que los ingredientes estén bien mezclados, luego enfríalos durante al menos una hora. Cúbrelo todo con el coco justo antes de servir.

Ensalada de remolacha y naranja ^{LYL}

Asar las remolachas realmente resalta su dulzura. Añádeles naranjas y quinoa para obtener una ensalada ligera, saludable y satisfactoria.

4 RACIONES

Aceite en aerosol para cocinar.

3 remolachas medianas peladas y cortadas en dados.

1 ⅓ tazas de quinoa cruda enjuagada.

1 cucharada de ralladura de naranja.

2 naranjas, peladas y cortadas en rodajas (aproximadamente 2 tazas).

2 cucharadas de cebolleta o cebollino picado, sólo la parte verde.

1 cucharadita de aceite de oliva virgen extra.

1 cucharadita de vinagre de vino blanco.

Una pizca de sal marina y pimienta negra recién molida.

Calienta el horno a 230 °C. Rocía una fuente para hornear grande con aceite de oliva en aerosol y pon las remolachas en la fuente en una sola capa. Cubre la fuente con papel de aluminio y asa las remolachas en el horno durante 15 minutos. Destapa la fuente y asa las remolachas durante otros 10 minutos, o hasta que estén tiernas al pincharlas con un tenedor. Retíralas del horno y deja que se enfríen.

Mientras tanto, hierve 2 tazas de agua en una olla mediana a fuego alto. Vierte la quinoa, baja el fuego a medio, tapa la olla y hierve durante 12 minutos. Retírala del fuego y luego esponja la quinoa con un tenedor.

Mezcla suavemente las remolachas cortadas en dados con la ralladura y los gajos de naranja, la cebolla, el aceite de oliva, el vinagre, la sal y la pimienta en un bol grande.

Para servir, pon ¾ de taza de quinoa en platos individuales, luego cubre cada uno con ¾ de taza de la mezcla de remolacha.

Ensalada de remolacha asada [SL]

Complementadas con un aderezo picante sobre una cama de col rizada, las remolachas, que son ricas en muchas vitaminas y minerales, realmente pueden brillar en esta sencilla ensalada.

8 RACIONES

700 gramos de remolachas tiernas, sin hojas ni tallos.

1 cabeza de ajos.

⅓ taza más 2 cucharadas de aceite de oliva virgen extra.

½ cucharadita de sal *kosher*.

3 cucharadas de vinagre de vino tinto.

1 cucharadita de mostaza de Dijon.

Sal marina y pimienta negra recién molida.

3 cebollas tiernas en rodajas finas.

6 tazas de col rizada desmenuzada, sin los nervios.

3 cucharadas de cilantro fresco finamente picado.

Precalienta el horno a 160 °C.

Enjuaga bien las remolachas. Retira el exceso de piel parecida al papel de la cabeza de ajo sin separar los dientes, luego corta la cabeza por la mitad en horizontal.

Mezcla las remolachas, el ajo, 2 cucharadas de aceite de oliva y la sal *kosher* en una fuente para hornear pequeña, luego cubre la fuente con papel de aluminio. Asa hasta que estén tiernas, de 1 hora y ¼. Retira del horno y dejar enfriar un poco las remolachas.

Bate el vinagre y la mostaza en un bol mediano, luego incorpora lentamente el ⅓ de taza restante de aceite de oliva en un chorro mientras continúas batiendo. Sazona el aderezo al gusto con sal marina y pimienta. Quita la piel de los dientes de ajo ponlos en el bol.

Pela y pica las remolachas, luego agrégalas al bol junto con las cebollas tiernas, y remueve hasta que se mezcle todo. Pon la col rizada en un plato y cúbrela con la mezcla de remolacha. Adorna con el cilantro.

Ensalada templada de champiñones y col rizada ^{LYL}

Las setas de sabor delicado se combinan con una abundante col rizada para esta ensalada abundante y saludable.

4 RACIONES

8 tazas de col rizada picada sin los nervios centrales.

2 cucharadas de aceite de oliva virgen extra.

1 chalota grande, cortada por la mitad y en rodajas (aproximadamente ½ taza).

3 tazas de setas mixtas en rodajas (como *shiitake*, champiñón y hongos crimini).

¼ de cucharadita de sal marina.

¼ de cucharadita de pimienta negra recién molida.

2 cucharadas de vinagre balsámico blanco.

½ cucharadita de miel.

Coloca la col rizada en un tazón grande y reserva. Calienta 1 cucharada de aceite de oliva en una sartén grande a fuego medio, luego incorpora la chalota y cocínala, removiendo, hasta que esté transparente, de 3 a 4 minutos. Añade las setas, la sal y la pimienta y cocínalo todo, removiendo regularmente, hasta que las setas estén tiernas, de 5 a 7 minutos.

Retira la sartén del fuego e incorpora la cucharada restante de aceite de oliva, el vinagre y la miel, raspando los trozos dorados.

Vierte de inmediato la vinagreta tibia sobre la col rizada y remueve para que se mezcle bien.

Ensalada de pesto de kale y cebada ^{SL}

La cebada, un maravilloso cereal integral con sabor a nuez y una textura densa y masticable, está llena de fibra y antioxidantes. ¡Qué mejor combinación que esta versión de pesto sin lácteos, hecha con col rizada!

4 RACIONES

  1 taza de cebada integral (aproximadamente 250 gramos) (si no tienes cebada, el cuscús integral será igualmente adecuado).

  2 cucharadas de piñones.

  ½ taza más 2 cucharadas de aceite de oliva virgen extra.

  1 cucharada de chalota picada.

  4 tazas de col rizada desmenuzada, sin los nervios centrales.

  1 cucharada de zumo de limón recién exprimido.

  Sal *kosher*.

  2 cucharadas de limón en conserva picado (opcional).

Cocina la cebada en agua hirviendo con sal en una cacerola mediana a fuego lento hasta que esté al dente, de 30 a 45 minutos. Escurre bien la cebada, pásala a un tazón grande y déjala enfriar un poco.

Mientras tanto, tuesta los piñones en una sartén pequeña y seca a fuego lento, removiéndolos hasta que estén ligeramente dorados, de 3 a 5 minutos. Retira los piñones de la sartén y resérvalos.

En la misma sartén pequeña, calienta 2 cucharadas de aceite de oliva, incorpora la chalota y cocina a fuego moderado, removiendo hasta que esté dorada, aproximadamente 3 minutos. Vierte la chalota en el bol de cebada e incorpora los piñones.

Mete dos tercios de la col rizada junto con el zumo de limón en la picadora hasta que la col rizada quede bien desmenuzada. Con la máquina en marcha, echa lentamente la ½ taza restante de aceite de oliva y pica hasta que la mezcla quede suave. Sazona al gusto con sal, luego añade el «pesto» de col rizada a la mezcla de cebada.

Incorpora el limón en conserva, si quieres, y las hojas de col rizada restantes. Sazona con sal si lo deseas, remueve bien y sirve.

Ensalada de col rizada y manzana [LYL]

Los higos, las manzanas y los pistachos añaden dulzura y textura a esta ensalada elegante y fácil, refrescante para el almuerzo o como guarnición para la cena.

6 RACIONES

    3 cucharadas de zumo de limón recién exprimido.

    2 cucharadas de aceite de oliva virgen extra.

    ¼ de cucharadita de sal *kosher* y más, al gusto.

    1 manojo de col rizada, sin los nervios centrales y las hojas cortadas
        en juliana.

    ¼ de taza de higos secos picados.

    1 manzana honeycrisp.

    ¼ de taza de pistachos picados y tostados.

    Pimienta negra recién molida.

Bate el zumo de limón, el aceite de oliva y ¼ de cucharadita de sal en un tazón grande. Incorpora la col rizada, mézclalo todo muy bien y déjalo reposar durante 10 minutos.

Mientras tanto, corta los higos en láminas finas. Descorazona la manzana y córtala en palitos finos.

Incorpora los higos, la manzana y los pistachos a la col rizada. Sazona al gusto con sal y pimienta y remuévelo todo muy bien.

Ensalada de calabacín y farro [SL]

El farro rico en proteínas y fibra se combina con calabacines ricos en vitaminas A y C en una ensalada tibia fácil y con un toque de ajo.

2 RACIONES

    2 cucharadas de aceite de oliva.

    ½ taza de cebolla vidalia picada.

    1 cucharada de ajo fresco picado.

    2 tazas de calabacín cortado en dados.

    ½ cucharadita de sal marina.

    ¼ de cucharadita de pimienta negra molida gruesa.

    1 taza de farro cocido.

Calienta el aceite en una sartén de 30 centímetros a fuego medio, aña-de la cebolla y saltea hasta que esté transparente (unos 5 minutos).

Incorpora el ajo y saltea durante un minuto más, luego añade el calabacín, la sal y la pimienta y mézclalo todo.

Incorpora el farro y saltea la mezcla hasta que quede todo unificado.

Ensalada de hojas de diente de león con semillas germinadas de calabaza [LYL]

Si eres nuevo en el mundo del diente de león, esta ensalada es una maravillosa introducción. Terrosos, con sabor a nuez y con sólo un toque amargo, se realzan con la cordialidad de las semillas de calabaza y la dulzura de las pasas.

8 RACIONES

- 1,3 kilos de hojas de diente de león, desecha los tallos inferiores duros, las nervaduras y corta las hojas en diagonal en trozos de 5 centímetros.
- ½ taza de aceite de oliva virgen extra.
- 5 dientes de ajo grandes, machacados.
- ½ taza de pasas doradas.
- ½ cucharadita de sal marina fina.
- ½ taza de semillas de calabaza germinadas.

Cocina las verduras en una olla de 10 litros de agua hirviendo con sal, sin tapar, hasta que los nervios estén tiernos, aproximadamente 10 minutos. Escurre en un colador, enjuaga con agua fría para detener el proceso de cocción, luego escurre bien de nuevo, presionando suavemente para eliminar el exceso de agua.

Calienta el aceite de oliva en una sartén pesada de 30 centímetros a fuego medio hasta que brille, luego cocina el ajo, removiéndolo hasta que adquiera un color dorado pálido. Incorpora las pasas y cocina la mezcla, sin deja de remover, durante unos 45 segundos. Aumenta el fuego a medio-alto, luego incorpora las verduras y la sal y saltea hasta que esté completamente caliente, unos 4 minutos. Coloca la ensalada en un recipiente para servir y espolvorea por encima las semillas de calabaza germinadas.

Ensalada de moras y *freekeh* [LYL]

El *freekeh,* un antiguo cereal tostado, tiene sabor a nuez y es crujiente. Con moras ricas en antioxidantes y acelgas, esta ensalada es una comida o guarnición deliciosa y abundante.

4 A 6 RACIONES

2 tazas de freekeh cocido y enfriado.
1 taza de moras frescas.
1 ½ tazas de acelgas picadas.
½ taza de almendras fileteadas.
2 cucharadas de aceite de oliva.
3 cucharadas de zumo de limón recién exprimido.
Sal marina y pimienta negra recién molida.

Pon el *freekeh*, las moras, las acelgas y las almendras en un tazón grande y mezcla bien.

Añade el aceite de oliva y el zumo de limón y remueve hasta cubrir completamente los ingredientes.

Sazona al gusto con sal y pimienta.

Ensalada crujiente de garbanzos [SL]

Los garbanzos crujientes añaden un impulso de proteínas y sabor a esta sencilla ensalada. Si no tienes vinagre balsámico de higos, el normal también quedará muy bien.

1 RACIÓN

1 cucharada más 1 cucharadita de aceite de oliva virgen extra.
½ taza de champiñones.
½ taza de garbanzos crujientes.
2 tazas de hojas de col rizada picadas, sin los nervios.
2 cucharaditas de vinagre balsámico de higos.

Calienta 1 cucharadita de aceite de oliva en una sartén mediana. Incorpora los champiñones y saltéalos hasta que estén suaves, aproximadamente 7 minutos. Resérvalos.

Añade los garbanzos crujientes a la col rizada e incorpora los champiñones. Añade la cucharada restante de aceite de oliva y el vinagre y remueve hasta que se mezcle bien.

Ensalada de pollo [LYL]

¡Un giro más saludable a este favorito de la hora del almuerzo! Cambia la mayonesa tradicional por veganesa, una pasta para untar sin huevo con alto contenido de omega-3. Con ajo, mostaza y apio, no notarás ninguna diferencia en el sabor.

4 RACIONES

2 pechugas de pollo enteras, con hueso y piel.

Aceite de oliva.

Sal *kosher* y pimienta negra recién molida.

½ taza de veganesa.

½ cucharadita de mostaza de Dijon.

1 cucharadita de ajo fresco picado.

1 taza de apio cortado en dados (aproximadamente 2 tallos).

1 taza de uvas verdes, cortadas en cuartos.

Precalienta el horno a 180 °C.

Pon las pechugas de pollo, con la piel hacia arriba, en una bandeja para hornear, frótalas con aceite de oliva y espolvorea generosamente sal y pimienta. Ásalas de 35 a 40 minutos, o hasta que el pollo esté bien cocido. Déjalo enfriar.

Cuando el pollo esté frío, retira la carne de los huesos y desecha la piel y los huesos.

Corta el pollo en trozos de 2 centímetros y ponlos en un tazón. Incorpora la veganesa, la mostaza, el ajo, el apio y las uvas, entre 1 y 2 cucharaditas de sal y 1 cucharadita de pimienta o al gusto. Mézclalo todo muy bien y luego refrigera hasta que esté listo para servir.

Ensalada de atún blanco [SL]

El aguacate es el ingrediente secreto de esta receta, mezclado con yogur o veganesa sin huevo, especias y en tortitas de arroz, es una comida o refrigerio ligero y refrescante.

1 RACIÓN

- 1 lata (150 gramos) de atún blanco al natural.
- ½ aguacate mediano, pelado, sin hueso y cortado en trozos.
- ¼ de taza de cebolla morada picada.
- 1 cucharada de yogur griego natural o veganesa.
- ½ cucharadita de sal de ajo.
- ¼ de cucharadita de pimienta negra recién molida.
- ¼ de taza de apio picado.
- ½ taza de pimiento morrón naranja picado y sin semillas.
- El zumo de ½ limón.
- 1 cucharadita de eneldo seco.
- ½ cucharadita de curry en polvo.
- ½ cucharadita de perejil seco.
- Tortitas de arroz integral, para servir.

Escurre el atún, colócalo en un tazón grande e incorpora los trozos de aguacate, la cebolla morada, el yogur, la sal de ajo, la pimienta negra, el apio picado y el pimiento morrón. Mezcla bien y luego incorpora el zumo de limón, el eneldo, el curry en polvo y el perejil. Sirve encima de tortitas de arroz integral.

Ensalada de gambas salvajes y frijoles negros [LYL]

El mango y la piña añaden una nota tropical a este plato rico en hierbas y especias. Sírvelo tibio o frío, de cualquier manera está delicioso.

4 RACIONES

- ¼ de taza de vinagre de sidra.
- 3 cucharadas de aceite de oliva con ajo.

1 cucharada de chile en polvo o más, al gusto.

1 cucharadita de comino molido.

¼ de cucharadita de sal marina.

450 gramos de gambas salvajes cocidas, peladas y desvenadas, cortadas en trozos de 2 centímetros.

1 lata (400 gramos) de frijoles negros, escurridos y enjuagados.

1 pimiento morrón naranja grande, sin semillas y picado.

¼ de taza de mango en trozos.

¼ taza de piña en trozos.

¼ de taza de cebollino picado o de cebolla tierna picada.

¼ de taza de cilantro fresco picado.

Bate el vinagre, el aceite de oliva, el chile en polvo, el comino y la sal en un tazón grande. Incorpora las gambas, los frijoles negros, el pimiento morrón, los trozos de mango y piña, la cebolla tierna y el cilantro y mézclalo todo. Sirve a temperatura ambiente o fría.

SOPAS

Sopa de miso con espinacas y tofu.

Sopa de frijoles negros.

Sopa de lentejas rojas.

Guiso de garbanzos.

Lentejas al curry.

Chile de 3 frijoles.

Sopa de calabaza.

Sopa de maíz fácil.

NOTA: Todas estas sopas se congelan bien, así que cocina el doble y guarda la mitad en el congelador para una semana ocupada. Puedes congelar porciones individuales para obtener excelentes almuerzos saludables para llevar.

Sopa de miso con espinacas y tofu [SL]

Como la sopa de tu restaurante japonés favorito, esta receta es fácil, ligera y está repleta de las bondades probióticas del miso y de todos los beneficios para la salud de los vegetales marinos.

8 RACIONES

1 bloque (160 gramos) de tofu sedoso y firme.

1 hoja de nori (alga seca), cortada en tiras (aproximadamente ¼ de taza).

4 cucharadas de pasta de miso blanca.

4 cebollas tiernas o cebollinos en rodajas finas.

6 tazas de hojas de espinacas lavadas y desmenuzadas o picadas.

2 tazas de zanahoria rallada, para acompañar.

2 tazas de edamame sin cáscara, para acompañar.

Envuelve el bloque de tofu en dos capas de papel de cocina y colócalo en un plato. Presiona con las manos o con un tazón para exprimir el exceso de humedad, luego corta el tofu en dados de 2 a 4 centímetros.

Hierve 4 tazas de agua en una cacerola a fuego medio, luego incorpora las algas nori y cocínalas durante 6 minutos.

Mientras tanto, bate la pasta de miso en un recipiente con un poco de agua tibia de la olla hasta que quede suave y luego agrégala a la olla. Añade los dados de tofu, las cebollas tiernas y las espinacas y cocínalo todo durante un minuto más, o hasta que todos los ingredientes estén bien calientes.

Retira la sopa del fuego y sírvela en ocho tazones. Cubre cada ración con ¼ de taza de zanahoria rallada y ¼ de taza de edamame. Sirve inmediatamente.

Sopa de frijoles negros [LYL]

Una sopa fácil y sustanciosa con ingredientes sorprendentes: canela (no sólo sabrosa, sino también apreciada desde hace mucho tiempo por sus propiedades medicinales) y semillas de chía, para aumentar el omega-3.

8 RACIONES

1 cucharada de aceite de oliva.

1 cebolla pequeña cortada en dados.

450 gramos de frijoles negros secos.

12 tazas de caldo de verduras.

1 cucharadita de sal de ajo.

1 cucharadita de comino molido.

1 cucharadita de canela molida.

2 cucharadas de semillas de chía, y más si es necesario.

1 taza de yogur griego natural bajo en grasa.

⅓ taza de hojas y tallos de cilantro picados, como decoración.

Calienta el aceite de oliva en una olla grande a fuego medio, luego incorpora la cebolla y saltéala hasta que quede transparente.

Incorpora los frijoles negros, el caldo de verduras, la sal de ajo, el comino, la canela y las semillas de chía. Cocina a fuego lento, tapado, durante al menos 2 horas o hasta que los frijoles estén cocidos.

Si quieres que la sopa quede más espesa después de cocinarla, añade otra cucharada de semillas de chía o licúa la mitad de la mezcla con una batidora de mano.

Sirve con una cucharada de yogur griego y cilantro picado encima.

Sopa de lentejas rojas [LYL]

La cúrcuma es una hierba antiinflamatoria. Mezclada aquí con jengibre y otras especias, crea un plato cálido y abundante con sabores que se profundizan cada vez que la recalientas.

8 RACIONES

1 cucharadita de aceite de oliva.
1 cebolla amarilla pequeña picada.
1 taza de zanahoria finamente picada.
4 dientes de ajo picados.
1 cucharadita de comino molido.
2 cucharaditas de cúrcuma molida.
½ cucharadita de jengibre molido.
1 cucharadita de garam masala.
Sal marina y pimienta negra recién molida.
5 tazas de caldo de verduras.
1 ½ tazas de lentejas rojas secas.
1 lata (800 gramos) de tomates cortados a dados, escurridos.
¼ de taza de cilantro fresco picado.

Calienta el aceite de oliva en una cacerola grande a fuego medio durante unos 90 segundos, luego incorpora la cebolla y la zanahoria y cocínalo todo durante 5 minutos, o hasta que la cebolla esté suave. Incorpora el ajo y cocínalo hasta que esté ligeramente dorado, luego espolvorea el comino, la cúrcuma, el jengibre, el *garam masala* y una pizca de sal y pimienta, y remueve hasta que la mezcla quede homogénea.

Añade el caldo de verduras, las lentejas y los tomates y cocínalo todo a fuego lento. Tapa la cacerola y mantenla en el fuego durante 20 minutos, hasta que las lentejas estén tiernas.

Retira la cacerola del fuego y haz puré con la mitad de la sopa, usando una picadora o un brazo para licuar. Vierte la sopa hecha puré nuevamente en la cacerola y añade el cilantro.

Sazona al gusto con sal y pimienta, luego sirve.

Guiso de garbanzos [SL]

Los garbanzos son una legumbre versátil y sabrosa. Bajos en grasas y ricos en fibra, también ayudan a mantener estables los niveles de azúcar en la sangre: ¡una legumbre milagrosa! Combinado con especias y espinacas, este delicioso guiso te mantendrá lleno sin sentirte lleno.

4 RACIONES

300 gramos de espinacas tiernas lavadas.

2 dientes de ajo grandes picados.

½ cucharadita de sal marina.

2 cucharaditas de chile en polvo.

¼ de cucharadita de comino molido.

1 cucharadita de curry en polvo o cúrcuma molida.

¼ de cucharadita de pimienta negra recién molida.

2 latas (500 gramos) de garbanzos escurridos, y el líquido reservado.

¼ de taza de aceite de oliva virgen extra.

1 cebolla dulce pequeña, picada fina.

1 zanahoria grande pelada y picada en trozos grandes.

¼ de taza de pasas doradas.

½ taza de perejil fresco picado (opcional).

Vierte 1 taza de agua en una sartén grande y profunda y llévala a hervir a fuego alto.

Incorpora las espinacas y cocínalas, removiendo con frecuencia, hasta que se ablanden, aproximadamente 2 minutos.

Escurre las espinacas en un colador, presionando con fuerza las hojas para extraer el líquido, luego pícala en trozos grandes.

Mezcla el ajo con la sal en un tazón pequeño, luego añade el chile en polvo, el comino, el curry en polvo y la pimienta, y mézclalo todo muy bien. Añade ¼ de taza del líquido reservado de los garbanzos.

Limpia la sartén con un papel, absorbente luego incorpora 2 cucharadas de aceite de oliva a y caliéntalas 1 minuto. Añade la cebolla y la zanahoria a la sartén y cocínalo todo a fuego medio-alto, removiendo de vez en cuando, hasta que se ablanden (unos 3 minutos).

Añade la mezcla de ajo especiado a la sartén y cocina 1 minuto.

Incorpora los garbanzos y el líquido restante, luego añade las pasas y hierve la mezcla a fuego medio-alto.

Añade las espinacas, baja el fuego a medio y cocina a fuego lento durante 15 minutos.

Sirve en un tazón mediano y espolvorea perejil, si lo deseas.

Lentejas al curry SL

Si nunca has cocinado lentejas, te encantará esta receta fácil. Las lentejas son ricas en nutrientes y son una buena fuente de fibra, hierro, potasio y otros minerales y vitaminas. Añade los ingredientes beneficiosos para el hígado, el curry en polvo y el jengibre, y obtendrás un plato ganador para el almuerzo o la cena.

4 RACIONES

3 cucharadas de aceite de oliva.

2 dientes de ajo picados.

8 cebollas tiernas o cebollinos, en rodajas, las partes blancas y verdes separadas.

1 cucharada de curry en polvo.

1 cucharada de jengibre molido.

1 boniato grande (aproximadamente 300 gramos), pelado y cortado en trozos de 2 centímetros.

1 taza de lentejas amarillas secas.

4 tazas de caldo de verduras bajo en sodio.

¾ de cucharadita de sal marina.

¼ de cucharadita de pimienta negra recién molida.

1 taza de cilantro fresco (aproximadamente un puñado) picado.

4 cucharadas de cacahuetes picados.

Calienta el aceite en una cacerola grande a fuego medio-alto, luego incorpora los dientes de ajo y la cebolla tierna. Cocínalo todo removiendo con frecuencia, hasta que se ablanden, de 2 a 3 minutos.

Añade el curry en polvo y el jengibre, añade el boniato, las lentejas, el caldo, la sal y la pimienta y deja hervir la mezcla.

Baja el fuego y cocina a fuego lento, removiendo de vez en cuando, hasta que las lentejas y las verduras estén tiernas, de 15 a 20 minutos.

Espolvorea cada ración con el cilantro, las hojas de cebolla tierna y 1 cucharada de cacahuetes picados.

Chile de 3 frijoles ˢᴸ

Este chile es muy fácil: puedes prepararlo una noche entre semana (o un fin de semana para congelarlo para más tarde). Con cúrcuma antiinflamatoria y semillas de chía ricas en omega-3, este delicioso guiso es tan saludable como abundante.

DE 6 A 8 RACIONES

¼ de taza de aceite de oliva virgen extra.

1 cebolla amarilla, picada.

1 a 2 cucharadas de dientes de ajo.

1 cucharada de semillas de chía.

1 lata (350 gramos) de tomates cortados en dados.

1 lata (400 gramos) de frijoles negros, escurridos y enjuagados.

1 lata (400 gramos) de frijoles *adzuki*, escurridos y enjuagados.

1 lata (400 gramos) de judías pintas, escurridas y enjuagadas.

1 litro de caldo de verduras.

1 cucharadita de sal marina.

½ cucharadita de pimienta negra recién molida.

½ cucharadita de cúrcuma molida.

200 gramos de yogur griego natural con toda la grasa.

Pon el aceite de oliva, la cebolla y el ajo en una cacerola a fuego medio y saltéalo todo durante unos 2 minutos, hasta que la cebolla esté transparente. Añade 1 taza de agua y las semillas de chía, los tomates, los frijoles, el caldo de verduras, la sal, la pimienta y la cúrcuma y llévalo a hervir. Baja el fuego y cocina a fuego lento durante unos 10 minutos más. Si deseas una textura más cremosa, licúa la mitad de la mezcla con una batidora de mano. Cubre cada ración con 2 cucharadas de yogur griego.

Sopa de calabaza [SL]

Puedes hacer esta receta con calabaza fresca cocida, pero para hacerlo aún más fácil, los ingredientes requieren congelación. La nuez moscada añade un delicado toque especiado. Si eres vegetariano, puedes cambiar el caldo de pollo por caldo de verduras.

DE 2 A 4 RACIONES

1 cucharada de mantequilla sin sal.

2 zanahorias cortadas en dados.

1 cebolla amarilla pequeña, picada.

3 tazas de caldo de pollo.

1 paquete (160 gramos) de calabaza cocida congelada.

1 cucharadita de nuez moscada recién rallada.

½ cucharadita de sal marina.

¼ de cucharadita de pimienta negra recién molida.

Cilantro fresco, para decorar.

Pon la mantequilla, las zanahorias y la cebolla en una cacerola a fuego medio y saltéalas durante unos 2 minutos. Incorpora el caldo de pollo, la calabaza, la nuez moscada, la sal y la pimienta y déjalo hervir de 2 a 3 minutos. Baja el fuego y cocina a fuego lento durante 5 minutos más, luego apaga el fuego y una batidora para hacer puré toda la mezcla. Sírvela adornada con cilantro.

Sopa de maíz fácil [LYL] [SL]

¿Buscas una sopa cremosa que puedas disfrutar y no sentirte culpable por comértela? Aquí la tienes. Reúne todos los ingredientes que ayudan a combatir las enfermedades crónicas en un plato delicioso. La fibra soluble del maíz te mantiene más lleno y satisfecho, lo que significa que comerás menos en tu siguiente comida. El potasio ayuda a controlar la presión arterial al reducir el impacto del sodio en la dieta.

DE 4 A 6 RACIONES

3 cucharadas de aceite de oliva.

½ cebolla amarilla.

1 diente de ajo o 1 cucharada de ajo picado.

3 tazas de granos de maíz congelados descongelados.

1 ½ tazas de caldo de verduras.

1 cucharadita de comino molido.

1 cucharadita de sal marina.

½ cucharadita de pimienta negra recién molida.

½ taza de perejil picado, para decorar (opcional).

Calienta el aceite en una olla a fuego medio, incorpora y sofríe la cebolla y el ajo, luego agrega el maíz descongelado, el caldo de verduras, el comino, la sal y la pimienta y lleva a ebullición. Hierve de 3 a 5 minutos. Retira y haz puré la mitad de la mezcla con una batidora. Pon el pure en la olla, mezcla bien y sirve de inmediato. Adórnala con el perejil.

REFRIGERIOS Y ACOMPAÑAMIENTOS DE HUMMUS

Hummus de frijoles negros.

Hummus de judías blancas.

Hummus de edamame.

Aguacate para untar.

Garbanzos crujientes.

Bolas de arroz integral.

Boniatos fritos.

Chips de remolacha asada.

Verduras de raíz asadas.

Alcachofas al horno.

Coles de Bruselas asadas.

Coliflor al curry.

Tofu con ajo.

Hummus LYL SL

El hummus es una maravillosa alternativa: es excelente para untar sobre tostadas integrales, galletas saladas o tortitas de arroz, es una salsa que combina con casi todas las verduras. Esta es una receta básica; el secreto está en el *za'atar*, una mezcla de especias de Oriente Medio, que incorpora un toque sabroso muy especial. Puedes encontrar tahíni (pasta de semillas de sésamo molidas) en la mayoría de las tiendas de comestibles.

PARA 4 TAZAS DE HUMMUS

2 latas (500 gramos) de garbanzos.

1 cucharada de *za'atar*.

7 dientes de ajo grandes, sin pelar.

½ taza de aceite de oliva virgen extra.

¼ de cucharadita de comino molido y más para decorar.

½ taza de tahíni, a temperatura ambiente.

¼ de taza más 1 cucharada de zumo de limón recién exprimido.

Sal marina.

Pimentón, para decorar.

¼ de taza de perejil fresco picado.

Pan de pita, para acompañar.

Escurre los garbanzos (reservando aproximadamente ½ taza de líquido) y enjuágalos con agua fría. Pon todos los garbanzos menos ½ taza en un procesador de alimentos (reserva el resto); añade el *za'atar*, el ajo, el aceite de oliva, el comino, el tahíni y el zumo de limón y haz puré con todo ello.

Si quieres una textura más cremosa, añade una pequeña cantidad del líquido reservado de la lata de garbanzos. Sazona el hummus al gusto con sal y ponlo a un bol para servir.

Espolvorea el hummus con más comino y pimentón y decora con los garbanzos enteros reservados y el perejil. Sirve con pan de pita.

Hummus de frijoles negros [SL]

¿No tienes garbanzos? ¡No es necesario que te quedes sin hummus! Esta variación de la crema para untar favorita tiene un sabor al estilo mexicano, con comino y cilantro. Utilízala para untar o como acompañamiento de comidas mexicanas.

8 RACIONES

½ taza de cilantro fresco picado.

2 cucharadas de tahíni.

2 cucharadas de zumo de limón recién exprimido.

1 cucharada de aceite de oliva virgen extra.

¾ de cucharadita de comino molido.

¼ de cucharadita de sal marina.

1 lata (500 gramos) de frijoles negros sin sal incorporada, escurridos y enjuagados.

1 diente de ajo pelado.

2 cucharaditas de pimentón ahumado.

Mezcla 2 cucharadas de agua, ¼ de taza de cilantro y el tajín, el zumo de limón, el aceite de oliva, el comino, la sal, los frijoles negros y el ajo en la batidora hasta que quede una mezcla suave.

Vierte el hummus en un tazón y espolvorea por encima el ¼ de taza de cilantro restante y un poco de pimentón ahumado.

Hummus de judías blancas ᴸʸᴸ

Tiene un perfil de sabor similar al hummus de garbanzos, con un nuevo y delicioso sabor a judías blancas. ¡Una mezcla perfecta!

DE 6 A 8 RACIONES

2 latas (400 gramos) de judías blancas; reserva ½ taza de líquido.

¼ de taza de aceite de oliva aromatizado con ajo.

½ taza de tahíni.

2 cucharadas de zumo de limón recién exprimido o más, al gusto (opcional).

1 cucharada de salsa de soja o más, al gusto (opcional).

1 cucharadita de comino molido.

Pimentón ahumado.

Mezcla todos los ingredientes, excepto el pimentón ahumado, en la batidora, y añade más zumo de limón o salsa de soja según sea necesario. Espolvorea con pimentón ahumado.

Sirve con chips de pan de pita, zanahorias o palitos de apio 100 % integrales. Este hummus también es un excelente condimento para sándwiches.

Hummus de edamame ^{LYL SL}

Quizá estés más familiarizado con el edamame como aperitivo en tu restaurante japonés favorito. Esta judía versátil también es un excelente aderezo para ensaladas, y aquí tienes otra deliciosa versión del hummus tradicional.

DE 4 A 6 RACIONES

1 taza de edamame cocido.

¼ de taza de tahíni.

2 cucharadas de zumo de limón recién exprimido.

1 diente de ajo pelado.

2 cucharadas de aceite de oliva.

Sal marina.

Bate el edamame, el tahíni, el zumo de limón y el ajo en la picadora hasta que quede una mezcla suave.

Incorpora el aceite de oliva y continúa batiendo la mezcla hasta que el aceite esté completamente incorporado. Sazona al gusto con sal y luego sirve.

Aguacate para untar ^{LYL}

Un toque de limón, sal y comino lleva el aguacate básico a alturas muy sabrosas. Utilízalo para untarlo en sándwiches, galletas saladas o tortitas de arroz, o como salsa para verduras.

PARA APROXIMADAMENTE 2 RACIONES

1 aguacate maduro pelado y sin hueso.

1 cucharadita de zumo de limón recién exprimido.

½ cucharadita de sal de ajo.

2 cucharaditas de aceite de oliva.

1 cucharadita de comino molido.

Tritura el aguacate en un tazón mediano hasta que quede suave, luego añade el zumo de limón, la sal de ajo, el aceite de oliva y el comino.

Garbanzos crujientes [LYL] [SL]

Estos deliciosos garbanzos son un excelente refrigerio o complemento para ensaladas, especialmente la ensalada de garbanzos crujientes, donde se combinan con col rizada, higos y champiñones.

DE 6 A 8 RACIONES
- 2 latas (400 gramos) de garbanzos.
- Aceite de oliva.
- Sal marina.
- Pimentón.
- Comino molido.

Precalienta el horno a 220 °C.

Enjuaga y escurre los garbanzos, luego sécalos. Ponlos en una sola capa sobre una bandeja para hornear con borde y rocíalos ligeramente con aceite de oliva.

Mete los garbanzos en el horno y déjalos hasta que estén oscuros y crujientes, de 30 a 40 minutos.

Retíralos del horno, espolvorea al gusto sal, pimentón y comino, luego déjalos en el horno durante unos minutos más.

Retira del horno y deja enfriar los garbanzos antes de servirlos. Se pueden conservar en un recipiente hermético en el frigorífico durante unos 3 días.

Bolas de arroz integral [SL]

Si te sobra arroz, prepara una tanda de estas sabrosas perlas. Al igual que el *onigiri* japonés, es fantástico tenerlos a mano cuando necesitas un impulso que sea un refrigerio un poco más sustancioso.

15 BOLAS

2 tazas de arroz integral cocido.

1 taza de acelgas finamente picadas.

1 cebolla tierna picada o un cebollino de tamaño grande picado.

2 cucharadas de perejil seco.

2 cucharadas de tahíni.

½ cucharadita de comino molido.

½ cucharadita de *garam masala*.

½ cucharadita de pimentón.

Semillas de sésamo negro, para espolvorear por encima.

Mezcla todos los ingredientes, excepto las semillas de sésamo, en un bol y luego utiliza las manos para formar bolitas del tamaño de una pelota de golf. Cubre cada bola con semillas de sésamo negro. Déjalas a un lado a temperatura ambiente hasta que estén listas para servir.

Boniatos fritos SL

Los boniatos son una gran fuente de vitaminas, incluidas la A y la C. Llenos de fibra y sabor, son un excelente sustituto de las patatas. ¿No tienes patatas para freír? Estas delicias horneadas son un excelente acompañamiento para los sándwiches.

8 RACIONES (de ½ TAZA)

1 ½ cucharadas de aceite de oliva virgen extra.

1 cucharada de ajo fresco picado.

1 cucharadita de sal marina.

½ cucharadita de pimienta negra recién molida.

1 kilo de boniatos, lavados, pelados y cortados en palitos pequeños (de 2 centímetros).

1 cucharadita de curry en polvo (opcional).

Precalienta el horno a 190 °C.

Combina el aceite de oliva con el ajo y los condimentos en un tazón. Añade los boniatos, mezcla bien hasta que estén bien cubiertos.

Ponlos en una sola capa sobre una fuente para hornear antiadherente y hornéalos durante 35 minutos o hasta que estén tiernos.

Espolvorea por encima curry en polvo si quieres un poco más de picante.

Chips de remolacha asada ^{LYL}

Esta receta lleva el asado de tubérculos al siguiente nivel. Las remolachas finamente cortadas se mezclan con un aderezo delicado y se hornean. ¡Apartaos, patatas fritas!

4 RACIONES

1 cucharada de aceite de oliva virgen extra.

1 cucharadita de ajo fresco picado.

¼ de cucharadita de sal marina.

⅛ cucharadita de pimienta negra recién molida.

Aproximadamente 3 remolachas medianas, peladas y cortadas en rodajas de 5 centímetros (2 tazas en rodajas).

Precalienta el horno a 180 °C.

Pon todos los ingredientes, excepto las remolachas, en un tazón mediano y mézclalos bien.

Pon las rodajas de remolacha en la mezcla de aceite y remueve bien para cubrirlas.

Extiende las rodajas de remolacha en una sola capa sobre una bandeja para hornear antiadherente. Métela en el horno durante 25 minutos o hasta que las remolachas alcancen el grado de cocción deseado. Consume en 2 días máximo.

Verduras de raíz asadas ^{LYL}

No hay nada como una abundante mezcla de raíces asadas para acompañar una ensalada o una comida. También son un excelente refrigerio. Si bien el colinabo y los nabos pueden no ser tus opciones favoritas, su dulzura se manifiesta cuando se cubren ligeramente con aceite de oliva, sal y pimienta y se tuestan.

6 RACIONES

½ taza de aceite de oliva virgen extra.
1 cebolla morada grande, cortada en rodajas finas.
½ cucharadita de sal marina.
½ cucharadita de pimienta negra recién molida.
1 taza de zanahorias moradas peladas y cortadas en diagonal.
1 taza de colinabo pelado y rebanado.
1 taza de boniato pelado y cortado en rodajas finas.
1 taza de nabos pelados y cortados en trozos de 1,5 centímetros.

Precalienta el horno a 190 °C. Calienta 2 cucharadas de aceite de oliva en una sartén refractaria a fuego lento, incorpora las rodajas de cebolla morada y sazona con ¼ de cucharadita de sal y pimienta. Saltéala hasta que la cebolla esté dorada, aproximadamente 2 minutos, luego retira la sartén del fuego y resérvala.

En una bolsa para congelar con cierre de 4 litros, mezcla las verduras y las 6 cucharadas restantes de aceite, sella la bolsa y agítala para empapar bien todas las verduras.

Añade las verduras a la cebolla salteada y cubre la sartén con papel de aluminio, haciendo algunos agujeros en el papel con un tenedor para permitir que escape el aire.

Métela en el horno de 35 a 45 minutos, o hasta que los tubérculos estén tiernos. Retira el papel de aluminio y déjala en el horno durante 15 minutos más.

Coles de Bruselas asadas LYL SL

Si sólo has hervido coles de Bruselas, te espera un placer. Asar estas minicoles elimina su sabor amargo. Con nueces para obtener más omega-3, este plato es un excelente acompañamiento para cualquier comida a base de carne.

4 RACIONES

Aceite en aerosol.

¼ de taza de aceite de oliva virgen extra.

3 cucharadas de vinagre balsámico de higos (se puede sustituir por balsámico de arce o cerezas).

1 cucharadita de sal marina.

½ cucharadita de pimienta negra recién molida.

1-2 cucharadas de ajo picado.

450 gramos de coles de Bruselas, lavadas, recortadas y cortadas en cuartos.

½ taza de nueces picadas.

Precalienta el horno a 220 °C.

Rocía una fuente grande de vidrio para hornear con aceite en aerosol.

Bate el aceite, el vinagre balsámico, la sal, la pimienta y el ajo en un tazón mediano. Resérvalo.

Pon las coles de Bruselas en una bolsa de plástico con cierre de 4 litros, mete la mezcla de aceite y ciérrala. Agita la bolsa para cubrir completamente los brotes y transfiere todo el contenido de la bolsa a la fuente para hornear preparada.

Hornea las coles de Bruselas durante 25 a 30 minutos. Retira del horno y espolvorea las nueces picadas por encima. Hornéalas durante otros 10 minutos o hasta que las coles estén ligeramente doradas.

Alcachofas al horno LYL

Te resultará difícil creer que un plato tan sabroso sea tan saludable. El queso y el *panko* contribuyen a la naturaleza exquisita de este plato: es un excelente aperitivo o un acompañamiento para un plato principal, como salmón con arroz salvaje.

4 RACIONES

1 taza de *panko* integral, tostado.

1 cucharada de aceite de oliva virgen extra.

1 cucharada de cebollino fresco cortado (de 1,5 centímetros de largo).

Zumo de ½ limón.

1 diente de ajo, picado.

¼ de taza de queso parmesano rallado.

1 cucharadita de sal *kosher* o marina.

¼ de cucharadita de pimienta negra recién molida.

2 alcachofas recortadas.

Precalienta el horno a 200 °C.

Mezcla el *panko* tostado, el aceite de oliva, el cebollino, el zumo de limón, el ajo y el parmesano en un tazón mediano y sazónalo todo con ½ cucharadita de sal y pimienta.

Corta el cuarto superior de las alcachofas a lo largo, abre las hojas de las alcachofas y retira el centro. Luego, usa una cuchara para quitar la parte inferior, la zona peluda, exponiendo sólo las hojas. Sazona las alcachofas con ½ cucharadita de sal.

Divide la mezcla de *panko* en partes iguales entre las cuatro mitades de alcachofa, y métela en las cavidades. Pon las alcachofas en una fuente para horno honda. Añade aproximadamente 2 centímetros de agua y cubre bien con papel de aluminio. Hornea hasta que las alcachofas estén tiernas y el *panko* dorado, aproximadamente 1 hora.

Coliflor al curry ᴸʸᴸ

¡La coliflor es la nueva col rizada! Esta verdura versátil es una base excelente para los sabores de origen indio. Sirve este plato acompañado de una ensalada ligera o de una sopa de lentejas.

DE 4 A 6 RACIONES

Aceite antiadherente en pulverizador (opcional).

2 cucharaditas de curry en polvo.

1 cucharadita de comino molido.

½ cucharadita de chile en polvo.

½ cucharadita de sal marina.

¼ de cucharadita de pimienta negra recién molida.

⅓ de taza de aceite de oliva.

1 coliflor de cabeza mediana cortada en floretes.

1 cebolla Vidalia cortada en octavos.

½ taza de nueces tostadas picadas.

Precalienta el horno a 220 °C. Cubre una bandeja para hornear grande con papel de aluminio o rocíala con aceite antiadherente en pulverizador.

Bate el curry en polvo, el comino, el chile en polvo, la sal, la pimienta y el aceite de oliva en un tazón mediano.

Extiende los floretes de coliflor y los gajos de cebolla en una sola capa sobre la bandeja para hornear. Añade la mezcla de aceite especiado a las verduras y remueve para que queden bien cubiertas.

Hornea las verduras hasta que estén tiernas y doradas, unos 40 minutos, dándoles la vuelta a media cocción.

Sírvelas calientes o a temperatura ambiente en tazones pequeños con 2 cucharadas de nueces encima.

Tofu con ajo LYL

El tofu es una gran fuente de proteína de origen vegetal y proporciona aproximadamente 9 gramos por cada 85 gramos. Mejor aún, los estudios muestran que la soja puede ayudar a aliviar los síntomas del hígado graso. ¡Combínala con ajo, que combate la inflamación, y tendrás una comida que alegrará a tu hígado!

DE 4 A 6 RACIONES

1 paquete (400 gramos) de tofu extrafirme.

3 cucharadas de aceite de oliva.

3 cucharadas de ajo picado.

Sal marina y pimienta negra recién molida.

Saca el tofu del paquete y escurre el agua. Sécalo con papel de cocina y córtalo en dados de 3 centímetros aproximadamente. Pon el tofu en un bol grande con 2 cucharadas de aceite de oliva, el ajo y la sal y la pimienta al gusto. Mezcla bien. En una sartén aparte, calienta la cucharada restante de aceite de oliva de 1 a 2 minutos, luego incorpora la mezcla de tofu. Saltea hasta que el tofu se dore por todos lados, de 5 a 6 minutos. Sirve inmediatamente.

PLATOS PRINCIPALES

Salmón asado con hierbas y coles de Bruselas.

Salmón Arlene.

Pasteles de salmón.

Filetes de coliflor.

Pizza con masa de coliflor.

Pad Thai de pollo y brócoli.

Espaguetis de calabaza tailandeses con cacahuetes.

Sándwiches de champiñones portobello.

Hamburguesas de lentejas y chía.

Hamburguesas de pavo picantes.

Albóndigas de pavo con chía.

Albóndigas de pavo con espinacas.

Salteado de pollo con espárragos, pimientos y anacardos.

Salteado de tofu al curry, anacardos y brócoli.

Tofu con costra de semillas de sésamo.

Espaguetis de soja al limón con rúcula.

Bol de judías verdes y quinoa.

Bol cremoso de quinoa y cacahuetes con boniatos.

Tacos de pollo con acelgas.

Tacos de pescado.

Hamburguesas de atún.

Pizza de verduras fácil.

Pizza de calabacín y pesto.

Tortilla de verduras.

Gratinado de verduras de raíz.

Salmón asado con hierbas y coles de Bruselas ᔆᴸ

El ajo le da sabor a este plato saludable para el corazón, y el asado resalta el sabor tanto del pescado como el de las coles de Bruselas, que son un alimento nutritivo.

6 RACIONES

¼ de taza de aceite de oliva aromatizado con ajo.

1 cucharadita de sal marina.

¾ de cucharadita de pimienta negra recién molida.

6 dientes de ajo grandes.

1 chalota mediana picada.

6 tazas de coles de Bruselas recortadas y cortadas en rodajas.

¾ de taza de vino blanco.

1 kilo de filetes de salmón salvaje, sin piel y cortado en 6 porciones.

Precalienta el horno a 230 °C.

Mezcla el aceite de oliva con ajo, ½ cucharadita de sal y ¼ de cucharadita de pimienta en un tazón pequeño.

Corta los dientes de ajo por la mitad y mézclalos con la chalota, las coles de Bruselas y 3 cucharadas de aceite aromatizado con ajo en una fuente para asar grande. Métela en el horno, mantenla durante 15 minutos, removiendo una vez a mitad de cocción.

Mientras tanto, incorpora el vino blanco a la mezcla de aceite restante. Retira la fuente del horno, remueve las verduras y coloca encima los filetes de salmón. Rocía los filetes con la mezcla de vino y luego sazona ligeramente cada filete con sal y pimienta.

Hornea el salmón hasta que esté bien cocido, de 5 a 10 minutos más.

Salmón Arlene ᔆᴸ

Este plato de salmón saludable y rico en omega-3 fue creado por mi mamá (una increíble chef aficionada), cuyo nombre es Arlene. Lo creó hace años y desde entonces ha sido un elemento básico en las cenas familiares de los domingos por la noche y en los cumpleaños.

DE 4 A 6 RACIONES

2 cucharadas de aceite de oliva o de colza.

1 cebolla mediana picada.

4-6 dientes de ajo picados.

¾ de taza de cilantro fresco picado.

¾ de taza de perejil fresco picado.

De 750 gramos a 1 kilo de filetes de salmón.

Sal marina y pimienta negra recién molida.

1 taza de vino blanco.

2 tazas de caldo de pollo.

Calienta el aceite en una sartén grande a fuego medio y saltea la cebolla y el ajo hasta que estén parcialmente cocidos, aproximadamente 5 minutos. Incorpora el cilantro y el perejil.

Sazona el salmón con sal y pimienta y ponlo, con la piel hacia arriba, sobre la mezcla de cebolla. Vierte el vino blanco y el caldo de pollo en la sartén hasta que el salmón esté casi cubierto.

Calienta hasta que el líquido hierva, luego cubre la sartén con una tapa y baja el fuego al mínimo. Añade más líquido según sea necesario para cubrir el salmón durante la cocción, aproximadamente de 15 a 20 minutos.

Antes de servir, quita la piel y dale la vuelta al filete en un plato.

Para obtener una salsa más espesa y sabrosa, continúa cocinando un poco la mezcla de salsa, luego cubre el salmón con la salsa y sirve.

Pasteles de salmón [SL]

Estos sencillos pasteles son una comida muy satisfactoria si se combinan con arroz integral y verduras asadas o con tu ensalada favorita.

4 RACIONES

Aceite en aerosol antiadherente.

1 cucharada de aceite de oliva virgen extra.

1 cebolla morada pequeña picada fina.

2 cucharadas de perejil seco.

450 gramos de salmón salvaje enlatado, escurrido, o 1 ½ tazas de
   salmón salvaje cocido.
1 huevo grande, ligeramente batido.
1 ½ cucharaditas de mostaza de Dijon.
1 ¾ tazas de copos de avena.
½ cucharadita de pimienta negra recién molida.

Precalienta el horno a 230 ºC. Cubre una bandeja para hornear con aceite en aerosol antiadherente y resérvala.

Calienta 1 ½ cucharaditas de aceite de oliva en una sartén antiadherente grande a fuego medio-alto. Añade la cebolla morada y cocínala, sin dejar de remover, hasta que se ablande, aproximadamente 3 minutos. Incorpora el perejil y luego retírala del fuego.

Pon el salmón en un bol mediano y utiliza un tenedor para desmenuzarlo. Retira las espinas y la piel. Incorpora el huevo y la mostaza y mézclalo todo, luego incorpora la mezcla de cebolla, avena y pimiento, y mezcla bien. Forma ocho hamburguesas con la mezcla de salmón, cada una de aproximadamente 7 centímetros de ancho.

Caliente la 1 ½ cucharadita restante de aceite de oliva en la sartén a fuego medio, incorpora cuatro hamburguesas de salmón y cocínalas hasta que la parte inferior esté dorada, de 2 a 3 minutos. Con una espátula ancha, dales la vuelta sobre la bandeja para hornear preparada. Repite con las hamburguesas restantes.

Hornea los pasteles de salmón hasta que estén dorados por encima y bien calientes, de 15 a 20 minutos. Después de cocinar, retira el exceso de aceite con papel de cocina.

Filetes de coliflor LYL

La coliflor es una verdura lo suficientemente densa como para llamarla «filete». Cortada en rodajas gruesas y condimentadas con ajo y hierbas, combina estos filetes sustanciosos con ensalada o proteínas, como tofu o pechuga de pollo.

4 FILETES GRUESOS

1 cabeza de coliflor.

2 cucharadas de aceite de oliva con infusión de ajo.

½ cucharadita de sal marina.

¼ de cucharadita de pimienta negra recién molida.

2 cucharadas de perejil seco o 3 cucharadas de perejil fresco picado.

1 cucharada de aceite de oliva virgen extra.

Primero corta la coliflor por el centro de manera horizontal, luego corta cada mitad en dos «filetes», manteniendo las cuatro piezas, incluido el corazón, lo más intactas posible.

Pon el aceite de oliva con infusión de ajo en una taza, sumerge una brocha en él y unta ambos lados de los filetes de coliflor con el aceite. Mezcla la sal, la pimienta y el perejil en un tazón pequeño y espolvoréalos sobre los filetes.

Calienta una sartén antiadherente grande a fuego medio-alto, incorpora el aceite de oliva y pon los filetes de coliflor en la sartén con cuidado. Dora los filetes de coliflor de 3 a 4 minutos por lado, hasta que adquieran un color dorado intenso. Retira de la sartén y sirve.

Pizza con masa de coliflor [SL]

¡Sí, puedes comer pizza mientras adelgazas tu cintura! El secreto aquí es una base muy simple de verduras. Añade tus ingredientes favoritos para darle un toque saludable a un clásico.

DE 6 A 8 RACIONES

1 cabeza de coliflor, sin tallo, o 1 bolsa (450 gramos) de coliflor desmenuzada.

¼ de taza de queso mozzarella rallado.

¼ de taza de queso parmesano rallado.

½ cucharadita de ajo en polvo.

1 cucharada de condimento italiano.

½ cucharadita de sal marina.

2 huevos grandes, ligeramente batidos.

Posibles aderezos: chalotas picadas, corazones de alcachofa, cebollas moradas, floretes de brócoli, trozos de tempe, aceitunas, col
rizada fresca u hojas de albahaca.

Precalienta el horno a 200 °C. Forra una bandeja para hornear con
papel de horno y resérvala.

Rompe la coliflor en floretes y métetelos en la picadora hasta que
queden bien picados (omite este paso si has optado por coliflor desmenuzada envasada).

Pon la coliflor desmenuzada en una vaporera y cocina al vapor hasta que esté tierna. Escúrrela bien, pásala a un tazón grande y déjala
enfriar.

Añade la mozzarella, el parmesano, el ajo en polvo, el condimento
italiano, la sal y los huevos a la coliflor enfriada y mézclalo todo bien.
Pasa la mezcla al centro de la bandeja para hornear preparada y extién-
dala en un círculo para que parezca una masa de pizza.

Hornéala durante 20 minutos. Añade los ingredientes que desees y
hornéala durante 10 minutos más.

Pad thai de pollo y brócoli [SL]

Este plato tailandés favorito recibe un cambio de imagen saludable,
cortesía de los fideos de edamame.

4 RACIONES

170 gramos de fideos de edamame.

2 cucharadas de aceite de cacahuete o de aceite de sésamo.

3 dientes de ajo picados.

½ taza de claras de huevo, ligeramente batidas (de 3 huevos).

225 gramos de pechuga de pollo, cortada en trozos pequeños.

2 tazas de floretes de brócoli.

½ taza de cebolla tierna o cebolletas en rodajas.

¼ de taza de vinagre de arroz.

2 cucharadas de salsa de pescado asiática.

1 cucharada de azúcar moreno claro.

½ cucharadita de hojuelas de copos de chile.

Cacahuetes tostados en seco picados (opcional).

Lleva el agua a hervir en una olla grande. Incorpora los fideos y cocina hasta que estén al dente, de 5 a 6 minutos. Escúrrelos y resérvalos.

Calienta 1 cucharada de aceite en un wok o en una sartén grande y profunda a fuego alto, hasta que el aceite esté muy caliente. Incorpora el ajo y sofríe hasta que esté dorado, aproximadamente 10 segundos. Añade las claras de huevo y cocínalas, sin dejar de remover, hasta que estén revueltas, aproximadamente 30 segundos.

Incorpora los trozos de pollo y la cucharada restante de aceite. Sofríe hasta que el pollo esté bien cocido y se ponga blanco, aproximadamente 5 minutos. Añade los fideos, los floretes de brócoli, la cebolla tierna, el vinagre de arroz, la salsa de pescado, el azúcar moreno y los copos de chile y remueve todos los ingredientes hasta que estén calientes, de 1 a 2 minutos.

Si lo deseas, espolvorea cada plato con 1 cucharada de cacahuete picado antes de servir.

Espaguetis de calabaza tailandeses con cacahuetes [SL]

La deliciosa leche de coco y la mantequilla de cacahuete forman una salsa sedosa y un aderezo dulce y salado para la calabaza, el edamame y el brócoli.

4 RACIONES

1 calabaza grande.

1 cucharada de aceite de oliva.

Sal marina y pimienta negra recién molida.

½ taza de mantequilla de cacahuete sin azúcar añadido.

1 taza de leche de coco *light* enlatada, y más si es necesario.

2 dientes de ajo.

1 ½ cucharaditas de jengibre molido.

1 cucharada de salsa de soja.

1 ½ cucharaditas de vinagre de arroz.

1 cabeza grande de brócoli cortada en floretes pequeños y cocida al vapor.

2 manojos de acelgas picadas en trozos grandes y cocidas al vapor.

1 taza de edamame cocido.

1 manojo de cebollas tiernas o de cebollinos picados para decorar.

½ taza de cacahuetes picados para decorar.

Precalienta el horno a 200 °C.

Forra una bandeja para hornear con papel de aluminio y resérvala.

Corta la calabaza por la mitad a lo largo con un cuchillo grande y afilado. Retira las semillas y las tripas fibrosas y deséchalas o utilízalas como abono para las plantas. Extiende por el interior cortado de la calabaza 1 cucharada de aceite de oliva. Condimenta con sal y pimienta.

Pon la calabaza, con el lado cortado hacia abajo, en la bandeja para hornear preparada y ásala hasta que esté tierna, de 45 a 60 minutos. Cuando esté lista, las hebras de la calabaza deberían salir fácilmente al rasparlas con un tenedor.

Retírala del horno y déjala enfriar durante unos 5 minutos, luego raspa toda la pulpa y forma un montón de hebras en un tazón grande. Pruébalas y sazónalas con más sal y pimienta, si es necesario.

Pon la mantequilla de cacahuete, la leche de coco, el ajo, el jengibre, la salsa de soja y el vinagre de arroz en una picadora hasta obtener una mezcla suave. Incorpora un poco más de leche de coco si deseas una consistencia más líquida.

Mezcla los espaguetis de calabaza con el brócoli cocido, las acelgas y el edamame. Divide a partes iguales entre cuatro tazones. Rocíalos con la salsa de cacahuete y espolvorea encima las cebollas tiernas y el cacahuete.

Sándwiches de champiñones portobello [SL]

Los champiñones portobello son un maravilloso sustituto de la carne. Aquí, una parrillada rápida y tendrás la base para un delicioso sándwich que puedes acompañar con verduras y aguacate.

4 RACIONES

1 diente de ajo pequeño picado.

¼ de taza de untable de aguacate.

2 tapas de champiñones portobello grandes o 3 medianos, sin las láminas.

Aceite en aerosol para cocinar.

½ cucharadita de sal marina.

½ cucharadita de pimienta negra recién molida.

8 rebanadas de pan integral, ligeramente tostado.

2 tazas de rúcula o espinacas lavadas y sin tallos (picadas si las hojas son grandes).

1 tomate grande rebanado.

Precalienta una parrilla a fuego medio-alto.

Utiliza el dorso de una cuchara para triturar el ajo hasta obtener una pasta sobre una tabla de cortar, luego mézclalo con la masa de aguacate en un tazón pequeño y resérvalo.

Cubre ambos lados de los sombreros de los champiñones con aceite de oliva en aerosol y sazona con sal y pimienta.

Asa los champiñones, dales la vuelta una vez, hasta que estén tiernos y dorados por ambos lados, de 3 a 4 minutos. Retíralos del fuego.

Cuando estén lo suficientemente fríos como para manipularlos, corta cada sombrero en tres tiras.

Unta 1 ½ cucharaditas de la mezcla de aguacate en cada trozo de pan. Pon las rodajas de champiñones, la rúcula y el tomate encima del aguacate sobre cuatro rebanadas de pan y cubre con las rodajas restantes, con el lado del aguacate abajo.

Hamburguesas de lentejas y chía [LYL]

La mayoría de las hamburguesas vegetarianas se desmoronan de inmediato, ¡literalmente! Aquí, el huevo y el arroz unen el resto de los ingredientes para obtener una hamburguesa que es sustanciosa en el plato y en el estómago.

8 RACIONES

1 cucharada de aceite de oliva virgen extra (y más para el horneado).

1 taza de champiñones crimini picados.

1 cebolla mediana picada.

2 tazas de lentejas cocidas al vapor.

1 huevo grande.

3 cucharadas de salsa de soja.

1 taza de arroz integral cocido.

1 taza de zanahoria picada.

2 cucharaditas de comino molido.

1 taza de nueces picadas.

½ taza de semillas de chía.

1 cucharada de orégano seco.

1 cucharada de perejil seco.

2 dientes de ajo picados.

Precalienta el horno a 200 °C.

Engrasa una bandeja para hornear y resérvala.

Calienta la cucharada de aceite de oliva en una cacerola mediana a fuego medio y saltea los champiñones y la cebolla hasta que la cebolla quede transparente.

Pon 1 taza de lentejas cocidas y el huevo, la salsa de soja y el arroz integral en la batidora y bate hasta obtener un puré. Pasa el puré a un tazón y añade la mezcla de zanahoria, comino, nueces, semillas de chía, orégano, perejil, ajo y champiñones y mezcla bien.

Añade la taza restante de lentejas, forma ocho hamburguesas, ponlas en la bandeja para hornear preparada y hornéalas durante unos 25 minutos, o hasta que la parte superior comience a dorarse.

Hamburguesas de pavo picantes [SL]

Una combinación de canela, jengibre, cayena y otras especias realza el sabor de estas hamburguesas de pavo. Añade tomate, espinacas y aguacate y obtendrás una hamburguesa cargada de vegetales, sabrosa y llena de sustancia.

4 RACIONES

2 cucharaditas de aceite de oliva.

½ taza de pimiento rojo picado y sin semillas.

2 dientes de ajo picados.

1 cucharadita de curry en polvo.

½ cucharadita de comino molido.

½ cucharadita de canela molida.

½ cucharadita de jengibre molido.

½ cucharadita de sal marina.

¼ de cucharadita de pimienta negra recién molida.

⅛ de cucharadita de pimienta de cayena.

1 cucharadita de copos de chile.

350 gramos de pechuga de pavo picada (toda carne blanca).

1 taza de arroz integral cocido o de quinoa cocida.

Aceite en aerosol antiadherente.

4 panes de hamburguesa integrales, cortar por la mitad y tostar.

½ taza de untable de aguacate.

1 taza de hojas de espinaca, lavadas.

1 tomate de tamaño mediano, en rodajas.

Calienta el aceite de oliva en una sartén pequeña antiadherente a fuego lento de 1 a 2 minutos, luego incorpora el pimiento rojo, el ajo, el curry en polvo, el comino, la canela, el jengibre, la sal, la pimienta negra, la cayena y los copos de chile. Cocínalo todo, sin dejar de remover, hasta que el pimiento se ablande un poco, de 1 a 2 minutos. Deja que se enfríe.

Prepara una parrilla o precalienta el asador. Combina la mezcla de pavo, arroz integral y pimientos en un tazón mediano y mezcla bien pero ligeramente. Forma cuatro hamburguesas de 2 centímetros de grosor. (Nota: Como esta hamburguesa es baja en grasa, deberás rociar la parrilla o la bandeja para asar con aceite en aerosol antiadherente antes de poner las hamburguesas encima).

Asa las hamburguesas hasta que se doren y ya no estén rosadas por dentro, aproximadamente 5 minutos por lado. Sirve cada una en un panecillo integral con 2 cucharadas de untable de aguacate, cubierta con hojas de espinaca y tomate en rodajas.

Albóndigas de pavo con chía [SL]

Prepara estas albóndigas ricas en proteínas y nutrientes y sírvelas sobre pasta sin cereales con salsa marinara. Añade una ensalada verde mixta y obtendrás una comida clásica, fácil y abundante.

4 RACIONES

¼ de taza de semillas de chía negra.

½ taza de caldo de pollo.

450 gramos de pechuga de pavo picada (toda carne blanca).

¾ de taza de *panko* integral.

½ taza de cebolla morada picada.

¼ de taza de queso parmesano rallado.

3 cucharadas de aceite de oliva virgen extra con infusión de albahaca.

½ cucharadita de orégano seco.

1 ½ cucharaditas de sal de ajo.

1 chalota mediana, picada.

¼ de cucharadita de pimienta negra recién molida.

Precalienta el horno a 180 °C.

Combina las semillas de chía y el caldo de pollo en un tazón grande. Reserva y deja que las semillas de chía se hinchen durante 15 minutos.

Mientras tanto, con las manos, mezcla bien los ingredientes restantes en un tazón grande. Haz albóndigas de aproximadamente 2,5 centímetros de diámetro.

Coloca las albóndigas en una fuente para hornear poco profunda y hornéalas durante 20 minutos, o hasta que estén bien cocidas.

Retíralas del horno y sírvelas de inmediato.

Albóndigas de pavo con espinacas [LYL]

Incorporar espinacas a estas albóndigas aumenta tanto la nutrición como el sabor. Son excelentes si se sirven sobre espaguetis integrales o sin cereales o arroz con una guarnición de verduras.

4 RACIONES

Aceite en aerosol para cocinar.

2 tazas de espinacas tiernas lavadas.

450 gramos de pavo magro picado.

2 dientes de ajo picados.

1 chalota pequeña picada fina.

1 huevo grande, ligeramente batido.

¾ de taza de pan rallado integral.

½ taza de queso parmesano rallado.

½ cucharadita de sal marina.

¼ de cucharadita de pimienta negra recién molida.

Precalienta el horno a 230 °C.

Rocía ligeramente una fuente para hornear grande con aceite de oliva en aerosol y resérvala.

Pon una vaporera sobre agua hirviendo en una olla a fuego medio y cocina al vapor las espinacas tiernas hasta que se ablanden, de 1 a 2 minutos. Deja que las espinacas se enfríen, escurre el agua y pícalas.

En un tazón grande, combina el pavo picado, el ajo, la chalota, el huevo, el pan rallado, el parmesano, la sal, la pimienta y las espinacas y mézclalo todo muy bien. Utiliza las manos para formar con la mezcla doce albóndigas del mismo tamaño.

Pasa las albóndigas a la fuente para hornear preparada y hornéalas de 15 a 20 minutos, hasta que estén doradas por fuera y ya no estén rosadas por dentro.

Salteado de pollo con espárragos, pimientos y anacardos ^{LYL}

El antiguo cereal *freekeh* hace aquí su aparición estelar como base para este salteado apto para vegetarianos. La salsa ligeramente dulce se compensa con un poco de picante de los copos de chile.

DE 2 A 4 RACIONES

1 cucharada de salsa de soja baja en sodio.

1 cucharada de miel.

2 pechugas de pollo deshuesadas y sin piel, cortadas en trozos de 3 centímetros.

1 cucharada de aceite de oliva.

1 manojo de espárragos cortados en trozos pequeños.

1 pimiento rojo sin semillas y picado.

1 pimiento naranja sin semillas y picado.

½ taza de anacardos enteros.

4 dientes de ajo picados.

¼ de cucharadita de jengibre molido.

1 cucharadita de copos de chile.

2 cucharaditas de aceite de sésamo tostado.

2 tazas de *freekeh* cocido.

½ taza de cilantro fresco picado para decorar (opcional).

Bate la salsa de soja y la miel en un tazón mediano. Añade los trozos de pollo y remueve bien para cubrirlos con la mezcla. Mete el tazón en el refrigerador hasta que vayas a cocinar el pollo.

Mientras tanto, calienta el aceite de oliva en una sartén grande a fuego medio-alto. Añade los espárragos y los pimientos y saltéalos hasta que estén cocidos, aproximadamente 5 minutos. Con una espumadera, retira los espárragos y los pimientos y resérvalos.

Retira el pollo de la marinada y agrégalo a la sartén, reservando la marinada. Saltea hasta que el pollo esté casi cocido (con el interior todavía ligeramente rosado), aproximadamente 5 minutos. Luego, incorpora a la sartén los anacardos, el ajo, el jengibre, los copos de chile y la marinada reservada. Saltea durante 2 minutos más o hasta que el pollo esté completamente cocido y el ajo esté fragante. Retira del fuego e incorpora el aceite de sésamo, los espárragos y los pimientos.

Sirve de inmediato sobre ½-1 taza de *freekeh* por ración, adornada con cilantro, si lo deseas.

Salteado de tofu al curry, anacardos y brócoli ^{SL}

El tofu es un gran camaleón que absorbe fácilmente los sabores de salsas y adobos. Aquí, el curry, el ajo y el jengibre se combinan con leche de coco para obtener un plato saludable con un sabor delicioso.

4 RACIONES

- 1 paquete (400 gramos) de tofu extrafirme envasado en agua.
- 3 cucharadas de aceite de oliva.
- 1 cucharada de jengibre molido.
- 1 cucharada de curry en polvo.
- ¼ de cucharadita de sal marina.
- 2 cucharadas de ajo fresco picado.
- 1 lata (500 gramos) de leche de coco *light*.
- 1 frasco (120 gramos) de pasta de curry rojo.
- 6 tazas de floretes de brócoli cocidos al vapor.
- ½ taza de anacardos picados (opcional).

Escurre el tofu y presiónalo entre papel de cocina para eliminar el exceso de humedad antes de cortarlo en dados de 3 centímetros.

Calienta 2 cucharadas de aceite de oliva en una sartén grande a fuego medio durante 1 minuto, luego incorpora los dados de tofu, el jengibre, el curry en polvo y la sal. Cocina hasta que el tofu esté dorado, aproximadamente 3 minutos por cada lado. Resérvalo.

Calienta el aceite de oliva restante en una olla mediana, incorpora el ajo y cocínalo durante 1 minuto. Incorpora la leche de coco y de 3 a 4 cucharadas de pasta de curry rojo (dependiendo de lo picante que quieras el plato). Cocina la salsa a fuego lento, mezclándola bien, durante al menos 5 minutos, o hasta que la mezcla se vea bien roja y cremosa. Incorpora el tofu y el brócoli y mezcla bien.

Retira del fuego y sirve en tazones pequeños, cubriendo cada uno con 2 cucharadas de anacardos picados, si lo deseas.

Tofu con costra de semillas de sésamo [SL]

Si eres nuevo en la cocina con tofu, ésta es una excelente receta para empezar. La cobertura de *panko* y semillas de sésamo ofrece sabor y textura adicionales. Combínalo con ensalada o verduras, como raíces asadas o brócoli, para una comida elegante.

4 RACIONES

450 gramos de tofu firme escurrido.

¼ de taza de bebida de avena sin azúcar.

2 claras de huevo grandes ligeramente batidas.

½ cucharadita de sal marina.

¼ de cucharadita de pimienta negra recién molida.

3 cucharadas de *panko* integral.

3 cucharadas de semillas de sésamo negro.

½ cucharadita de aceite de sésamo o aceite de colza.

Corta el tofu de manera transversal en doce rebanadas iguales y luego ponlas en una sartén antiadherente grande a fuego medio. Cocínalas durante 5 minutos por cada lado para que el tofu se dore un poco y pierda parte de su líquido. Pásalas a un plato y déjalas enfriar.

Bate la bebida de avena, las claras de huevo, ¼ de cucharadita de sal y la pimienta en un tazón mediano hasta que estén bien mezclados.

En un plato grande, mezcla el *panko*, las semillas de sésamo negro y el ¼ de cucharadita de sal restante. Mezcla hasta que el resultado sea homogéneo.

Sumerge una rodaja de tofu en la mezcla de leche y luego en la mezcla de semillas de sésamo. Repítelo con las rodajas de tofu restantes.

Limpia la sartén y luego calienta el aceite de sésamo a fuego medio. Pon las rodajas de tofu en la sartén y cocínalas, dándoles la vuelta una vez, hasta que estén ligeramente doradas, unos 3 minutos por cada lado. Pásalas a un plato y mantenlo caliente hasta que esté listo para servir.

Espaguetis de soja al limón con rúcula ^{LYL}

Esta receta es muy fácil de preparar cuando se te antoja algo sustancioso, pero no pesado. El limón y la rúcula se complementan para lograr una explosión de sabor ligera y brillante.

4 RACIONES

340 gramos de espaguetis de soja.

1 cucharada de aceite de oliva aromatizado con limón.

½ taza de queso parmesano rallado, y más para servir.

1 cucharadita de copos de chile.

4 tazas de rúcula.

Sal marina y pimienta negra recién molida.

Pon a hervir agua con sal en una olla grande. Cocina los espaguetis hasta que estén al dente, de 8 a 10 minutos. Escúrrelos, reserva 1 taza del líquido de cocción y devuelve los espaguetis a la olla. Añade el aceite de oliva con infusión de limón, el parmesano y ½ taza del agua de cocción reservada a la olla y remueve los ingredientes con suavidad para combinarlos, incorporando el líquido de cocción según sea necesario, hasta que la mezcla quede cremosa.

Añade los copos de chile y la rúcula y remueve hasta que la rúcula comience a marchitarse. Sazona al gusto con sal y pimienta, decora con parmesano y sirve.

Bol de judías verdes y quinoa ^{LYL}

Semillas, verduras y proteínas, todo en un plato muy sabroso. ¡Disfruta de esta saludable comida reconfortante!

2 RACIONES

2 cucharadas de aceite de oliva.

½ taza de cebolla amarilla picada.

½ taza de pimiento amarillo picado y sin semillas.

2 tazas de judías verdes cocidas cortadas en trozos de 3 centímetros.

½ cucharadita de sal marina.

½ cucharadita de pimienta negra recién molida.

1 cucharada de ajo fresco picado.

1 taza de quinoa cocida.

½ taza de almendras crudas picadas.

½ taza de berros.

Calienta el accite de oliva en una sartén mediana a fuego medio de 1 a 2 minutos, luego incorpora la cebolla y el pimiento amarillo y cocínalos durante otros 3 a 5 minutos. Incorpora las judías verdes, la sal, la pimienta negra y el ajo y cocínalos durante 2 minutos más. Retira la sartén del fuego y pon toda la mezcla sobre la quinoa. Espolvorea las almendras y los berros por encima.

Bol cremoso de quinoa y cacahuetes con boniatos [LYL]

Los boniatos están repletos de vitaminas y minerales. No sólo son saludables, sino que combinan maravillosamente con otras verduras y proteínas. El aderezo cremoso de cacahuetes resalta su dulzura.

2 RACIONES

½ boniato grande pelado y cortado en dados.

1 cucharada de aceite de oliva virgon exlra.

Sal y pimienta negra recién molida.

½ cabeza de coliflor, cortada en floretes.

¼ de taza de quinoa cocida.

½ taza de tofu en dados.

Acompañamiento:

⅔ de taza de leche de coco *light*.

1 cucharada de jarabe de arce puro.

2 cucharadas de mantequilla de cacahuete cremosa sin azúcar añadido.

2 cucharadas de salsa de soja baja en sodio.

⅛ de cucharadita de pimiento rojo triturado.

Precalienta el horno a 200 °C.

Pon el boniato cortado en dados en una bandeja para hornear y mézclalo con 1 ½ cucharaditas de aceite de oliva. Condiméntalo con sal y pimienta. Ásalo durante 20 minutos. Retíralo del horno, incorporar los floretes de coliflor a la bandeja para hornear, mézclalos con la 1 ½ cucharadita restante de aceite de oliva, sazona con sal y pimienta y ásalo todo durante 20 minutos más.

Mientras se asan las verduras, mezcla los ingredientes del aderezo en un tazón y resérvalo.

Escurre el tofu y presiónalo entre papel de cocina para eliminar el exceso de humedad, luego córtalo en dados de 3 centímetros.

Cuando las verduras estén cocidas, pon la quinoa en tazones individuales, cúbrela con las verduras y el tofu, luego rocía de 2 a 3 cucharadas del aderezo sobre cada ración.

Tacos de pollo con acelgas ᴸʸᴸ

¿Cuál es el ingrediente saludable sorpresa de esta receta? Las hojas de acelgas sirven como tortillas para tacos. Rellénalas con sabroso pollo y espinacas para darle una nueva versión a este maravilloso clásico mexicano.

2 RACIONES (3 TACOS POR RACIÓN)
- 1 cucharada de aceite de oliva.
- 1 cebolla mediana, picada.
- 450 gramos de pechuga de pollo, picada.
- 1 cucharadita de sal de ajo.
- 1 cucharadita de comino molido.
- 1 cucharadita de garam masala.
- 3 tazas de espinacas lavadas y picadas.
- 3 hojas de acelgas, lavadas, sin los nervios, cada tira grande cortada por la mitad en horizontal.

Calienta el aceite en una sartén grande a fuego medio-alto y saltea la cebolla hasta que esté transparente, aproximadamente 2 minutos. Añade el pollo picado, la sal de ajo, el comino y el garam masala y cocínalo todo de 6 a 8 minutos. Incorpora las espinacas y cocina hasta que se ablanden. Retira la sartén del fuego.

Utiliza las hojas de acelgas como tacos para la mezcla de pollo.

Tacos de pescado ^{LYL}

¡Un sabor simple, ligero y refrescante de la Baja California! La mojarra roja se sazona delicadamente y se combina con repollo fresco, frijoles y salsa y se envuelve en tortillas de maíz.

2 RACIONES

2 filetes de mojarra roja frescos o congelados (120 gramos cada uno).

2 cucharadas de mezcla de condimentos para tacos bajo en sodio.

4 tortillas de maíz enteras (15 centímetros).

1 taza de repollo rallado.

½ taza de frijoles negros enlatados, escurridos y enjuagados.

¼ de taza de queso monterey jack bajo en grasa rallado.

Salsa (opcional).

Maíz (opcional).

Salsa picante (opcional).

Pon los filetes de mojarra roja en una sartén antiadherente, espolvoréalos con el condimento e incorpora ¼ de taza de agua. Tapa la sartén y cocina a fuego medio-alto durante 5 minutos o hasta que el pescado esté bien cocido. Retira la sartén del fuego.

Calienta las tortillas en el microondas durante 1 minuto.

Desmenuza los filetes de pescado. En cada tortilla, pon 60 gramos de pescado, ¼ de taza de repollo rallado, ¼ de taza de frijoles negros y 1 cucharada de queso rallado.

Cubre los tacos con salsa y maíz, si lo deseas, o con un chorrito de salsa picante.

Hamburguesas de atún [LYL]

Estas exuberantes hamburguesas son un excelente almuerzo o cena si se colocan en un pan de pita integral y se cubren con verduras y brotes. O sírvelas con arroz y una guarnición de brócoli al vapor o verduras asadas.

6 RACIONES

4 latas (150 gramos) de atún claro en trozos escurridos.

1 ¼ tazas de *panko* 100% integral o pan rallado integral.

1 huevo grande, más 2 claras grandes, ligeramente batidas.

½ cebolla dulce pequeña picada fina.

2 cucharadas de cebollino fresco picado, cebolla tierna o cebollino.

1 tallo de apio picado fino.

2 cucharaditas de mostaza de Dijon.

2 cucharaditas de zumo de limón recién exprimido.

2 dientes de ajo picados.

½ cucharadita de pimienta negra recién molida.

2 cucharadas de aceite de oliva.

Precalienta el horno a 100 °C y mete en él una fuente refractaria.

En un tazón grande, mezcla bien todos los ingredientes excepto el aceite de oliva. Utiliza las manos para formar con la mezcla 12 hamburguesas de 2 centímetros de espesor. Pon las hamburguesas en un segundo plato.

Calienta 1 cucharada de aceite de oliva en una sartén grande a fuego medio-alto. Trabajando en tandas, pon las hamburguesas en la sartén en una sola capa. Cocínalas hasta que estén doradas por ambos lados, aproximadamente 6 minutos en total, dándoles la vuelta una o dos veces. Pasa las hamburguesas hechas a la fuente de horno.

Limpia la sartén y repite con el resto del aceite y hamburguesas.

Sírvelas calientes.

Pizza de verduras fácil [LYL]

La comida favorita de todos los viernes por la noche se ha vuelto más saludable con una base integral y cargada de verduras.

4 RACIONES

1 masa de pizza 100% integral (30 centímetros).
Aceite de oliva virgen extra natural o con infusión de ajo.
1 frasco (400 gramos) de corazones de alcachofa en agua, escurridos y picados.
1 taza de brócoli picado.
1 taza de espinacas lavadas y desmenuzadas o picadas.
1 diente de ajo picado.
1 taza de queso *mozzarella* rallado.
1 ½ cucharadas de orégano seco.

Precalienta el horno a 200 °C. Unta la base de la pizza con aceite de oliva. Distribuye por encima de manera uniforme los corazones de alcachofa, el brócoli, las espinacas, el ajo y la mozzarella. Espolvorea el orégano por encima y hornea durante 20 minutos, o hasta que el queso esté ligeramente dorado por encima. Córtala en ocho triángulos y sírvela.

Pizza de calabacín y pesto [LYL]

Si eres amante del pesto, esta pizza fácil es para ti. Los champiñones y el calabacín complementan el sabor de la albahaca y aportan un toque nutritivo.

4 RACIONES

1 masa de pizza (30 centímetros) 100% integral o de maíz 100% sin gluten.
½ taza de pesto.
1 a 2 calabacines cortados en tiras.
1 taza de champiñones salteados.
½ taza de queso parmesano rallado

Precalienta el horno a 190 °C.

Unta la base de la pizza con el pesto. Pon encima las tiras de calabacín, los champiñones salteados y el queso parmesano. Hornea la pizza de 20 a 25 minutos, o hasta que la corteza esté ligeramente dorada. Córtala en ocho triángulos y sírvela.

Tortilla de verduras LYL

Este plato hispano-italiano es muy versátil: es un excelente *brunch*; o puedes prepararlo para la cena y servirlo con ensalada y guardar las sobras para el almuerzo del día siguiente. No importa cuándo te la comas, es nutritiva, abundante y sabrosa.

4 RACIONES

2 huevos grandes, más 4 claras grandes.
¼ de taza de queso parmesano.
1 cucharadita de cúrcuma molida.
½ taza de pimiento naranja picado y sin semillas.
½ taza de cebolla morada picada.
1 cucharadita de ajo fresco picado.
½ cucharadita de aceite de oliva.
2 tazas de espinacas lavadas y desmenuzadas o picadas.
Sal marina y pimienta negra recién molida.

Bate los huevos y las claras en un bol mediano. Incorpora el parmesano, la cúrcuma, el pimiento, la cebolla morada y el ajo y mézclalo todo ligeramente. Calienta el aceite de oliva en una sartén antiadherente a fuego medio e incorpora la mezcla de huevo. Luego, añade las hojas de espinaca encima de la mezcla de huevo. Cuando la tortilla esté parcialmente cocida (el perímetro de los huevos se puede levantar fácilmente con una espátula), pon un plato encima de la mezcla de huevo y dale la vuelta a la sartén. Luego, desliza el lado opuesto de la mezcla nuevamente en la sartén para cocinarla hasta que la mezcla de huevo se haya solidificado. Sazona al gusto con sal y pimienta y córtala en cuatro trozos iguales.

Gratinado de verduras de raíz [SL]

Desarrollé esta receta con el chef Jim Perko. Es una excelente manera de incorporar a tu dieta tubérculos menos conocidos, como las chirivías y los colinabos. Esto requiere un poco de trabajo, ¡pero los excelentes sabores hacen que valga la pena!

6 RACIONES

2 cucharaditas de aceite de oliva virgen extra.

2 tazas de cebolla bien compactada y en rodajas finas.

½ cucharadita de sal marina.

½ cucharadita de pimienta negra recién molida.

1 taza de zanahoria pelada y cortada en rodajas finas (cortadas en diagonal para hacerlas más largas).

1 taza de colinabo pelado y cortado en rodajas finas.

1 taza de boniato pelado y cortado en rodajas finas.

1 taza de patatas Idaho cortadas en rodajas finas.

1 taza de chirivía pelada y cortada en rodajas finas longitudinales, sin el corazón).

½ cucharadita de pimentón ahumado.

2 ½ tazas de caldo de verduras.

Precalienta el horno a 190 °C.

Calienta el aceite en una sartén grande a fuego lento. Incorpora la cebolla y sazona con ¼ de cucharadita de sal y pimienta. Saltéala hasta que esté dorada, luego retírala del fuego y resérvala.

En un molde para hornear cuadrado de 20 centímetros, haz capas con cada una de las verduras y la cebolla salteada, sazonando cada capa con sal, pimienta y pimentón ahumado. Repite hasta utilizar todas las verduras, la cebolla y los condimentos. Incorpora el caldo de verduras al molde, tápalo parcialmente (asegúrate de que pueda salir el aire) y métalo en el horno de 30 a 45 minutos. Retira la tapa y déjalo durante 15 minutos más. Nota: El tiempo total de cocción variará entre 45 y 60 minutos, dependiendo del grosor de las verduras cortadas y del grado de cocción deseado.

DULCES

Barritas de chocolate.

Almendras al horno con canela.

Bolas de mantequilla de cacahuete.

Trufas veganas.

Mousse de tofu y chocolate expreso.

Pudín de semillas de chía de la noche a la mañana.

Barritas de calabaza.

Bocaditos de *brownie* y aguacate.

Barritas de chocolate SL

Sencillo y lleno de antioxidantes: ¿qué mejor manera de disfrutar de un dulce?

35 RACIONES (15 gramos por barrita)

300 gramos de chocolate negro (70% de cacao), partido en trozos.

½ taza de nueces tostadas en trozos

½ taza de almendras laminadas tostadas.

¼ de taza de albaricoques picados.

Pon el chocolate al baño maría y caliéntalo a fuego lento, sin dejar de remover hasta que esté casi completamente derretido. (Como alternativa, derrite el chocolate en el microondas poniéndolo en un tazón pequeño apto para microondas y calentándolo durante 20 segundos a temperatura media, luego remuévelo hasta que esté cremoso). Retira el chocolate del fuego y remuévelo hasta que quede suave. Incorpora las nueces y los albaricoques.

Extiende la mezcla en una bandeja para hornear forrada con papel pergamino y déjala enfriar hasta que cuaje, aproximadamente 30 minutos. Rómpelo en trozos y sírvelo. Conserva en el frigorífico.

Almendras al horno con canela SL

Las almendras son verdaderamente un superalimento. Aquí, son una delicia con su ligera cobertura de chocolate y canela.

DE 8 A 10 RACIONES

Aceite en aerosol antiadherente.

1 clara de huevo grande.

3 tazas de almendras.

4 cucharaditas de canela molida.

3 cucharadas de cacao en polvo sin azúcar.

Precalienta el horno a 200 °C.

Forra una bandeja para hornear con papel de aluminio y rocíala con aceite en aerosol antiadherente.

Bate ligeramente la clara de huevo en un bol. Incorpora las almendras y remuévelas hasta que queden bien cubiertas de clara de huevo. Espolvorea la canela y el cacao sobre las almendras y remueve de nuevo para cubrirlas de manera uniforme.

Extiende las nueces en una sola capa sobre la bandeja para hornear preparada. Hornea durante 10 minutos, removiendo a mitad del tiempo de horneado.

Retira la bandeja del horno y separa con cuidado las almendras a mano para que no se amontonen. Guárdalas en un recipiente hermético.

Bolas de mantequilla de cacahuete ^{LYL}

Un refrigerio saludable que también es la combinación perfecta de semillas y dulces.

DE 15 A 18 BOLAS

½ taza de orejones.
2 tazas de mantequilla de cacahuete natural, crujiente y sin sal.
2 cucharadas de linaza molida.
1 cucharada de miel de color ámbar.

Pica los orejones y ponlos en un bol mediano. Incorpora el resto de los ingredientes. Mete la mezcla en el congelador durante 1 hora para que cuaje.

Después de sacar la mezcla del congelador, utiliza un sacabolas para melón para darle forma de bolitas. Guárdalas en el frigorífico.

Trufas veganas ^{LYL}

Chocolate. Coco. Nueces. ¡Sí, darle un poco de amor a tu hígado implica estos tres ricos ingredientes!

16 TRUFAS

250 gramos (1 ¼ tazas) de chocolate negro vegano (72% cacao o
  más), finamente picado o rallado.
7 cucharadas de leche de coco *light*, bien mezclada.
½ taza de hojuelas de coco sin azúcar.
3 cucharadas de nueces picadas.

Pon el chocolate en un recipiente mediano resistente al calor.

Vierte la leche de coco en un tazón pequeño apto para microondas y cocínalo en el microondas a temperatura media-alta hasta que esté muy caliente pero no hirviendo, aproximadamente 25 segundos. (Como alternativa, caliéntalo en una cacerola pequeña a fuego bajo hasta que empiece a hervir).

Añade inmediatamente la leche de coco al chocolate y cubre parcialmente el recipiente con una tapa o un paño para atrapar el calor, y déjalo reposar durante 5 minutos. Luego quita la tapa y utiliza una cuchara para remover suavemente hasta que el chocolate se derrita por completo y quede cremoso y suave. Mete la mezcla en el refrigerador y enfríala, sin tapar, de 2 a 3 horas, o hasta que esté casi completamente sólida.

Una vez que la mezcla esté firme, mezcla las hojuelas de coco y las nueces picadas en un plato pequeño. Utiliza una cuchara para darle forma a la mezcla en bolitas, luego utiliza las manos para rebozarlas suave pero rápidamente en la mezcla de coco.

Sacude el exceso y luego pon las trufas en una fuente para servir forrada con papel de horno. Sírvelas de inmediato o métolas en la nevera hasta que estén listas para ser servidas.

Mousse de tofu y chocolate expreso SL

Si crees que eliminar el chocolate de tu dieta es esencial para llevar una vida sana y perder peso, piénsatelo de nuevo. Es el tipo de chocolate lo que más importa. Esta receta es una de mis favoritas del chef Jim Perko. Utiliza chocolate con un alto contenido de cacao y eso es clave cuando se trata de obtener los flavonoides que aporta el chocolate. Un estudio incluso demostró que el cacao podría ayudar a combatir la inflamación y reducir los triglicéridos del hígado. Esta receta se puede preparar con café descafeinado para reducir la cafeína general.

12 RACIONES

350 gramos de tofu extrafirme.

2 plátanos maduros.

6 cucharadas de cacao en polvo sin azúcar.

5 cucharaditas de jarabe de arce auténtico o néctar de agave.

2 cucharaditas de extracto puro de vainilla.

90 gramos de chocolate negro (70% cacao).

2 cucharadas de café instantáneo.

Mete el tofu en la batidora hasta que esté cremoso. Incorpora los plátanos y bate hasta que la mezcla quede suave.

Incorpora el cacao en polvo, el néctar de agave y la vainilla y bátelo todo hasta que esté bien mezclado.

Prepara una cacerola con agua hirviendo mientras cortas el chocolate en trozos finos.

Pon las virutas de chocolate y el café instantáneo en un recipiente de vidrio o de metal de tamaño mediano. Pon el recipiente encima de la cacerola con agua hirviendo.

Utiliza una espátula de goma para mezclar el chocolate cuando comience a derretirse. Retira el recipiente de la olla una vez que el chocolate se haya derretido. Ten cuidado: ¡el recipiente estará muy caliente!

Incorpora el chocolate derretido a la mezcla de tofu y bate hasta que quede suave.

Pásalo a tazas individuales o a un tazón grande.

Pudín de semillas de chía de la noche a la mañana [SL]

Puedes utilizar esta receta versátil para comenzar el día (es un desayuno nutritivo; considera incorporar fruta), para tomar un refrigerio por la tarde o para terminar la cena. No importa cuándo lo comas, este pudín cremoso parecido a la tapioca es un verdadero placer.

4 RACIONES

1 taza de bebida de avena sin azúcar con sabor a vainilla.

1 taza de yogur griego natural bajo en grasa o sin grasa.

1 cucharada de jarabe de arce puro.

1 cucharadita de extracto puro de vainilla.

⅛ de cucharadita de sal marina.

¼ de taza de semillas de chía.

¼ de taza de almendras laminadas.

¼ de taza de nueces picadas.

Bate suavemente la bebida de avena, el yogur, el jarabe de arce, la vainilla y la sal en un tazón mediano hasta que se mezclen bien. Incorpora las semillas de chía y luego deja reposar la mezcla durante 30 minutos. Remuévela suavemente si las semillas comienzan a asentarse. Tapa el tazón y métela en la nevera durante toda la noche.

Al día siguiente, incorpora las almendras y las nueces, luego pon el pudín en cuatro tazones o vasos y sírvelos.

Barritas de calabaza [LYL]

Estas barritas densas y húmedas son tan dulces como para satisfacer un antojo, pero no tan dulces como para provocar un subidón de azúcar. Bonus: No hay cereales refinados en esta receta, sólo ingredientes ricos en nutrientes que hacen una delicia que no sólo es apetitosa, sino también un refrigerio que te dará energía y te mantendrá activo.

7 BARRITAS GRANDES

- 250 gramos de dátiles.
- ¾ de taza de nueces.
- ¾ de taza de almendras.
- ¾ de taza de cacahuetes.
- 3 cucharadas de semillas de cáñamo.
- 1 cucharada de jarabe de arce puro.
- 2 cucharadas de puré de calabaza puro.
- ½ taza de coco rallado sin azúcar.
- 1 cucharadita de extracto de vainilla puro.
- 1 ½ cucharaditas de canela molida.
- 1 ½ cucharaditas de pimienta de Jamaica molida.

Introduce todos los ingredientes en la batidora hasta que la mezcla esté bien combinada, pero queden algunos trozos de nueces.

Forra un molde cuadrado de 22 centímetros con papel de horno, dejando dos o tres centímetros de papel saliente en dos lados opuestos para levantarlo fácilmente. Extiende la mezcla en el molde preparado utilizando una espátula para presionarla contra el fondo del molde. Déjalo reposar durante 30 minutos en el refrigerador, luego utiliza el papel que sobresale para levantar la placa del molde. Córtala en barras.

Bocaditos de *brownie* de aguacate ^{LYL}

Quizá te sorprenda el ingrediente secreto de esta receta: el aguacate, que intensifica el sabor del chocolate e incorpora cremosidad. ¡Estos bocaditos son tan ricos y deliciosos que no necesitarás más de uno para quedar satisfecho!

16 BOCADITOS PEQUEÑOS DE *BROWNIE*

- Aceite en aerosol antiadherente.
- 1 aguacate maduro pelado y sin hueso.
- 4 cucharadas de mantequilla derretida.
- 1 huevo grande.
- ½ taza de azúcar moreno claro.
- ½ taza de jarabe de arce puro.
- 2 cucharaditas de extracto de vainilla puro.
- ¾ de taza de cacao en polvo sin azúcar.
- ¼ de cucharadita de sal marina.
- 1 ¼ tazas de harina sin gluten.
- ½ taza de chispas de chocolate negro derretidas.

Precalienta el horno a 180 °C.

Prepara un molde para hornear cuadrado de 20 centímetros con aceite en aerosol antiadherente.

Tritura el aguacate en un tazón grande hasta que quede suave, luego incorpora la mantequilla derretida, el huevo, el azúcar moreno, el jarabe de arce, la vainilla y 2 cucharaditas de agua. Mezcla bien para combinarlo todo. Añade el cacao en polvo y remueve hasta que esté completamente incorporado y sin grumos grandes.

Mezcla la harina y la sal en un recipiente aparte, luego incorpora la mezcla de aguacate y el chocolate derretido. Extiende la masa de manera uniforme en el molde preparado y hornea de 35 a 40 minutos, hasta que los *brownies* estén bien hechos. Deja que se enfríen en el molde antes de cortarlos en 16 bocaditos de excelente dulce.

APÉNDICE B

Hoja de seguimiento de los desencadenantes del estrés

Factor estresante	Tu respuesta al estrés	Tus síntomas físicos	Tus acciones de enfrentamiento
(Esto podría ser una persona, un evento, una situación actual, como cuidar a un familiar enfermo; o un incidente aislado, como alguien que te corta el paso en el tráfico).	(¿Cuál fue tu reacción inmediata? ¿Gritaste o te enfadaste? ¿Intentaste enterrar tus sentimientos?).	(¿Qué síntomas físicos ocurrieron debido al estrés? ¿Te dolió el estómago? ¿Te dio dolor de cabeza o de músculos y articulaciones? ¿Fueron tus síntomas breves o duraderos?).	(Después del evento estresante, ¿qué hiciste para controlar tus sentimientos? ¿Intentaste adormecerlos bebiendo alcohol o comiendo dulces? ¿Intentaste mejorar tu manera de pensar saliendo a caminar o meditando? ¿Qué herramientas te ayudaron a superar la situación?).

APÉNDICE C

Diario semanal del hígado saludable

Semana _____
Peso _____

Paso de acción	Desafíos	Notas
Consumir al menos 5 frutas y verduras todos los días.		
Pasarse a los cereales integrales.		
Evitar azúcares añadidos.		
Consumir grasas saludables.		
Consumir fuentes magras de proteínas con las comidas.		
Mantener el consumo de alcohol dentro de los rangos recomendados.		
Evitar bebidas azucaradas y consumir agua, té o café.		
Realizar actividad física durante al menos 30 minutos diarios.		
Participar en técnicas de manejo del estrés.		
Dormir al menos 7 horas seguidas cada noche.		

AGRADECIMIENTOS

Escribir un libro es una tarea desafiante. En realidad, es bastante similar a cambiar hábitos obstinados para mejorar tu salud en el sentido de que, si lo haces solo, lo más probable es que no tengas éxito, pero si te rodeas de personas que te cuidan y te apoyan, entonces puedes prosperar. Este libro no podría haber sido posible sin las personas que me formaron, las personas que me apoyaron y las personas que me amaron a lo largo de mi vida y mi carrera. Me gustaría comenzar por mi esposo, Andy. Por su apoyo inquebrantable, su guía, su amor, su maravilloso humor, su capacidad para hacer que las tareas y situaciones difíciles parezcan fáciles y su amor hacia nuestros hijos. Eres mi todo. Gracias por creer en mí. Te amo más de lo que las palabras jamás podrán expresar. A mi madre Arlene y a mi padre Irving. Como enfermera y médico, me enseñasteis desde muy temprana edad la importancia y el poder de ayudar a otros a sanar su salud. Como madre y padre, me disteis confianza, amor incondicional, una brújula moral clara y todas las oportunidades para ser quien quería ser. Soy la mujer que soy hoy gracias a vosotros, y este libro es un testimonio de todo lo que dijisteis que podría lograr si trabajaba lo suficiente. ¡Os quiero! A mi amiga y agente, Bonnie Solow, que creyó en mí desde el principio y que me guio a través del impredecible camino de la publicación mejor que nadie podría haberlo hecho. Eres fabulosa. Si todos tuviéramos una Bonnie que caminara junto a ellos en la vida, todos tendríamos una visión más clara del camino que tenemos por delante. A la escritora Stacey Colino, ¡tu talento es increíble! Por mantenerme siempre encaminada y por enseñarme cómo tomar información médica complicada y traducirla en algo que todos no sólo puedan apreciar, sino también disfrutar. A mi editora, Renée Sedliar: tienes la increíble habilidad de tomar un buen capítulo y convertirlo en algo extraordinario e incluso mágico. Gracias por las innumerables horas dedicadas a hacer de este libro lo que es. Al doctor Ibrahim Hanouneh, por su amistad, por su experiencia médica y por su personalidad siempre positiva y cálida. Realmente ejemplifica lo que significa ser un médico compasivo. Tus pacientes tienen suerte de conocerte. Yo también. A mis hermanos, Jeff y Brian: ser la hermana pequeña de dos hermanos mayores me convirtió en una persona dura. Gracias por eso, me ayudó a moldear en quién me convertí y me dio fuerza y coraje cuando más lo necesitaba. Os quiero. A mis mentores, con quienes he tenido el privilegio de trabajar, especialmente el doctor Michael Roizen, el doctor Mladen Golubic, el doctor Paul Terpaluk, el doctor Richard Lang, el doctor Mehmet Oz, el doctor Michael O'Donnell y la doctora Stacey Snelling, y la fallecida doctora Tanya Edwards. Me han mostrado lo que significa trabajar duro y preocuparse verdaderamente por aquéllos a quienes sirves en tu profesión, pero aún más sorprendentemente, me enseñaron cómo tratar a quienes están a tu lado con gracia, respeto y, sobre todo, aprecio. Gracias por su aliento y orientación para ayudarme a convertirme en una mejor cuidadora. Ha sido un honor trabajar junto a vosotros. A los dietistas más increíbles que he conocido y a quienes puedo llamar amigos y colegas, especialmente Laura Jeffers, Brigid Titgemeier, Ashley Koff, Christina Palmisano, Julia Zumpano, Amy Jones, Jasmine El Nabli y Beth Bluestone. A mis amigos, que me apoyaron al 100 % y que en ocasiones se vieron obligados a soportar horas y horas de «charlas sobre libros», ¡pero que todavía me quieren a pesar de ello! Especialmente Carlynn y Hank Schlissberg, Toya y Joe Gorley, Mia Ferrara, Sonya Taylor, Danielle Pirain, Rita Petti, Mimy Tong, Beth Grubb, Jennifer DeGrant, Charles DeSantis (y su ranchera) y Jamie Starkey. Al equipo de Comunicaciones Corporativas de la Cleveland Clinic y a mi equipo del Wellness Institute, especialmente Scott Katsikas, Regina Chandler, Jim Perko, Judi Bar y Jane Ehrman, y al doctor Toby Cosgrove, director ejecutivo de la Cleveland Clinic, quien tuvo la visión de hacer del bienestar una prioridad. Finalmente, a todos los innumerables pacientes e individuos no mencionados aquí que han impactado en mi vida de una manera u otra. Las personas llegan a nuestras vidas por moti-

322

vos muy diferentes, pero, al final, todas ellas dan forma a nuestras decisiones a lo largo de nuestro viaje por esta Tierra. La decisión de escribir este libro fue quizá una de las más importantes de mi vida. Gracias por participar en ello.

—KRISTIN KIRKPATRICK

Lo más bonito de este mundo es ver a tus pacientes sonreír, y saber que tu trabajo es el motivo de esa sonrisa. Espero que este libro te haga sonreír y te ayude a afrontar la nueva epidemia silenciosa: la enfermedad del hígado graso.

Es un gran placer para mí tener la oportunidad de trabajar en este proyecto. Por eso, estoy sinceramente agradecido y profundamente en deuda con mi amiga y autora, Kristin Kirkpatrick, por su inestimable guía y eufórico aliento a lo largo del presente trabajo.

Me gustaría expresar mi agradecimiento especial a nuestra editora, Renée Sedliar, a la agente literaria Bonnie Solow y a la escritora Stacey Colino. La realización de este proyecto no habría sido posible sin su ayuda y la de tantas personas cuyos nombres tal vez no se encuentren todos aquí. Su contribución es sinceramente apreciada y reconocida.

A mis padres, quienes han sido fuente de aliento e inspiración a lo largo de mi vida.

A mis hermanos Dima y Mo, cuyo valor para mí crece con la edad.

A mi mentor, el doctor Nizar Zein, quien me guio en las distintas etapas de mi carrera. No hay ningún maestro tan especial como tú.

Mi agradecimiento también se extiende a la Clínica Cleveland y a mis pacientes, que me enseñaron que la recompensa por el trabajo bien hecho es la oportunidad de hacer más.

Os estoy infinitamente agradecido a todos vosotros.

—IBRAHIM HANOUNEH

Tanto Ibrahim como yo también quisiéramos darle las gracias al equipo de Perseus/Da Capo por su dedicación a este libro. Algunas personas clave que han estado «detrás de escena», pero que han sido fundamentales para este libro son: Susan Weinberg, John Radziewicz., Kevin Hanover, Lissa Warren, Miriam Riad, Isabelle Bleecker y Jennifer Thompson. Y por supuesto, Christine Marra, ¡por quien damos gracias a diario!

REFERENCIAS SELECCIONADAS

ABD EL-KADER, S. M.; AL-JIFFRI, O. H., y F. M. AL-SHREF: «Liver Enzymes and Psychological Well-being Response to Aerobic Exercise Training in Patients with Chronic Hepatitis C», *African Health Sciences,* vol. 14(2) (junio), pp. 414-19 (2014).

ABDELMALEK, M. F., SUZUKI, A.; GUY, C.; UNALP-ARIDA, A.; COLVIN, R.; JOHNSON, R. J., y Diehl, A. M.: «Increased Fructose Consumption Is Associated with Fibrosis Severity in Patients with Nonalcoholic Fatty Liver Disease», *Hepatology,* vol. 51(6) (junio), pp. 1961-71 (2010).

AJMERA, V. H., E. P. GUNDERSON, L. B. VANWAGNER, C. E. LEWIS, J. J. CARR, y N. A. TERRAULT: «Gestational Diabetes Mellitus Is Strongly Associated with Non-Alcoholic Fatty Liver Disease», *American Journal of Gastroenterology,* vol. 111(5) (mayo), pp. 658-64 (2016).

ALBANO, E., MOTTARAN, E.; OCCHINO, G. ; REALE, E., y VIDALI, M.: «Review Article: Role of Oxidative Stress in the Progression of Non-alcoholic Steatosis», *Alimentary Pharmacology and Therapeutics,* vol. 22(s2) (noviembre), pp. 71-73 (2005).

ALI, A. A.; VELASQUEZ, M. T.; HANSEN, C. T.; MOHAMED, A. I., y BHATHENA, S. J.: «Effects of Soybean Isoflavones, Probiotics, and Their Interactions on Lipid Metabolism and Endocrine System in an Animal Model of Obesity and Diabetes», *Journal of Nutritional Biochemistry,* vol. 15(10) (octubre), pp. 583-90 (2004).

ALLER, R.; DE LUIS, D. A.; IZAOLA, O.; CONDE, R.; GONZÁLEZ SAGRADO, M.; PRIMO, D.; DE LA FUENTE, B. y GONZALEZ, J.: «Effect of a Probiotic on Liver Amino-transferases in Nonalcoholic Fatty Liver Disease Patients: A Double Blind Randomized Clinical Trial»,

European Review for Medical and Pharmacological Sciences, vol. 15(9) (septiembre), pp. 1090-95 (2011).

AMERICAN LIVER FOUNDATION: «Alcohol-Related Liver Disease», www.liver foundation.org/abouttheliver/info/alcohol/

—: «The Progression of Liver Disease», www.liverfoundation.org/abouttheliver/info/progression/

ASKARI, F.; RASHIDKHANI, B., y HEKMATDOOST, A.: «Cinnamon May Have Therapeutic Benefits on Lipid Profile, Liver Enzymes, Insulin Resistance, and High-Sensitivity C-Reactive Protein in Nonalcoholic Fatty Liver Dis-ease Patients», *Nutrition Research,* vol. 34(2) (febrero), pp. 143-48 (2014).

ASSUNÇÃO, M.; SANTOS-MARQUES, M. J.; MONTEIRO, R.; AZEVEDO, I.; ANDRADE, J. P.; CARVALHO, F., y MARTINS, M. J.: «Red Wine Protects Against Ethanol-Induced Oxidative Stress in Rat Liver», *Journal of Agricultural and Food Chemistry,* vol. 57(14), pp. 6066-73 (2009).

AYALA, A.; MUÑOZ, M. F., y ARGÜELLES, S.: «Lipid Peroxidation: Production, Metabolism, and Signaling Mechanisms of Malondialdehyde and 4-Hydroxy-2-Nonenal», *Oxidative Medicine and Cellular Longevity,* 2014. Disponible en: http://dx.doi.org/10.1155/2014/360438

AZZALINI, L.; FERRER, E.; RAMALHO, L. N.; MORENO, M.; DOMÍNGUEZ, M.; COLMENERO, J.; PEINADO, V. I.; BARBERÀ, J. A.; ARROYO, V.; GINÈS, P.; CABALLERÍA, J., y BATALLER, R.: «Cigarette Smoking Exacerbates Nonalcoholic Fatty Liver Disease in Obese Rats», *Hepatology,* vol. 51(5) (mayo), pp. 1567-76 (2010).

BAHIRWANI, R., y REDDY, K. R.: «Outcomes After Liver Transplantation: Chronic Kidney Disease», *Liver Transplantation,* Supplement S2 (noviembre), S70-S74 (2009).

BEHM, D. G.; BLAZEVICH, A. J.; KAY, A. D., y McHUGH, M.: «Acute Effects of Muscle Stretching on Physical Performance, Range of Motion, and Injury Incidence in Healthy Active Individuals: A Systematic Review», *Applied Physiology, Nutrition, and Metabolism,* vol. 41, pp. 1-11, (2016).

BEHRENS, G.; MATTHEWS, C. E.; MOORE, S. C.; FREEDMAN, N. D.; McGLYNN, K. A.; EVERHART, J. E.; HOLLENBECK, A. R., y LEITZ-

MANN, M. F.: «The Association Between Frequency of Vigorous Physical Activity and Hepatobiliary Cancers in the NIH-AARP Diet and Health Study», *European Journal of Epidemiology*, vol. 28(1) (enero), pp. 55-66 (2013).

BELLENTANI, S.; SACCOCCIO, G.; MASUTTI, F.; CROCÈ, L. S.; BRANDI, G.; SASSO, F.; CRISTANINI, G., y TIRIBELLI, C.: «Prevalence of and Risk Factors for Hepatic Steatosis in Northern Italy», *Annals of Internal Medicine*, vol. 132 (2) (enero 18), pp. 112-17 (2000).

BIRERDINC, A.; STEPANOVA, M.; PAWLOSKI, L., y YOUNOSSI, Z. M.: «Caffeine Is Protective in Patients with Non-alcoholic Fatty Liver Disease», *Alimentary Pharmacology & Therapeutics*, vol. 35(1) (enero), pp. 76-82 (2012).

BLAIS, P.; HUSAIN, N.; KRAMER, J. R.; KOWALKOWSKI, M.; EL-SERAG, H., y KANWAL, F.: «Nonalcoholic Fatty Liver Disease Is Underrecognized in the Primary Care Setting», *American Journal of Gastroenterology*, vol. 110(1) (enero), pp. 10-14 (2015).

BROWNING, J. D.; BAKER, J. A.; ROGERS, T.; DAVIS, J.; SATAPATI, S., y BURGESS, S. C.: «Short-Term Weight Loss and Hepatic Triglyceride Reduction: Evidence of a Metabolic Advantage with Dietary Carbohydrate Restriction», *American Journal of Clinical Nutrition*, vol. 93(5) (mayo), pp. 1048-52 (2011).

BUETTNER, D.: «The Blue Zones: Lessons for Living Longer from the People Who've Lived the Longest», *National Geographic*, Washington, D. C (2008).

BUGIANESI, E.; GENTILCORE, E.; MANINI, R.; NATALE, S.; VANNI, E.; VILLANOVA, N.; DAVID, E.; RIZZETTO, M., y MARCHESINI, G.: «A Randomized Controlled Trial of Metformin *Versus* Vitamin E or Prescriptive Diet in Nonalcoholic Fatty Liver Disease», *American Journal of Gastroenterology*, vol. 100(5) (mayo), pp. 1082-90 (2005).

CANI, P. D.; NEYRINCK, A. M.; FAVA, F.; KNAUF, C.; BURCELIN, R. G.; TUOHY, K. M.; GIBSON, G. R., y DELZENNE, N. M.: «Selective Increases of Bifidobacteria in Gut Microflora Improve High-Fat-Diet-Induced Diabetes in Mice Through a Mechanism Associated with Endotoxaemia», *Diabetologia*, vol. 50(11) (noviembre), pp. 2374-83 (2007).

CAPANNI, M.; CALELLA, F.; BIAGINI, M. R.; GENISE, S.; RAIMONDI, L.; BEDOGNI, G.; SVEGLIATI-BARONI, G.; SOFI, F.; MILANI, S.; ABBATE, R.; SURRENTI, C., y CASINI, A.: «Prolonged N-3 Polyunsaturated Fatty Acid Supplementation Ameliorates Hepatic Steatosis in Patients with Non-alcoholic Fatty Liver Disease: A Pilot Study», *Alimentary Pharmacology & Therapeutics,* vol. 23(8) (abril 15), pp. 1143-51 (2006).

CAREY, E.; WIECKOWSKA, A., y CAREY, W. D.: «Nonalcoholic Fatty Liver Disease», *Cleveland Clinic Center for Continuing Education* (marzo), www.clevelandclinicmeded.com/medicalpubs/diseasemanagement/hepatology/nonalcoholic-fatty-liver-disease/Default.htm (2013).

CASSIDY, S.; THOMA, C.; HALLSWORTH, K.; PARIKH, J.; HOLLINGSWORTH, K. G.; TAYLOR, R.; JAKOVLJEVIC, D. G., y TRENELL, M. I.: «High Intensity Intermittent Exercise Improves Cardiac Structure and Function and Reduces Liver Fat in Patients with Type 2 Diabetes: A Randomized Controlled Trial», *Diabetologia,* vol. 59(1) (enero), pp. 56-66 (2016).

CAVE, M.; APPANA, S.; PATEL, M.; FALKNER, K. C.; McCLAIN, C. J., y BROCK, G.: «Polychlorinated Biphenyls, Lead, and Mercury Are Associated with Liver Disease in American Adults: NHANES 2003-2004», *Environmental Health Perspectives,* vol. 118(12) (diciembre), pp. 1735-42 (2010).

CHANG, A.-M.; AESCHBACH, D.; DUFFY, J. F., y CZEISLER, C. A.: «Evening Use of Light-Emitting eReaders Negatively Affects Sleep, Circadian, and Next-Morning Alertness», PNAS 112(4) (enero 27), pp. 1232-37 (2015).

CHIDA, Y.; SUDO, N., y KUBO, C.: «Does Stress Exacerbate Liver Diseases?», *Journal of Gastroenterology and Hepatology,* vol. 21(1), pp. 202-8 (2006).

CHIU, A.: «Jeremy Piven's Doc: Star Stricken by Toxins from Sushi», *People,* 18 diciembre 2008. Disponible en: https://people.com/celebrity/jeremy-pivens-doc-star-stricken-by-toxins-from-sushi/

CHO, J. Y.; CHUNG, T. H.; LIM, K. M.; PARK, H. J., y JANG, J. M.: «The Impact of Weight Changes on Nonalcoholic Fatty Liver Disease in Adult Men with Normal Weight», *Korean Journal of Family Medicine,* vol. 35(5) (septiembre), pp. 243-50 (2014).

CHOU, T. C.; LIANG, W. M.; WANG, C. B.; WU, T. N., y HANG, L. W.: «Obstructive Sleep Apnea Is Associated with Liver Disease: A Population-Based Cohort Study», *Sleep Medicine,* vol. 16(8) (agosto), pp. 955-60 (2015).

CHROUSOS, G. P.: «The Hypothalamic-Pituitary-Adrenal Axis and Immune-Mediated Inflammation», *New England Journal of Medicine,* vol. 332 (mayo 18), pp. 1351-63 (1995).

COLLIER, J.: «Non-alcoholic Fatty Liver Disease», *Medicine,* vol. 35(2) (febrero), pp. 86-88 (2007).

COOPER, C. C.: «Nonalcoholic Fatty Liver Disease. Strategies for Prevention and Treatment of an Emerging Condition», *Today's Dietitian,* vol. 11(12) (diciembre), p. 28 (2009).

CORBIN, K. D., y ZEISEL, S. H.: «Choline Metabolism Provides Novel Insights into Nonalcoholic Fatty Liver Disease and Its Progression», *Current Opinion in Gastroenterology,* vol. 28(2) (marzo), pp. 159-65 (2012).

COREY, K. E.; MISDRAJI, J.; GELRUD, L.; KING, L. Y.; ZHENG, H.; MALHOTRA, A., y CHUNG, R. T.: «Obstructive Sleep Apnea Is Associated with Nonalcoholic Steatohepatitis and Advanced Liver Histology», *Digestive Diseases and Sciences,* vol. 60(8) (agosto), pp. 2523-28 (2015).

CRESSWELL, J. D.; PACILIO, L. E.; LINDSAY, E. K., y BROWN, K. W.: «Brief Mind-fulness Meditation Training Alters Psychological and Neuroendocrine Responses to Social Evaluative Stress», *Psychoneuroimmunology,* vol. 44 (junio), pp. 1-12 (2014).

DE FILIPPIS, F.; PELLEGRINI, N.; VANNINI, L.; JEFFERY, I. B.; LA STORIA, A.; LAGHI, L.; SERRAZANETTI, D. I.; DI CAGNO, R.; FERROCINO, I.; LAZZI, C.; TURRONI, S.; COCOLIN, L.; BRIGIDI, P.; NEVIANI, E.; GOBBETTI, M.; O'TOOLE, P. W., y ERCOLINI, D.: «High- Level Adherence to a Mediterranean Diet Beneficially Impacts the Gut Microbiota and Associated Metabolome», 28 septiembre 2015. Disponible en: https://gut.bmj.com/content/65/11/1812.abstract

DENNIS, E. A.; DENGO, A. L.; COMBER, D. L.; FLACK, K. D.; SAVLA, J.; DAVY, K. P., y DAVY, B. M.: «Water Consumption Increases Weight Loss During a Hypo-caloric Diet Intervention in Middle-Aged and Older Adults», *Obesity,* vol. 18(2) (febrero), pp. 300-307 (2010).

DONGIOVANNI, P.; RAMETTA, R.; MERONI, M., y VALENTI, L. : «The Role of Insulin Resistance in Nonalcoholic Steatohepatitis and Liver Disease Development–A Potential Therapeutic Target?», *Expert Review of Gastroenterology & Hepatology,* vol. 10(2), pp. 229-42 (2016).

DUNN, W.; XU, R., y SCHWIMMER, J. B.: «Modest Wine Drinking and Decreased Prevalence of Suspected Nonalcoholic Fatty Liver Disease», *Hepatology,* vol. 47(6) (junio), pp. 1947-54 (2008).

EGUCHI, Y.; KITAJIMA, Y.; HYOGO, H.; TAKAHASHI, H.; KOJIMA, M.; ONO, M.; ARAKI, N.; TANAKA, K.; YAMAGUCHI, M.; EGUCHI, T.; ANZAI, K., y JAPAN STUDY GROUP FOR NAFLD: «Pilot Study of Liraglutide Effects in Non-alcoholic Steatohepatitis and Non-alcoholic Fatty Liver Disease with Glucose Intolerance in Japanese Patients», *Hepatology Research,* vol. 45(3) (marzo), pp. 269-78 (2015).

EMERY, C. F.; OLSON, K. L.; LEE, V. S.; HABASH, D. L.; NASAR, J. L., y BODINE, A.: «Home Environment and Psychosocial Predictors of Obesity Status Among Community-Residing Men and Women», *International Journal of Obesity,* vol. 39, pp. 1401-7 (2015).

ENVIRONMENTAL WORKING GROUP: «2016 Shopper's Guide to Pesticides in Produce». (2016). www.ewg.org/foodnews/summary.php

FANG, R., y LI, X.: «A Regular Yoga Intervention for Staff Nurse Sleep Quality and Work Stress: A Randomized Controlled Trial», *Journal of Clinical Nursing,* vol. 24(23-24) (diciembre), pp. 3374-79 (2015).

FARHANGI, M. A.; ALIPOUR, B.; JAFARVAND, E., y KHOSHBATEN, M.: «Oral Coenzyme Q10 Supplementation in Patients with Nonalcoholic Fatty Liver Disease: Effects on Serum Vaspin, Chemerin, Pentraxin 3, Insulin Resistance and Oxidative Stress», *Archives of Medical Research,* vol. 45(7) (octubre), pp. 589-95 (2014).

FARSI, F.; MOHAMMADSHAHI, M.; ALAVINEJAD, P.; REZAZADEH, A.; ZAREI, M., y ENGALI, K. A.: «Functions of Coenzyme Q10 Supplementation on Liver Enzymes, Markers of Systemic Inflammation, and Adipokines in Patients Affected by Nonalcoholic Fatty Liver Disease: A Double-Blind, Placebo-Controlled, Randomized Clinical Trial», *Journal of the American College of Nutrition,* vol. 35(4) (mayo-junio), pp. 346-53 (2016).

FELDSTEIN, A. E.; CHARATCHAROENWITTHAVA, P.; TREEPRASERTSUK, S.; BENSON, J. T.; ENDERS, F. B., y ANGULO, P.: «The Natural History of Non-alcoholic Fatty Liver Disease in Children: A Follow-up Study for up to 20 Years», *Gut,* vol. 58(11) (noviembre), pp. 1538-44 (2009).

FISHER, C. D.; LICKTEIG, A. J.; AUGUSTINE, L. M.; OUDE ELFERINK, R. P. J.; BES-SELSEN, D. G.; ERICKSON, R. P., y CHERRINGTON, N. J.: «Experimental Non-alcoholic Fatty Liver Disease Results in Decreased Hepatic Uptake Transporter Expression and Function in Rats», *European Journal of Pharmacology,* vol. 613(1-3) (junio 24), pp. 119-27 (2009).

FOOD AND DRUG ADMINISTRATION: «BPA: Reducing Your Exposure». www. fda.gov/forconsumers/consumerupdates/ucm198024.htm

FRAMSON, C.; KRISTAL, A. R.; SCHENK, J.; LITTMAN, A. J.; ZELIADT, S., y BENITEZ, D.: «Development and Validation of the Mindful Eating Questionnaire», *Journal of the American Dietetic Association,* vol. 109(8) (agosto), pp. 1439-44 (2009).

FRANCOIS, M. E.; BALDI, J. C.; MANNING, P. J.; LUCAS, S. J. E.; HAWLEY, J. A.; WILLIAMS, M. J. A., y COTTER, J. D.: «"Exercise Snacks", Before Meals: A Novel Strategy to Improve Glycaemic Control in Individuals with Insulin Resistance», *Diabetologia,* vol. 57(7) (julio), pp. 1437-45 (2014).

GENG, T.; SUTTER, A.; HARLAND, M. D.; LAW, B. A.; ROSS, J. S.; LEWIN, D.; PALANISAMY, A.; RUSSO, S. B.; CHAVIN, K. D., y COWART, L. A.: «SphK1 Mediates Hepatic Inflammation in a Mouse Model of NASH Induced by High Saturated Fat Feeding and Initiates Proinflammatory Signaling in Hepatocytes», *Journal of Lipid Research,* vol. 56(12) (diciembre), pp. 2359-71 (2015).

GHAEMI, A.; TALEBAN, F. A.; HEKMATDOOST, A.; RAFIEI, A.; HOSSEINI, V.; AMIRI, Z.; HOMAYOUNFAR, R., y FAKHERI, H.: «How Much Weight Loss Is Effective on Nonalcoholic Fatty Liver Disease?», *Hepatitis Monthly,* vol. 13(12) (diciembre), e15227 (2013).

GOOLEY, J. J.; CHAMBERLAIN, K.; SMITH, K. A.; KHALSA, S. B.; RAJARATNAM, S. M.; VAN REEN, E.; ZEITZER, J. M.; CZEISLER, C. A., y LOCKLEY, S. W.: «Exposure to Room Light Before Bedtime Suppresses Melatonin Onset and Shortens Melatonin Duration in Humans», *Journal of Clinical Endocrinology and Metabolism,* vol. 96(3) (marzo), E463-E72 (2011).

GOTHE, N. P., y McAULEY, E.: «Yoga Is as Good as Stretching-Strengthening Exercises in Improving Functional Fitness Outcomes: Results from a Randomized Controlled Trial», *Journals of Gerontology Series A: Biological Sciences and Medical Sciences*, 2015. Disponible en: http://biomedgerontology.oxfordjournals.org/content/early/2015/08/21/gerona.glv127.long

GRANT, B. J.; DAWSON, D. A.; STINSON, F. S.; CHOU, S. P.; DUFOUR, M. C., y PICKERING, R. P.: «The 12-Month Prevalence and Trends in DSM-IV Alcohol Abuse and Dependence: United States, 1991-1992 and 2001-2002», *Drug and Alcohol Dependence,* vol. 74, pp. 223-34 (2004).

GREENFIELD, T. K.; MIDANIK, L. T., y ROGERS, J. D.: «A 10-Year National Trend Study of Alcohol Consumption, 1984-1995: Is the Period of Declining Drinking Over?», *American Journal of Public Health,* vol. 90(1) (enero), pp. 47-52 (2000).

GUICCIARDI, M. E., y GORES, G. J.: «Apoptosis: A Mechanism of Acute and Chronic Liver Injury», *Gut,* vol. 54, pp. 1024-33 (2005).

HALLSWORTH, K.; FATTAKHOVA, G.; HOLLINGSWORTH, K. G.; THOMA, C.; MOORE, S.; TAYLOR, R.; DAY, C. P., y TRENELL, M. I.: «Resistance Exercise Reduces Liver Fat and Its Mediators in Non-alcoholic Fatty Liver Disease Independent of Weight Loss», *Gut,* vol. 60(9) (septiembre), pp. 1278-83 (2011).

HARRISON, S. A., y DAY, C. P.: «Benefits of Lifestyle Modification in NAFLD», *Gut,* vol. 56(12) (diciembre), pp. 1760 69 (2007).

HARRISON, S. A.; FECHT, W.; BRUNT, E. M., y NEUSCHWANDER-TETRI, B. A.: «Orlistat for Overweight Subjects with Nonalcoholic Steatohepatitis: A Ran-domized, Prospective Trial», *Hepatology,* vol. 49(1) (enero), pp. 80-86 (2009).

HEDEN, T.; LOX, C.; ROSE, P.; REID, S., y KIRK, E. P.: «One-Set Resistance Training Elevates Energy Expenditure for 72 h Similar to Three Sets», *European Journal of Applied Physiology,* vol. 111(3) (marzo), pp. 477-84 (2011).

HELANDER, E. E.; VUORINEN, A. L.; WANSINK, B., y KORHONEN, I. K.: «Are Breaks in Daily Self-Weighing Associated with Weight Gain?», *PLoS One,* vol. 9(11) (noviembre 14), e113164 (2014).

HENAO-MEJIA, J.; ELINAV, E.; JIN, C.; HAO, L.; MEHAL, W. Z.; STROWIG, T.; THAISS, C. A.; KAU, A. L.; EISENBARTH, S. C.; JURCZAK, M. J.; CAMPOREZ, J. P.; SHULMAN, G. I.; GORDON, J. I.; HOFFMAN, H. M., y FLAVELL, R. A.: «Inflammasome-Mediated Dysbiosis Regulates Progression of NAFLD and Obesity», *Nature,* vol. 482(7384) (febrero 1), pp. 179-85 (2012).

HULTCRANTZ, R.; GLAUMANN, H.; LINDBERG, G., y NILSSON, L. H.: «Liver Investigation in 149 Asymptomatic Patients with Moderately Elevated Activities of Serum Aminotransferases», *Scandinavian Journal of Gastroenterology,* vol. 21(1) (enero), pp. 109-13 (1985).

HYOGO, H.; IKEGAMI, T.; TOKUSHIGE, K.; HASHIMOTO, E.; INUI, K.; MATSUZAKI, Y.; TOKUMO, H.; HINO, F., y TAZUMA, S.: «Efficacy of Pitavastatin for the Treatment of Non-alcoholic Steatohepatitis with Dyslipidemia: An Open-Label, Pilot Study», *Hepatology Research,* vol. 41(11) (noviembre), pp. 1057-65 (2011).

INSTITUTE FOR FUNCTIONAL MEDICINE: «The Textbook of Functional Medicine. Integrated Medicine Institute. Heavy Metals: Mercury and Lead Damage to the Live», www.imi.com.hk/heavy-metals-mercury-and-lead-damage-liver-the-rising-prevalence-of-fatty-liver-disease-is-partly-due-to-heavy-metal-exposure.html, 2010.

ISHITOBI, T.; HYOGO, H.; TOKUMO, H.; ARIHIRO, K., y CHAYAMA, K.: «Efficacy of Probucol for the Treatment of Non-alcoholic Steatohepatitis with Dyslipidemia: An open-label pilot study», *Hepatology Research,* vol. 44(4) (abril), pp. 429-35 (2014).

JACKSON, S. E.; STEPTOE, A., y WARDLE, J.: «The Influence of Partner's Behavior on Health Behavior Change: The English Longitudinal Study of Ageing», *JAMA Internal Medicine,* vol. 175(3), pp. 385-92 (2015).

JAMAL, H. Z.: «Non-Alcoholic Fatty Liver Disease: America's Greatest Health Risk of 2015?», *Scientific American,* 9 de febrero de 2015. Disponible en: http://blogs.scientificamerican.com/guest-blog/non-alcoholic-fatty-liver-disease-america-s-greatest-health-risk-of-2015/

JIN, X.; ZHENG, R. H., y LI, Y. M.: «Green Tea Consumption and Liver Disease: A Systematic Review», *Liver International,* vol. 28(7) (agosto), pp. 990-96 (2008).

JOHNSON, N. A.; SACHINWALLA, T.; WALTON, D. W.; SMITH, K.; ARMSTRONG, A.; THOMPSON, M. W., y GEORGE, J.: «Aerobic Exercise Training Reduces Hepatic and Visceral Lipids in Obese Individuals Without Weight Loss», *Hepatology*, vol. 50(4) (octubre), pp. 1105-12 (2009).

JOLLOW, D. J.; THORGEIRSSON, S. S.; POTTER, W. Z.; HASHIMOTO, M., y MITCHEL, J. R.: «Acetaminophen-Induced Hepatic Necrosis. VI. Metabolic Disposition of Toxic and Nontoxic Doses of Acetaminophen», *Pharmacology*, vol. 12(4-5), pp. 251-71 (1974).

KAVANAGH, K.; WYLIE, A. T.; TUCKER, K. L.; HAMP, T. J.; GHARAIBEH, R. Z.; FODOR, A. A., y CULLEN, J. M.: «Dietary Fructose Induces Endotoxemia and Hepatic Injury in Calorically Controlled Primates», *American Journal of Clinical Nutrition,* vol. 98(2) (agosto), pp. 349-57 (2013).

KEATING, S. E.; HACKETT, D. A.; PARKER, H. M.; O'CONNOR, H. T.; GEROFI, J. A.; SAINS-BURY, A.; BAKER, M. K.; CHUTER, V. H.; CATERSON, I. D.; GEORGE, J., y JOHNSON, N. A.: «Effect of Aerobic Exercise Training Dose on Liver Fat and Visceral Adiposity», *Journal of Hepatology*, vol. 63(1) (julio), pp. 174-82 (2015).

KECHAGIAS, S.; ERNERSSON, A.; DAHLQVIST, O.; LUNDBERG, P.; LINDSTRÖM, T., y NYSTROM, F. H.: «Fast-Food-Based Hyperalimentation Can Induce Rapid and Profound Elevation of Serum Alanine Aminotransferase in Healthy Subjects», *Gut,* vol. 57(5) (mayo), pp. 649-54 (2008).

KEYWORTH, C.; KNOPP, J.; ROUGHLEY, K.; DICKENS, C.; BOLD, S., y COVENTRY, P.: «A Mixed-Methods Pilot Study of the Acceptability and Effectiveness of a Brief Meditation and Mindfulness Intervention for People with Diabetes and Coronary Heart Disease», *Behavioral Medicine,* vol. 40(2) (abril), pp. 53-64 (2014).

KLEIN, E. A.; THOMPSON JR., I. M.; TANGEN, C. M.; CROWLEY, J. J.; LUCIA, M. S.; GOODMAN, P. J.; MINASIAN, L. M.; FORD, L. G.; PARNES, H. L.; GAZIANO, J. M.; KARP, D. D.; LIEBER, M. M.; WALTHER, P. J.; KLOTZ, L.; PARSONS, J. K.; CHIN, J. L.; DARKE, A. K.; LIPPMAN, S. M.; GOODMAN, G. E.; MEYSKENS JR, F. L., y BAKER, L. H.: «Vitamin E and the Risk of Prostate Cancer: The Selenium and

Vitamin E Cancer Prevention Trial (SELECT)», *JAMA,* vol. 306(14) (octubre 12), pp. 1549-56 (2011).

KOHLI, R.; KIRBY, M.; ZANTHAKOS, S. A.; SOFTIC, S.; FELDSTEIN, A. E.; SAXENA, V.; TANG, P. H.; MILES, L.; MILES, M. V.; BALISTRERI, W. F.; WOODS, S. C., y SEELEY, R. J.: «High-Fructose Medium-Chain-Trans-Fat Diet Induces Liver Fibrosis and Elevates Plasma Coenzyme Q9 in a Novel Murine Model of Obesity and NASH», *Hepatology,* vol. 52(3) (septiembre), pp. 934-44 (2010).

KONDO, Y.; KATO, T.; KIMURA, O.; IWATA, T.; NINOMIYA, M.; KAKA-ZU, E.; MIURA, M.; AKAHANE, T.; MIYAZAKI, Y.; KOBAYASHI, T.; ISHII, M.; KISARA, N.; SASAKI, K.; NA-KAYAMA, H.; IGARASHI, T.; NO OBARA; UENO, Y.; MOROSAWA, T., y SHIMOSEGAWA, T.: «1(OH) Vitamin D3 Supplementation Improves the Sensitivity of the Immune-Response During Peg-IFN/RBV therapy in Chronic Hepatitis C Patients-Case Controlled Trial», *PLoS One,* vol. 8(5) (mayo 23), e63672 (2013).

KONG, A.; BERESFORD, S. A. A.; ALFANO, C. M.; FOSTER-SCHUBERT, K. E.; NEU-HOUSER, M. L.; JOHNSON, D. C.; DUGGAN, C.; WANG, C.-Y.; XIAO, L.; JEFFERY, R. W.; BAIN, C. E., y MCTIERNAN, A.: «Self-Monitoring and Eating-Related Behaviors Associated with 12-Month Weight Loss in Postmenopausal Overweight-to-Obese Women», *Journal of the Academy of Nutrition and Dietetics,* vol. 112(9) (septiembre), pp. 1428-35 (2012).

KOOPMAN, K. E.; CAAN, M. W. A.; NEDERVEEN, A. J.; PELS, A.; AC-KERMANS, M. T.; FLIERS, E.; LAFELUR, S. E., y SERLIE, M. J.: «Hypercaloric Diets with Increased Meal Frequency, but Not Meal Size, Increase Intrahepatic Triglycerides: A Randomized Controlled Trial», *Hepatology,* vol. 60(2) (agosto), pp. 545-53 (2014).

KWAK, M. S.; KIM, D.; CHUNG, G. E.; KIM, W.; KIM, Y. J., y YOON, J. H.: «Role of Physical Activity in Nonalcoholic Fatty Liver Disease in Terms of Visceral Obesity and Insulin Resistance», *Liver International,* vol. 35(3) (marzo), pp. 944-52 (2015).

LASSAILLY, G.; CAIAZZO, R.; BUOB, D.; PIGEYRE, M.; VERKINDT, H.; LABREUCHE, J.; RAVERDY, V.; LETEURTRE, E.; DHARANCY, S.; LOUVET, A.; ROMON, M.; DUHAMEL, A.; PATTOU, F., y MATHURIN, P.: «Bariatric Surgery Reduces Features of Non-alcoholic Steatohepatitis in Morbidly Obese Patients», *Gastroenterology,* vol. 149(2) (agosto), pp. 379-88 (2015).

Lata, R. P., y Verma, B. V.: «A Study of the Effect of Yogic Package on Blood Profile of Alcoholics», *International Journal of Yoga and Allied Sciences,* vol. 4(1) (enero-junio), pp. 28-30 (2015).

Leach, N. V.; Dronca, E.; Vesa, S. C.; Sampelean, D. P.; Craciun, E. C.; Lupsor, M.; Crisan, D.; Tarau, R.; Rusu, R.; Para, I., y Grigorescu, M.: «Serum Homocysteine Levels, Oxidative Stress and Cardiovascular Risk in Non-alcoholic Steatohepatitis», *European Journal of Internal Medicine,* vol. 25(8) (octubre), pp. 762-67 (2014)

—: «Lean Patients with Fatty Liver Disease Have Higher Mortality Rate», *Science Daily,* (mayo 7). www.sciencedaily.com/releases/2015/02/150205123024.htm (2014).

Leite, N. C.; Salles, G. F.; Araujo, A. L.; Villela-Nogueira, C. A., y Cardoso, C. R.: «Prevalence and Associated Factors of Non-alcoholic Fatty Liver Disease in Patients with Type-2 Diabetes Mellitus», *Liver International,* vol. 29(1) (enero), pp. 113-19 (2009).

Ley, R. E.; Turnbaugh, P. J.; Klein, S., y Gordon, J. L.: «Microbial Ecology: Human Gut Microbes Associated with Obesity», *Nature,* vo. 444(7122) (diciembre 21), pp. 1022-23 (2006).

Li, J.; Zhang, N.; Hu, L.; Li, Z.; Li, R.; Li, C., y Wang, S.: «Improvement in Chewing Activity Reduces Energy Intake in One Meal and Modulates Plasma Gut Hormone Concentrations In Obese and Lean Young Chinese Men», *American Journal of Clinical Nutrition,* vol. 94(3) (septiembre), pp. 709-16 (2011).

Liu, C. T.; Raghu, R.; Lin, S. H.; Wang, S. Y.; Kuo, C. H.; Tseng, Y. J., y Sheen, L. Y.: «Metabolomics of Ginger Essential Oil Against Alcoholic Fatty Liver in Mice», *Journal of Agricultural and Food Chemistry,* vol. 61(46) (noviembre 20), pp. 11231-40 (2013).

Liu, W.; Baker, S. S.; Baker, R. D., y Zhu, L.: «Antioxidant Mechanisms in Nonalcoholic Fatty Liver Disease», *Current Drug Targets,* vol. 16(12), pp. 1301-14 (2015).

Loguercio, C.; Federico, A.; Tuccillo, C.; Terracciano, F.; D'Auria, M. V.; De Simone, C., y Del Vecchio Blanco, C.: «Beneficial Effects of a Probiotic VSL#3 on Parameters of Liver

Dysfunction in Chronic Liver Diseases», *Journal of Clinical Gastroenterology*, vol. 39(6) (julio), pp. 540-43 (2005).

LOOMBA, R.; SIRLIN, C. B.; SCHWINNER, J. B., y LAVINE, J. E.: «Advances in Pediatric Nonalcoholic Fatty Liver Disease», *Hepatology*, vol. 50(4) (octubre), pp. 1282-93 (2009).

LUSTIG, R. H.; SCHMIDT, L. A., y BRINDIS, C. D.: «Public Health: The Toxic Truth About Sugar», *Nature*, vol. 482 (febrero 2), pp. 27-29 (2012).

MA, J.; FOX, C. S.; JACQUES, P. F.; SPELIOTES, E. K.; HOFFMANN, U.; SMITH, C. E.; SALTZMAN, E., y MCKEOWN, N. M.: «Sugar-Sweetened Beverage, Diet Soda, and Fatty Liver Disease in the Framingham Heart Study Cohorts», *Journal of Hepatology*, vol. 63(2) (agosto), pp. 462-69 (2015).

MA, Y. Y.; LI, L.; YU, C. H.; SHEN, Z.; CHEN, L. H., y LI, Y. M.: «Effects of Probiotics on Nonalcoholic Fatty Liver Disease: A Meta-analysis», *World Journal of Gastroenterology*, vol. 19(40) (octubre 28), pp. 6911-18 (2013).

MALAGUARNERA, G.; CATAUDELLA, E.; GIORDANO, M.; NUNNARI, G.; CHISARI, G. y MALAGUARNERA, M.: «Toxic Hepatitis in Occupational Exposure to Solvents», *World Journal of Gastroenterology*, vol. 18(22) (junio 14), pp. 2756-66 (2012).

MALAGUARNERA, M.; VACANTE, M.; ANTIC, T.; GIORDANO, M.; CHISARI, G.; ACQUAVIVA, R.; MASTROJENI, S.; MALAGUARNERA, G.; MISTRETTA, A.; LI VOLTI, G., y GALVANO, F.: «Bifidobacterium longum with Fructo-oligosaccharides in Patients with Non Alcoholic Steatohepatitis», *Digestive Diseases and Sciences*, vol. 57(2) (febrero), pp. 545-53 (2012).

MANDAYAM, S.; JAMAL, M. M., y MORGAN, T. R.: «Epidemiology of Alcoholic Liver Disease», *Seminars in Liver Disease*, vol. 24(3) (agosto), pp. 217-32 (2004).

MARIKAR, S., y FERRAN, L.: «Exclusive: Jeremy Piven Defends Play Departure Due to Mercury Poisoning», *ABC News*, 15 de enero de 2008. Disponible en: https://abcnews.go.com/GMA/story?-id=6652551

MASTERTON, G. S.; PLEVRIS, J. N., y HAYES, P. C.: «Review Article: Omega-3 Fatty Acids. A Promising Novel Therapy for Non-alcoholic Fatty Liver Disease», *Alimentary Pharmacology & Therapeutics,* vol. 31(7), pp. 679-692 (2010).

MATHURIN, P.; HOLLEBECQUE, A.; ARNALSTEEN, L.; BUOB, D.; LETEURTRE, E.; CAIAZZO, R.; PIGEYRE, M.; VERKINDT, H.; DHARANCY, S.; LOUVET, A.; ROMON, M., y PATTOU, F.: «Prospective Study of the Long-Term Effects of Bariatric Surgery On Liver Injury in Patients Without Advanced Disease», *Gastroenterology,* vol. 137(2) (agosto), pp. 532-40 (2009).

MIDANIK, L. T.: «Validity of Self-Reported Alcohol Use: A Literature Review and Assessment», *British Journal of Addiction,* vol. 83(9) (septiembre), pp. 1019-30 (1988).

MIYAKE, T.; KUMAGI, T.; HIROOKA, M.; FURUKAWA, S.; KAWASAKI, K.; KOIZUMI, M.; TODO, Y.; YAMAMOTO, S.; NUNOI, H.; TOKUMOTO, Y.; IKEDA, Y.; ABE, M.; KITAI, K.; MATSUURA, B., y HIASA, Y.: «Significance of Exercise in Nonalcoholic Fatty Liver Disease in Men: A Community-Based Large Cross-sectional Study», *Journal of Gastroenterology,* vol. 50(2) (febrero), pp. 230-37 (2015).

MOZAFFARIAN, D.; HAO, T.; RIMM, E. R.; WILLETT, W. C., y HU, F. B.: «Changes in Diet and Lifestyle and Long-Term Weight Gain in Women and Men», *New England Journal of Medicine,* vol. 364, pp. 2392-2404 (2012).

MUDIPALLI, A.: «Lead Hepatoxicity & Potential Health Effects», *Indian Journal of Medical Research,* vol. 126(6) (diciembre), pp. 518-27 (2007).

MURAKI, E.; HAYASHI, Y.; CHIBA, H.; TSUNODA, N., y KASONO, K.: «Dose-Dependent Effects, Safety and Tolerability of Fenugreek in Diet-Induced Metabolic Disorders in Rats», *Lipids in Health and Disease,* www.ncbi.nlm.nih.gov/pmc/articles/PMC3292492/ 2011

MURASE, T.; NAGASAWA, A.; SUZUKI, J.; HASE, T., y TOKIMITSU, I.: «Beneficial Effects of Tea Catechins on Diet-Induced Obesity: Stimulation of Lipid Catabolism in the Liver», *International Journal of Obesity,* vol. 26(11) (noviembre), pp. 1459-64 (2002).

MUSSO, G.; GAMBINO, R.; CASSADER, M., y PAGANO, G.: «A Meta-analysis of Randomized Trials for the Treatment of Nonalcoholic Fatty Liver Disease», *Hepatology,* vol. 52, pp. 79-104 (2010).

NABAVI, S. F.; DAGLIA, M.; MOGHADDAM, A. H.; HABTEMARIAM, S., y NABAVI, S. M.: «Curcumin and Liver Disease: from Chemistry to Medicine», *Comprehensive Reviews in Food Science and Food Safety*, vol. 13(1) (enero), pp. 62-77 (2014).

NATIONAL INSTITUTE OF DIABETES AND DIGESTIVE AND KIDNEY DISEASES: LiverTox: Clinical and Research Information on Drug-Induced Liver Injury. http://livertox.nlm.nih.gov/

NISHIOJI, K.; MOCHIZUKI, N.; KOBAYASHI, M.; KAMAGUCHI, M.; SUMIDA, Y.; NISHIMURA, T.; YAMAGUCHI, K.; KADOTANI, H., y ITOH, Y.: «The Impact of PNPLA3 rs738409 Genetic Polymorphism and Weight Gain ≥10 kg After Age 20 on Non-Alcoholic Fatty Liver Disease in Non-Obese Japanese Individuals», *PLoS One*, vol. 20(10) (octubre 20), e0140427 (2015)

—«Nonalcoholic Fatty Liver: The New Face of Metabolic Syndrome», *Mayo Clinic Health Letter*, vol. 33(2) (febrero), pp. 1-3 (2015).

NOONE, T. C.; SEMELKA, R. C.; CHANEY, D. M., y REINHOLD, C.: «Abdominal Imaging Studies: Comparison of Diagnostic Accuracies Resulting from Ultrasound, Computed Tomography, and Magnetic Resonance Imaging in the Same Individual», *Magnetic Resonance Imaging*, vol. 22(1) (enero), pp. 19-24 (2004).

OH, S.; SHIDA, T.; YAMAGISHI, K.; TANAKA, K.; SO, R.; TSUJIMOTO, T., y SHODA, J.: «Moderate to Vigorous Physical Activity Volume Is an Important Factor for Managing Nonalcoholic Fatty Liver Disease: A Retrospective Study», *Hepatology*, vol. 61(4) (abril), pp. 1205-15 (2015).

OH, S.; TANAKA, K.; WARABI, E., y SHODA, J.: «Exercise Reduces Inflammation and Oxidative Stress in Obesity-Related Liver Diseases», *Medicine and Science in Sports and Exercise*, vol. 45(12) (diciembre), pp. 2214-22 (2013).

OKLA, M.; KANG, I.; KIM, D. M.; GOURINENI, V.; SHAY, N.; GU, L., y CHUNG, S.: «Ellagic Acid Modulates Lipid Accumulation in Primary Human Adipocytes and Human Hepatoma Huh7 cells via Discrete Mechanisms», *Journal of Nutritional Biochemistry*, vol. 26(1) (enero), pp. 82-90 (2015).

OLDWAYS PRESERVATION & EXCHANGE TRUST. Obtén más información al respecto, así como de la dieta mediterránea, en www.oldwayspt.org

OUYANG, X.; CIRILLO, P.; SAUTIN, Y.; McCALL, S.; BRUCHETTE, J. L.; DIEHL, A. M.; JOHNSON, R. J., y ABDELMALEK; M. J.: «Fructose Consumption as a Risk Factor for Non-alcoholic Fatty Liver Disease», *Journal of Hepatology*, vol. 48(6) (junio), pp. 993-99 (2008).

PAOLELLA, G.; MANDATO, C.; PIERRI, L.; POETA, M.; DiSTASI, M., y VAJRO, P.: «Gut-Liver Axis and Probiotics: Their Role in Non-alcoholic Fatty Liver Disease», *World Journal of Gastroenterology*, vol. 20(42) (noviembre 14), pp. 15518-31 (2014).

PARKER, H. M.; JOHNSON, N. A.; BURDON, C. A.; COHN, J. S.; O'CONNOR, H. T., y GEORGE, J.: «Omega-3 Supplementation and Non-alcoholic Fatty Liver Disease: A Systematic Review and Meta-analysis», *Journal of Hepatology*, vol. 56(4) (abril), pp. 944-951 (2012).

PEPINO, M. Y.; TIEMANN, C. D.; PATTERSON, B. W.; WICE, B. M., y KLEIN, S.: «Sucralose Affects Glycemic and Hormonal Responses to an Oral Glucose Load», *Diabetes Care,* vol. 36(9) (abril), pp. 2530-35 (2013).

PIGUET, A. C.; SARAN, U.; SIMILLION, C.; KELLER, I.; TERRACCIANO, L.; REEVES, H. I., y DUFOUR, J. F.: «Regular Exercise Decreases Liver Tumors Development in Hepatocyte-Specific PTEN-Deficient Mice Independently of Steatosis», *Journal of Hepatology*, vol. 62(6) (junio), pp. 1296-1303 (2015).

PINTO C. G.; MAREGA, M.; CARVALHO, J. A.; CARMONA, F. G.; LOPES, C. E.; CESCHINI, F. L.; BOCALINI, D. S., y FIGUEIRA JR., A. J.: «Physical Activity as a Protective Factor for Development of Non-alcoholic Fatty Liver in Men», *Einstein,* vol. 13(1) (enero-marzo), pp. 34-40 (2015).

POLYZOS, S. A.; KOUNTOURAS, J., y TSOUKAS, M. A.: «Circulating Homocysteine in Nonalcoholic Fatty Liver Disease», *European Journal of Internal Medicine,* vol. 26(2) (marzo 1), pp. 152-53 (2015).

PRIVITERA, G. J., y CREARY, H. E.: «Proximity and Visibility of Fruits and Vegetables Influence Intake in a Kitchen Setting Among College Students», *Environment and Behavior,* 17 de abril de 2012. Disponible en: http://eab.sagepub.com/content/45/7/876

PURCELL, K.; SUMITHRAN, P.; PRENDERGAST, L. A.; BOUNIU, C. J.; DELBRIDGE, E., y PROIETTO, J.: «The Effect of Rate of Weight Loss on Long-Term Weight Management: A Randomized Controlled Trial», *Lancet: Diabetes & Endocrinology,* 15 de octubre de 2014. Disponible en: http://dx.doi.org/10.1016/S2213-8587(14)70200-1

ROCHA, R.; COTRIM, H. P.; SIQUEIRA, A. C., y FLORIANO, S.: «Non Alcoholic Fatty Liver Disease: Treatment with Soluble Fibres», *Arquivos de Gastroenterologia,* vol. 44(4) (octubre-diciembre), pp. 350-52 (2007).

RODRÍGUEZ-ROISIN, R., y KROWKA, M. J.: «Hepatopulmonary Syndrome. A Liver-Induced Lung Vascular Disorder», *New England Journal of Medicine,* vol. 358 (mayo 29), pp. 2378-87 (2008).

ROGERS, M. A., y ARONOFF, D. M.: «The Influence of Non-steroidal Anti-Inflammatory Drugs on the Gut Microbiome», *Clinical Microbiology and Infection,* vol. 22(2) (febrero), pp. 178 (2016).

RUSS, T. C.; KIVIMÄKI, M.; MORLING, J. R.; STARR, J. M.; STAMATAKIS, E., y BATTY, G. D.: «Association Between Psychological Distress and Liver Disease Mortality: A Meta-analysis of Individual Study Participants», *Gastroenterology,* vol. 148, pp. 958-66 (2015).

SABRY, A. A.; SOBH, M. A.; IRVING, W. L.; GRABOWSKA, A.; WAGNER, B. E.; FOX, S.; KUDESIA, G., y EL NAHAS, A. M.: «A Comprehensive Study of the Association Between Hepatitis C Virus and Glomerulopathy», *Nephrology Dialysis Transplantation,* vol. 17(2), pp. 239-45 (2002).

SAICH, R., y CHAPMAN, R.: «Primary Sclerosing Cholangitis, Autoimmune Hepatitis and Overlap Syndromes in Inflammatory Bowel Disease», *World Journal of Gastroenterology,* vol. 14(3) (enero 21), pp. 331-37 (2008).

SANYAL, A. J.; CHALASANI, N.; KOWDLEY, K. V.; McCULLOUGH, A.; DIEHL, A. M.; BASS, N. M.; NEUSCHWANDER-TETRI, B. A.; LAVINE, J. E.; TONASCIA, J.; UNALP, A.; VAN NATTA, M.; CLARK, J.; BRUNT, E. M.; KLEINER, D. E.; HOOFNAGLE, J. H., y ROBUCK, P. R.: «Pioglitazone, Vitamin E, or Placebo for Nonalcoholic Steatohepatitis», *New England Journal of Medicine,* vol. 362 (mayo 6), pp. 1675-85 (2010).

SCHIFF, E. R.; MADDREY, W. C., y SORRELL, M. F.: *Schiff's Diseases of the Liver,* 11.ª ed. Hoboken, Nueva Jersey: Wiley-Blackwell, 2011.

SCHWIMMER, J. B.; BEHLING, C.; NEWBURY, R.; DEUTSCH, R.; NIE-VERGELT, C.; SCHORK, N. J., y LAVINE, J. E.: «Histopathology of Pediatric Nonalcoholic Fatty Liver Disease», *Hepatology*, vol. 42(3) (septiembre), pp. 641-49 (2005).

SCHWIMMER, J. B.; DEUTSCH, R.; KAHEN, T.; LAVINE, J. E.; STANLEY, C., y BEHLING, C.: «Prevalence of Fatty Liver in Children and Adolescents», *Pediatrics,* vol. 118(4) (octubre), pp. 1388-93 (2006).

SCHWIMMER, J. B.; MCGREAL, N.; DEUTSCH, R.; FINEGOLD, M. J., y LAVINE, J. E.: «Influence of Gender, Race, and Ethnicity on Suspected Fatty Liver in Obese Adolescents», *Pediatrics,* vol. 115(5) (mayo), e561-e565 (2005).

SCHWIMMER, J. B.; MIDDLETON, M. S.; BEHLING, C.; NEWTON, K. P.; AWAI, H. I.; PAIZ, M. N.; LAM, J.; HOOKER, J. C.; HAMILTON, G.; FONTANESI, J., y SIRLIN, C. B.: «Magnetic Resonance Imaging and Liver Histology as Biomarkers of Hepatic Steatosis in Children with Nonalcoholic Fatty Liver Disease», *Hepatology,* vol. 61(6) (junio), pp. 1887-95 (2015).

SHAMSODDINI, A.; SOBHANI, V.; CHAMAR CHEHREH, M. E.; ALA-VIAN, S. M., y ZAREE, A.: «Effect of Aerobic and Resistance Exercise Training on Liver Enzymes and Hepatic Fat in Iranian Men with Nonalcoholic Fatty Liver Disease», *Hepatitis Monthly,* vol. 15(10) (octubre 10), e31434 (2015).

SHAPIRO, A.; MU, W.; RONCAL, C.; CHENG, K.-Y.; JOHNSON, R. J., y SCARPACE, P. J.: «Fructose-Induced Leptin Resistance Exacerbates Weight Gain in Response to Subsequent High-Fat Feeding», *American Journal of Physiology: Regulatory, Integrative and Comparative Physiology,* vol. 295(5) (noviembre 1), R1370-R1375 (2008).

SHARIFI, N.; AMANI, R.; JAHIANI, E., y CHERAGHIAN, B.: «Does Vitamin D Improve Liver Enzymes, Oxidative Stress, and Inflammatory Biomarkers in Adults with Non-alcoholic Fatty Liver Disease? A Randomized Clinical Trial», *Endocrine,* vol. 47(1) (septiembre), pp. 70-80 (2014).

SHARMA, K. K.; PRASADA, U. K. T., y KUMAR, P.: «A Study on the Effect of Yoga Therapy on Liver Functions», *European Scientific Journal,* vol. 10(6) (febrero), pp. 246-51 (2014).

Sharma, V.; Shashank, G., y Aggarwal, S.: «Probiotics and Liver Disease», *Permanente Journal,* vol. 17(4) (otoño), pp. 62-67 (2013).

Shimazu, T.; Tsubono, Y.; Kuriyama, S.; Ohmori, K.; Koizumi, Y.; Nishino, Y.; Shibuya, D., y Tsuji, I.: «Coffee Consumption and the Risk of Primary Liver Cancer: Pooled Analysis of Two Prospective Studies in Japan», *International Journal of Cancer,* vol. 116(1) (agosto 10), pp. 150-54 (2005).

Slack, A.; Yeoman, A., y Wendon, J.: «Renal Dysfunction in Chronic Liver Disease», *Critical Care,* vol. 14(2) (marzo 9), pp. 214 (2010).

Sreenivasa Baba, C.; Alexander, G.; Kalyani, B.; Pandey, R.; Rastogi, S.; Pandey, A., y Choudhuri, G.: «Effect of Exercise and Dietary Modification on Serum Aminotransferase Levels in Patients with Nonalcoholic Steatohepatitis», *Journal of Gastroenterology and Hepatology,* vol. 21(1 Pt 1) (enero), pp. 191-98 (2006).

Targher, G.; Day, C. P., y Bonora, E.: «Risk of Cardiovascular Disease in Patients with Nonalcoholic Fatty Liver Disease», *New England Journal of Medicine,* vol. 363 (septiembre), pp. 1341-50 (2010).

Tremaroli, V., y Bäckhed, F. : «Functional Interactions Between the Gut Microbiota and Host Metabolism», *Nature,* vol. 489(7415) (septiembre), pp. 242-49 (2012).

Trovato, F. M.; Catalano, D.; Martines, G. F.; Pace, P., y Trovato, G. M.: «Mediterranean Diet and Non-alcoholic Fatty Liver Disease: The Need of Extended and Comprehensive Interventions», *Clinical Nutrition,* vol. 34(1) (febrero), pp. 86-88 (2015).

Valenti, L.; Riso, P.; Mazzocchi, A.; Porrini, M.; Fargion, S., y Agostoni, C.: «Dietary Anthocyanins as Nutritional Therapy for Nonalcoholic Fatty Liver Disease», *Oxidative Medicine and Cellular Longevity,* 145421 (2013).

Valtueña, S.; Pellegrini, N.; Ardigò, D.; Del Rio, D.; Numeroso, F.; Scazzina, F.; Monti, L.; Zavaroni, I., y Brighenti, F.: «Dietary Glycemic Index and Liver Steatosis», *American Journal of Clinical Nutrition,* vol. 84(1) (julio), pp. 136-42 (2006).

Vos, M. B., y Lavine, J. E.: «Dietary Fructose in Nonalcoholic Fatty Liver Disease», *Hepatology,* vol. 57(6) (junio), pp. 2525-31 (2013).

WAHLANG, B.; BEIER, J. I.; CLAIR, H. B.; BELLIS-JONES, H. J.; FALKNER, K. C.; McCLAIN, C. J., y CAVE, M. C.: «Toxicant-Associated Steatohepatitis», *Toxicologic Pathology,* vol. 41(2) (febrero), pp. 343-60 (2013).

WANG, R.; KORETZ, R., y YEE, H.: «Is Weight Reduction an Effective Therapy for Nonalcoholic Fatty Liver? A Systematic Review», *American Journal of Medicine,* vol. 115, pp. 554-59 (2003).

WANSINK, B.: *Mindless Eating: Why We Eat More Than We Think*, Bantam, Nueva York, 2007.

—*Slim By Design: Mindless Eating Solutions for Everyday Life*, William Morrow, New York, 2014.

WIGG, A. J.; ROBERTS-THOMSON, I. C.; DYMOCK, R. B.; McCARTHY, P. J.; GROSE, R. H., y CUMMINS, A. G.: «The Role of Small Intestinal Bacterial Overgrowth, Intestinal Permeability, Endotoxaemia, and Tumour Necrosis Factor a in the Pathogenesis of Non-alcoholic Steatohepatitis», *Gut,* vol. 48(2) (febrero), pp. 206-11 (2001).

WILLIS, B. L.; GAO, A.; LEONARD, D.; DeFINA, L. F., y BERRY, J. D.: «Midlife Fitness and the Development of Chronic Conditions in Later Life», *Archives of Internal Medicine,* vol. 172(17) (septiembre), pp. 1333-40 (2012).

XIA, W.; JIANG, Y.; LI, Y.; WAN, Y.; LIU, J.; MA, Y.; MAO, Z.; CHANG, H.; LI, G.; XU, B.; CHEN, X., y XU, S.: «Early-Life Exposure to Bisphenol A Induces Liver Injury in Rats Involvement of Mitochondria-Mediated Apoptosis», *PLoS One,* vol. 9(2), e90443 (2014).

XIAO, Q.; SINHA, R.; GRAUBARD, B. I., y FREEDMAN, N. D.: «Inverse Associations of Total and Decaffeinated Coffee With Liver Enzyme Levels in National Health and Nutrition Examination Survey 1999-2010», *Hepatology,* vol. 60(6) (diciembre), pp. 2091-98 (2014).

YANG, Q.: «Gain Weight by "Going Diet?" Artificial Sweeteners and the Neurobiology of Sugar Cravings», *Yale Journal of Biology and Medicine,* vol. 83(2) (junio), pp. 101-8 (2010).

—*Yoga Journal*: «Poses for Your Liver», www.yogajournal.com/category/poses/anatomy/liver/

YU, D.; SHU, X. O.; XIANG, Y. B.; LI, H.; YANG, G.; GAO, Y. T.; ZHENG, W., y ZHANG, X.: «Higher Dietary Choline Intake Is Associated with Lower Risk of Nonalcoholic Fatty Liver in Normal-Weight

Chinese Women», *The Journal of Nutrition,* vol. 144(12) (diciembre), pp. 2034-40 (2014).

YUAN, H.; SHYY, J. Y.-J., y MARTINS-GREEN, M.: «Second-Hand Smoke Stimulates Lipid Accumulation in the Liver by Modulating AMPK and SREBP-1», *Journal of Hepatology,* vol. 51(3) (septiembre), pp. 535-47 (2009).

ZELBER-SAGI, S.; BUCH, A.; YESHUA, H.; VAISMAN, N.; WEBB, M.; HARARI, G.; KIS, O.; FLISS-ISAKOV, N.; IZHAKOV, E.; HALPERN, A.; SANTO, E.; OREN, R., y SHIBOLET, O.: «Effect of Resistance Training on Non-alcoholic Fatty-Liver Disease: A Randomized-Clinical Trial», *World Journal of Gastroenterology,* vol. 20(15) (abril), pp. 4382-92 (2014).

ZELBER-SAGI, S.; NITZAN-KALUSKI, D.; GOLDSMITH, R.; WEBB, M.; ZVIBEL, I.; GOLDINER, I.; BLENDIS, L.; HALPERN, Z., y OREN, R.: «Role of Leisure-Time Physical Activity in Nonalcoholic Fatty Liver Disease: A Population-Based Study», *Hepatology,* vol. 48(6) (diciembre), pp. 1791-98 (2008).

ZHENG, Z.; ZHANG, X.; WANG, J.; DANDEKAR, A.; KIM, H.; QIU, Y.; XU, X.; CUI, Y.; WANG, A.; CHEN, L. C.; RAJAGOPALAN, S.; SUN, Q., y ZHANG, K.: «Exposure to Fine Airborne Particulate Matters Induces Hepatic Fibrosis in Murine Models», *Journal of Hepatology,* vol. 63(6) (diciembre), pp. 1397-1404 (2015).

ZIMMERMAN, A.: «Regulation of Liver Regeneration», *Nephrology Dialysis Transplantation,* vol. 19 (supl. 4), iv6-iv10 (2004).

Índice de recetas

Índice analítico

Índice